妇科临证备查

主编 费云乔

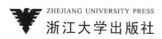

ZHEJIANG UNIVERSITY PRESS
浙江大学出版社

图书在版编目（CIP）数据

妇科临证备查 / 费云乔主编. -- 杭州：浙江大学
出版社，2019.5
ISBN 978-7-308-19091-6

Ⅰ. ①妇… Ⅱ. ①费… Ⅲ. ①中医妇科学－中医临床
－经验－中国－现代 Ⅳ. ①R271.1

中国版本图书馆CIP数据核字(2019)第074179号

妇科临证备查

费云乔　主编

责任编辑	张　鸽
文字编辑	殷晓彤
责任校对	季　峥
封面设计	黄晓意
出版发行	浙江大学出版社
	（杭州市天目山路148号　邮政编码310007）
	（网址：http://www.zjupress.com）
排　　版	杭州兴邦电子印务有限公司
印　　刷	杭州高腾印务有限公司
开　　本	710mm×1000mm　1/16
印　　张	24
字　　数	390千
版 印 次	2019年5月第1版　2019年5月第1次印刷
书　　号	ISBN 978-7-308-19091-6
定　　价	116.00元

版权所有　翻印必究　印装差错　负责调换

浙江大学出版社市场运营中心联系方式：0571-88925591；http://zjdxcbs.tmall.com

序

　　中医药的根在基层社区，中医药的生命力在于千百万人民群众对中医药的需求和信任，所以要论对中医药事业发展的贡献，德高望重的国医大师和各级名老中医虽不可少，但更多的则是基层中医师，因为他们承担了绝大部分的中医药服务工作，他们是与广大患者连接最紧密的一个群体，他们对中医药的热爱使他们终生为之不懈奋斗，他们用自己的技术和服务诠释了中医药的神奇魅力。而费云乔医师，正是这个群体中的一员。

　　著书立说，古时属于立言范畴。立前人所未言当然很难，好在社会不仅需要开天辟地的宏论先声，更需要日常生活的灵丹妙药，有关中医药的著述当然属于后者。其实要写好这类书并不容易。一般要回答三个问题：其一，公论这是什么病；其二，你有多少绝活妙招；其三，名医大家是怎么看的。核心部分是你愿意公布的绝活妙招，一本中医书的内容包含辨证施治是最基本的要求，证型、治法和方药最好齐全，让读者可学、可仿、可验证，以求共同提高，纠错防讹。

　　这本书较好地把这三个问题结合在一起。费云乔医师精读中医药名著，又广泛涉猎现代中医药文献，对中医药理论理解精到，活学活用，临证有度，每有心得，因而有相当稳定的患者群，在患者群中也有良好的口碑。现在他愿意把自己数十年的行医心得编辑成文，与同行分享，真是一件好事。这本书的写法也是开门见山，共列25种妇科常见病，先介绍中西医对该疾病的基本认识，然后讲西医的诊治，再从市售中成药、作者的辨证处方讲到中医大家的宝贵经验集萃，思路清晰，经验丰富，可作备查。

费云乔医师在热忱为患者服务的过程中，注意临床资料的积累、文献的互证，这种治学精神很值得年轻医师学习。可以确定，这是一本写作时间跨度很长的书，当数十年的心血终成正果的时候，其间的艰辛、困苦、彷徨、疑惑都在不言中了。能为患者解除病痛是医者的骄傲，能把服务心得与同行交流，是医者的胸怀。众所周知，中医药文献的校稿是很困难的，我十分佩服年过古稀，又不会使用电子计算机的费云乔医师的毅力和决心。

　　以上是我的读后感，借以为序。

原余杭市卫生局局长

2019 年 4 月 20 日

前 言

　　中医妇科治疗学是一门研究妇女疾病的学科，它的产生和发展与祖国其他各科医学的产生和发展有着密不可分的关系。几千年来，祖国医学在诊治妇科疾病过程中，基于妇女的病理特点，积累了丰富的临床经验和文献资料，逐渐形成了中医妇科学。

　　祖国医学内容丰富、经验宝贵，是医学的一大宝库。继承和发扬祖国医学的遗产，更好地为人民健康服务，是我们医药卫生工作者光荣而艰巨的任务。

　　医治疾病需要医术精湛的医师，而医术精湛的医师则需要丰富的理论基础和临床实践经验。理论知识和经验的获得，一是要靠医师从自己日常的临床实践中不断总结、积累；二是要学习古今名医名家经过实践检验的诊治经验和疗效确切的治疗方法，使之变成自己的知识技能。古圣先贤和近代名老中医为我们提供了丰富的临床经验以及大量的名方、良方，这些在治疗常见病、多发病、疑难病过程中都发挥了巨大的作用，也是中医学伟大宝库中的财富，我们应该加以继承和发扬。然而书海茫茫，卷帙浩繁，方剂之多，数不胜数，不便于医务工作者的学习和日常使用，为此，笔者历尽艰辛，广阅群书，博采众方，集腋成裘，将从事中医临床五十余年来的经验总结和临诊笔记整理成书，与同道共享，并献给广大中医爱好者查阅。

　　本书内容丰富，语言简明扼要，文字精炼，涉及中医治疗效果显著的妇科常见病、多发病和疑难病，如月经失调、痛经、闭经、功能失调性子宫出血、绝经期综合征、多囊卵巢综合征、高泌乳血症、卵巢早衰、子宫肌瘤、子宫内膜异位症、妇科炎症等，对于各个病种均有中西医结合治疗、中成药治疗以及名医名方这三方面内容，因而可作为指导临床工作的工具书。

由于编者水平有限，书中必定存在疏漏之处，敬请广大读者批评指正。本书收集了全国各地诸多名医的名方，在此向各位名中医深表感谢，并致以崇高的敬意。

编者　费云乔

2019年4月27日

目 录

第一章

月经病

第一节　功能失调性子宫出血

功能失调性子宫出血（简称功血）是指由调节生殖的神经内分泌机制失常引起的异常子宫出血。功血是妇科常见病，可发生于任何年龄，约50%发生于绝经前期，30%发生于育龄期，20%发生于青春期。根据卵巢功能障碍的不同，可分为排卵型和无排卵型两类，无排卵型功血占80%～85%。排卵型功血多发生于育龄期的妇女，多由黄体功能不全、子宫内膜脱落不全、雌激素偏高等所致；无排卵型功血多发生于青春期和绝经前期的妇女，多由子宫内膜持续增生、性腺轴无排卵所致。功血的内分泌机制是雌激素水平下降或雌激素、孕激素比例失调引起的撤退性出血或突破性出血。

本病相当于中医学的崩漏，亦属于月经先期、月经后期、月经过多、月经过少、经期延长、经间期出血等范畴。中医认为其发病原因多端，病变并非某一脏腑，常是因果相干、气血同病、多脏器受累导致。主要是热、虚、瘀三者，或单独成因，或复合成因，或互为因果，导致冲任损伤，不能制约经血，胞宫蓄溢失常，经血非时而下，其病位在冲任、胞宫，与肾、肝、脾关系密切。

一、西医治疗

临诊时，应详细了解异常子宫出血的类型、发病时间、病程经过及治疗经过。妇科检查和全身检查，排除生殖器官和全身性器质性病变。辅助检查可选做：诊断性刮宫、子宫内膜活组织检查、超声检查、宫腔镜检查、激素测定、妊娠试验、宫颈细胞学检查、血常规检查、凝血功能测定及基础体温测定等。

总体治疗原则是止血、调整周期，无排卵性功血促进排卵，排卵性月经失调促进黄体功能的恢复。青春期和生育期无排卵性功血以止血、调整周期、促排卵为主；绝经过渡期患者以止血、调整周期、减少经量、防止宫内膜病变为原则。

药物治疗是功血的一线治疗，常采用性激素止血和调整月经周期，出血期可辅用促进凝血和抗纤溶药物，促进止血。

（一）无排卵性功血

根据出血量选择适合的制剂和使用方法，对大量出血患者，要求在8小时内止血明显见效，24～48小时内出血基本停止。若96小时以上仍不能止血，应考虑更改功血的诊断。

1. 调节内分泌疗法

（1）大量雌激素止血

大量雌激素止血常用于青春期功血。

①结合雌激素妊马雌酮（倍美力）1.25～2.5毫克，每6小时1次，血止后每3日递减1/3量直至维持量1.25毫克/日；结合雌激素针剂25毫克肌内注射，6小时可重复1次。

②己烯雌酚口服1～2毫克，每6小时1次，血止后，每3日递减1/3量，直至维持量1毫克/日，从血止日算起，第21日停药。

③如出血量很多，可于24小时中，每2～4小时注射苯甲酸雌二醇5毫克，以迅速使血中浓度达到出血以上，然后每小时给1毫克，出血止后再

减量不超过原量的1/3。

不论应用何种雌激素，血止后2周开始用孕激素，如甲羟孕酮10毫克口服，每日1次，共10日。

（2）孕激素止血

孕激素使子宫内膜变为分泌期，可以止血，停孕激素后2～3日，分泌期内膜全部脱落，出血较多，故又称"药物性刮宫"。此法不宜用于有严重贫血者。

①黄体酮10～20毫克/日，肌内注射4～6日。

②复方黄体酮，即黄体酮20毫克加雌二醇2毫克，用5日，一般能止血。

③口服合成孕激素甲地孕酮4～8毫克、安宫黄体酮4毫克或炔诺酮2.5～8毫克，每6小时1次，用4次后一般出血减少或止血，然后逐日减至每8小时1次，再逐渐减量，每次递减不超过原剂量的1/3，直至维持量（每日5毫克），连服20日停药，停药3～7日发生撤退性出血。

（3）雄激素

雄激素有拮抗雌激素作用，能增强子宫平滑肌和子宫血管张力，减轻盆腔充血而减少出血量，但大出血时雄激素不能立即改变内膜脱落过程，也不能使其迅速修复，故单独应用效果不佳，常用睾酮25毫克，1次/日肌内注射，总用量不超过400毫克。

（4）联合用药

由于性激素联合用药的止血效果优于单一药物，因此青春期功血在孕激素止血时，同时配伍小剂量雌激素，以克服单一孕激素治疗的不足，可减少孕激素用量，防止突破性出血，具体采用孕激素占优势的口服避孕药。

①去氧孕烯炔雌醇（妈富隆）：复方孕二烯酮（敏定偶）1片，每6小时1次，止血后按上法递减至维持量，每日1片，共20日，停药。

②围绝经期功血则在孕激素止血的基础上配合雌激素、雄激素，具体用三种激素合用（黄体酮12.5毫克、雌二醇1.25毫克、睾酮25毫克）2毫升肌内注射每12小时1次，血止后递减至每3日1次，共20日停药。

（5）抗前列腺激素药物

出血期间服用前列腺素合成酶抑制药，如氟芬那酸200毫克，3次/日，可使子宫内膜剥落时出血减少；或吲哚美辛（消炎痛）每次25毫克，3次/日。

2. 调整月经周期疗法

（1）雌激素、孕激素序贯疗法

雌激素、孕激素序贯疗法即人工周期法，适用于青春期功血或育龄期功血内源性雌激素水平较低者。己烯雌酚1毫克［戊酸雌二醇2毫克、塞克硝唑（诺坤复）1毫克或妊马雌酮0.625毫］，于出血第5日起，每晚1次，连服20日，至服药第11日，每日加用黄体酮注射液10毫克肌内注射（或甲羟孕酮8～10毫克口服）。停药后，3～7日出血，于出血第5日重复用药，一般连续用药3个周期。

（2）雌激素、孕激素合并应用

雌激素使子宫内膜增生修复，孕激素用以限制雌激素引起的内膜增生程度。适用于育龄期功血内源性雌激素水平较高者。可用复方炔诺酮片（口服避孕药1号）全量或半量，或去氧孕烯炔雌醇、复方孕二烯酮于出血第5日起，每晚1片，连服20日，撤药后出现出血，血量较少，连用3个周期。

（3）后半周期疗法

适用于更年期功血，于月经后半期服用甲羟孕酮8～10毫克/日，连服10日，3个周期为1个疗程。若疗效不满意，可配合雌激素［戊酸雌二醇2毫克，塞克硝唑1毫克，或妊马雌酮0.625毫克/日和（或）雄激素（甲睾酮5毫克/日）］。

3. 促进排卵疗法

适用于青春期功血和育龄期功血患者，尤其是不孕患者。

（1）氯米芬

氯米芬为非甾体化合物，有微弱雌激素作用。通过抑制内源性雌激素对下丘脑的负反馈，诱导促性腺激素释放而诱发排卵。适用于体内有一定水平雌激素的功血患者，于出血第5日起，每晚服50毫克，连续5日。若排卵失败，可重复用药，计量逐渐增加至100～200毫克/日；若内源性雌激素不足，可配伍少量雌激素，如戊酸雌二醇（补佳乐）1毫克或妊马雌酮0.3毫克/日，一般连用3个月，不宜长期应用，以免发生排卵过度刺激综合征或引起多胞胎妊娠。

（2）人绒毛膜促性腺激素

具有类似黄体生成素作用而诱发排卵，适用于体内卵泡刺激素有一定水平，雌激素中等水平者，一般与其他促排卵药联用。B超监测卵泡发育接近成熟时，可大剂量肌内注射人绒毛膜促性腺激素5000～10000国际单位以诱发排卵。

（二）排卵性月经失调——黄体功能不足

1. 针对发生原因，促进卵泡发育和排卵。

（1）卵泡期使用低剂量雌激素，小剂量雌激素能协同卵泡刺激素促进优势卵泡发育，可用于月经第5日起每日服，结合雌激素0.625毫克或戊酸雌二醇1毫克，连服5～7日。

（2）可在月经第5日开始口服氯米芬50毫克/日，共服5日。

2. 促进LH峰形成，在监测到卵泡成熟时，使用绒促性素5000～10000国际单位，1～2次肌内注射，以加强月经中期LH排卵峰，达到不使黄体过早衰退和提高其分泌孕酮的功能。

3. 黄体功能刺激疗法，在基础体温上升后开始，隔日肌内注射人绒毛膜促性腺激素1000～2000国际单位，共5次，可以使血浆孕酮明显上升，延长黄体期。

4. 黄体功能替代疗法，一般选用天然黄体酮制剂。自排卵后开始每日肌内注射黄体酮10毫克，10～14日，以补充黄体酮分泌孕酮的不足。

5. 黄体功能不足合并高催乳素血症患者，使用溴隐亭2.5～5.0毫克/日，可以使催乳素水平下降，并促进垂体分泌促性腺激素，增加卵巢雌激素和孕激素分泌，从而改善黄体功能。

二、中医治疗

崩漏的治疗多根据发病的缓急和出血的新久，本着"急则治其标，缓则治其本"的原则，灵活掌握和运用塞流、澄源、复旧的治崩三法。

1. 塞流，即止血，暴崩之际，急当塞流止血防脱。常用固气摄血，收敛固涩止血法。

2. 澄源，即正本清源，亦是求固治本，是治疗崩漏的重要阶段，一般用于出血减缓后的辨证论治。切忌不问缘由，概投寒凉或温补之剂，或专事炭涩，致犯虚虚实实之戒。

3. 复旧，即固本善后，是巩固崩漏治疗的重要阶段，用于止血后恢复健康，调整月经周期，或促排卵。治法当补肾、扶脾、调肝。

治崩三法各不相同，但又不可截然分开，塞流须澄源，澄源当固本，复旧要求固，治崩宜升提固涩，不宜辛温行血，寒凉凝血之品当慎用。治漏宜养血理气，不可偏于固涩。青春期患者重在补肾气、益冲任；育龄期患者重在舒肝养肝、调冲任；绝经过渡期患者重在滋肾调肝、扶脾固冲任。具体论治崩漏，应当按出血期和止血后进行辨证论治。

（一）出血期

1. 脾　虚

经血非时暴下不止，或淋漓日久不尽，或经来先期，量多，血色淡，质稀；面色㿠白，神疲气短，或面浮肢肿，小腹空坠，纳呆便溏，舌质淡胖，边有齿印，苔白，脉沉弱。

固本止崩汤：补气摄血，固冲止崩

【组成】人参、黄芪、白术、熟地、当归、黑姜。

【加减】心悸怔忡者，加炙远志、酸枣仁，养心安神。久漏不止，加荆芥炭、益母草。气虚运血无力易于停留成瘀，常加田七、益母草或失笑散化瘀止血。

补中益气汤合固本止崩汤

【组成】党参15克、炙黄芪15克、炒白术12克、阿胶10克、熟地15克、山茱萸10克、远志10克、五味子6克、炙甘草6克、炙升麻6克、荆芥炭6克。

2. 肾 虚

肾虚分为肾气虚、肾阳虚和肾阴虚。

(1) 肾气虚

青春期少女或经断前后妇女出现经乱无期，出血量多，势急如崩，或淋漓日久不净，或由崩而漏、由漏而崩反复发作，血色淡红或淡黯，质清稀；面色晦暗，眼眶黯、小腹空坠，腰背酸软，舌淡黯、苔白润、脉沉弱。

苁蓉菟丝子丸加减：补肾益气，固冲止血

【组成】熟地、肉苁蓉、覆盆子、当归、枸杞、桑寄生、菟丝子、艾叶、党参、黄芪、阿胶。

【加减】当归辛温，走而不守，亦可去当归或左归丸合二至丸加减，滋水益阴，止血调经。熟地15克、山药15克、山茱萸10克、枸杞10克、菟丝子10克、龟甲胶10克、女贞子15克、墨旱莲15克、五味子10克。咽干眩晕者，属肝肾不足，可加夏枯草、牡蛎；心阴不足，虚烦少寐者，可加柏子仁、夜交藤。

(2) 肾阳虚

经乱无期，出血量多或淋漓不尽，或停经数月后又暴下不止，或月经提前、量多，血色淡红或淡黯质稀，面色晦暗，肢冷畏寒，腰膝酸软，夜尿频多，小便清长，舌淡黯，苔白润，脉沉细无力。

右归丸加减：温肾益气，固冲止血

【组成】制附子、肉桂、熟地、山药、山茱萸、枸杞、菟丝子、鹿角霜、当归、杜仲、党参、黄芪、田七。

【加减】出血量多者，加仙鹤草、煅龙牡、乌贼骨、阿胶、白术；青春期肾气未充者，加仙茅、淫羊藿、巴戟天，以加强补肾益冲功能；若出现浮肿、纳差、四肢欠温者，则是由肾阳不足，气化不利所致，可加茯苓、砂仁、炮姜等以健脾温中；若伴血量多，色黯红，有血块，加蒲黄炭、茜草、三七粉等化瘀止血。

（3）肾阴虚

经乱无期，出血量少，淋漓数月不止，或停经数月后又突然暴崩下血。经色鲜红，质稍稠，头晕耳鸣、咽干颧红，腰膝酸软，五心烦热，夜寐不宁，舌红或有裂纹，脉细数。

左归丸合二至丸：滋肾益阴，固冲止血

【组成】熟地、山药、枸杞、山茱萸、菟丝子、鹿角胶、龟甲胶、川牛膝、女贞子、墨旱莲。

【加减】若症见咽干、眩晕者，加夏枯草、牡蛎；若心阴不足，症见心烦，失眠者，加五味子、夜交藤，养心安神。

3. 血 热

（1）虚 热

经来无期，或经来先期，经期延长，量少淋漓不尽或量多势急，血色鲜红；两颊潮红，烦热少寐，咽干口燥，便结；舌红，少苔，脉细数。

保阴煎合生脉散加减：养阴清热，固冲止血

【组成】生地、熟地、白芍、黄芩、黄柏、川续断、山药、甘草、人参、麦冬、五味子、阿胶。

【加减】若下血如崩者，加血余炭、棕榈炭；淋漓不断者，加蒲黄、三七、益母草之类，化瘀止血；烘热汗出，加白芍，柔肝，龟甲、珍珠母、田七育阴潜阳，化瘀止血。

两地汤合二至丸加减：滋阴清热，止血调经

【组成】生地15克、地骨皮15克、玄参12克、麦冬10克、阿胶10克、黄芩10克、白芍10克、女贞子15克、墨旱莲15克、五味子10克。

【加减】若经来量少者，加枸杞、山茱萸，以滋养肝肾，填精益血；量多者，可加地榆、槐花；潮热盗汗者，加知母、黄柏、桑叶，以清虚热、止盗汗；若伴见乏力神疲，脉细虚弱者，加西洋参、菟丝子、川续断，以补肾气，调阴阳；若头晕耳鸣者，酌加生龙骨、生牡蛎；心烦失眠者，加远志、夜交藤、炒酸枣仁。

（2）实　热

经来无期，经血突然暴崩如注，或淋漓日久难止，血色深红、质稠，口渴烦热，便秘溺黄，舌红、苔黄，脉滑数。

清热固经汤加减：清热凉血，止血调经

【组成】黄芩、焦栀子、生地、地骨皮、地榆、生藕节、阿胶、陈棕炭、龟甲、牡蛎、生甘草。

【加减】若兼见心烦易怒，胸肋胀满，口干苦，脉弦数，加柴胡、夏枯草、龙胆草，清泻肝热；若兼少腹或小腹疼痛，或灼热不适，苔黄腻者，加黄柏、银花、连翘、茵陈，清热利湿，去阿胶之滋腻。

清经散合保阴煎

【组成】生地15克、地骨皮15克、白芍10克、黄芩12克、黄柏10克、丹皮10克、山药15克、炒地榆12克、炒槐花12克、白头翁15克。

【加减】若经量过多或经行不止者，加侧柏炭、茜草；烦渴甚者，加天花粉、玄参、焦山栀；若有阳盛血热主症，又见神疲肢软，倦怠乏力，或心悸少寐者，则为气虚血热之症，则要益气养阴，凉血止血，方选《医学衷中参西录》之安冲汤。

4. 血　瘀

经血非时而下，量时多时少，时出时止，或淋漓不断，或停闭数月突然崩中，继之漏下，经色暗有血块；小腹疼痛或胀痛；舌质紫黯，或边尖有瘀点，脉弦数或涩。

逐瘀止血汤加减：活血化瘀，固冲止血

【组成】生地、大黄、赤芍、丹皮、当归、枳壳、龟甲、桃仁。

【加减】久漏不尽者，加益母草、蒲黄炭、田七粉，化瘀止血；若见口干苦，经色血红而量多者，加地榆，仙鹤草、夏枯草，化瘀清热止血；若腹肋胀甚者，加香附、川楝子，理气行滞。

桃红四物汤加减

【组成】桃仁15克、红花10克、当归15克、川芎9克、赤芍15克、熟地20克、蒲黄炭15克、三七粉3克、益母草30克、海螵蛸15克、茜草炭15克、山楂15克。

【加减】若肋腹乳房胀痛明显者，加香附、川楝子，理气止痛；若血量较多或崩漏不止者，可去当归、川芎，加党参、黄芪，以益气摄血；若瘀久化热症见血量多色红，口干口苦者，加夏枯草、栀子、黄芩，以清肝。

（二）非出血期

1. 肾 虚

青春期肾气未充，或更年期天癸竭，出血量多或淋漓日久，止血后头晕耳鸣，腰膝酸软，舌淡或红，苔白或少，脉沉细或细数。

杞菊地黄汤加减：补肾固冲，调经

【组成】枸杞、熟地、生地、茯苓、山茱萸、丹皮、泽泻、山药、菊花、紫河车粉（冲服）。

【加减】偏肾阴不足，加女贞子、墨旱莲各15克，菟丝子、覆盆子、杜仲、肉苁蓉、炒白术各10克；偏肾阳不足，去丹皮、生地、泽泻、菊花，加补骨脂20克，菟丝子、川续断、黄芪、党参各15克，淫羊藿、炒白术、巴戟天、焦艾各10克；偏肾精不足，临床无明显阴阳偏盛偏虚，加淫羊藿、巴戟天、川续断、补骨脂、焦山药、菟丝子、枸杞、女贞子各15克；心阴不足，症见心烦、睡眠差，加五味子12克，夜交藤30克；兼有痰湿，症见形体肥胖、头身困重，带下量多等，加苍术9克，白术12克，法半夏12克，浙贝15克。

2. 肝 郁

素性抑郁，或性急易怒，经血非时而下，出血量多或少而血止后，伴有少腹痛或胸肋疼痛，或乳胀，舌质淡红或红，苔薄白或黄，脉弦数。

滋水清肝饮加减：舒肝解郁，调冲

【组成】柴胡、当归、白芍、栀子、生地、丹皮、山茱萸、茯苓、泽泻、山药、大枣。

【加减】肝郁伐脾，加黄芪、白术；郁热伤阴，症见口干、心烦、便干，加制首乌、玄参、桑寄生。

3. 脾 虚

出血量多，日久而止，气短神疲，面色㿠白，或面浮肢肿，手足不温，或饮食不佳，大便溏，舌质淡，苔薄白，脉弱或沉弱。

固本止崩汤：健脾补气，养血调经

【组成】人参、黄芪、白术、熟地、当归、黑姜、升麻、山药、大枣、乌贼骨。

【加减】兼血虚者，加制首乌、白芍、桑寄生；心悸失眠，加酸枣仁、夜交藤、五味子。

三、中成药

1. 春血安胶囊

【主治】青春期功血。

【用法】口服4粒/次，3次/日。

2. 当归红枣颗粒

【主治】功血。

【用法】口服20克/次，2～3次/日。

3. 定坤丹

【主治】崩漏下血，贫血衰弱，血晕血脱。

【用法】口服0.5～1丸/次，2次/日。

4. 定坤丸

【主治】冲任虚损，气血两亏，身体虚弱，月经不调，经期紊乱，行经腹痛，崩漏不止，腰酸腿软。

【用法】口服，小蜜丸40粒/次，大蜜丸1丸/次，2次/日。

5. 断血流片

【主治】功血、月经过多。

【用法】口服：3～6片/次，3次/日。

6. 妇科养荣丸

【主治】气血不足，肝郁不舒，月经不调，头晕目眩，血漏血崩，贫血身弱。

【用法】口服，8丸/次，3次/日。

7. 妇科止血灵

【主治】功血。

【用法】口服5片/次，3次/日。

8. 益妇止血丸

【主治】脾气虚损，冲任不固所致的月经过多，或漏下不止。

【用法】口服6克/次，3次/日。

9. 云南红药散

【主治】功血、月经过多。

【用法】口服0.5～0.75克/次，3次/日。

10. 止血宁片

【主治】功血，崩中下血等。

【用法】口服8片/次，2次/日。

11. 宫血停颗粒

【主治】脾肾两虚，气虚血瘀而致的月经过多及崩漏。

【用法】口服20克/次，3次/日。

12. 血安胶囊

【主治】月事不准，经血过量，崩漏淋漓不止等，妇科出血症。

【用法】口服4粒/次，3次/日。

四、名医验方

1. 白仲英

安经汤：养阴，清热，止血

【组成】贯众、生龟甲各18克，生地12克，生白芍、地骨皮、生地榆、黄芩各9克，知母、川柏炭各6克，炙甘草0.5克。

【用法】水煎服。

【加减】如崩漏初期，胸闷不适者，加制香附；小腹疼痛拒按者，加川楝子、玄胡，甚者，加失笑散；夹风热者，加荆芥炭、生白薇等；崩漏持续旬余，量多不断，加黄芪、阿胶、侧柏炭。

2. 蔡小荪

益气升提方：益气升提，调摄冲任

【组成】党参15克、生黄芪20克、炒白术10克、炒当归10克、熟地10克、砂仁3克、白芍12克、升麻5克、柴胡5克、仙鹤草20克、墨旱莲20克。

【用法】水煎服。

【主治】崩漏不止，色红或淡，气短少力，腰腿沉软，气随血亏，虚而下陷，苔薄或淡，质淡或嫩红，脉虚或缓，或细。

【加减】如出血过甚，气虚更甚，可增加参、芪用量至30克；腰酸者，加杜仲、川续断；大便溏薄者，加炮姜炭；脘腹胀者，加木香；血仍不止者，加阿胶。

加味两地汤：滋阴清热，养血止漏

【组成】玄参10克、大生地10克、麦冬10克、地骨皮10克、白芍10克、女贞子10克、墨旱莲20克、仙鹤草20克、陈阿胶10克。

【用法】水煎服。

【主治】少女经漏，长期不止。一般淋漓十余日，甚至二三月不等，血色鲜红或偏紫，或淡红，有时面赤升火，口干唇燥，或伴有低热，便坚间日，或感头晕，俯仰目黯，疲惫少力。舌质偏红，脉细或细数。

【加减】气虚明显者，加党参、黄芪；腰酸者，加杜仲、川续断、狗脊；眩晕者，加枸杞；口干唇燥者，加川石斛；大便干结者，加麻子仁、全瓜蒌。

育肾固冲汤：育肾滋阴，清热止崩

【组成】生地12克、炙龟甲9克、煅牡蛎30克、丹皮炭9克、墨旱莲20克、白芍12克、党参12克、黑荆炭9克、生蒲黄（包煎）15克。

【用法】水煎服。

【主治】经期提前或经行量多，色鲜如注，或经期淋漓日久不止，颧红潮热或手心灼热，咽干口燥，腰酸头晕，舌红少苔，脉细数或细弦。

温阳止血汤：补肾健脾，温阳止血

【组成】党参12克、生黄芪30克、炒当归9克、熟附子9克、牛角腮

9克、生地炭20克、炮姜炭3克、白芍12克、煅牡蛎30克、蒲黄炒阿胶9克。

【用法】水煎服。

【主治】月经周期延后，甚至两三个月一行，量多如崩，血色淡红，质稀薄，经期延长，面色㿠白，头晕气短，乏力畏寒，或兼大便不实，神疲肢软，舌质淡红或嫩红，舌苔薄，脉细软或虚。

化瘀定崩汤：活血调经，化瘀止崩

【组成】当归9克、生地9克、白芍9克、香附9克、生蒲黄（包煎）30克、花蕊石（先煎）15克、大黄炭9克、三七粉（吞服）2克、正灵丹（包煎）12克。

【用法】水煎服。

【主治】月经量多如崩，色暗红或紫暗，或有瘀斑，脉沉弦。

化瘀治崩汤：活血调经，化瘀止崩

【组成】当归9克、生地黄9克、白芍9克、香附9克、生蒲黄30克、花蕊石15克（先下）、大黄炭9克、三七末2克（吞服）、震灵丹12克（包煎）。

【用法】水煎服。

【主治】月经量多如崩，色黯红，质黏稠，夹有血块，心腹疼痛，瘀块下则痛减，或出血淋漓不绝，舌质红或紫黯，或有瘀斑，脉沉弦。

3. 陈苍雨

固崩止漏饮：固崩止漏

【组成】阿胶（烊化冲服）15克、血余炭（包煎）10克、三七粉（冲服）6克、乌贼骨15克、茜草根15克、焦山栀15克。

【用法】水煎服，每日1剂，每日服2次，服至阴道血止。后每月经前7日，续服上药5～7剂，连服3个月经周期。

【主治】功能性子宫出血。

【加减】脾气虚者，加潞党参、炙黄芪、炒白术、炙甘草；中气下陷者，加升麻、柴胡；肝血虚者，加当归、白芍、熟地、何首乌；肾气虚者，加菟丝子、桑寄生、川续断、鹿角胶；肝肾阴虚者，加墨旱莲、女贞子、生白芍、黑豆、龟板胶；血热者，加犀牛角或水牛角、牡丹皮、赤芍、生地黄；肝气郁滞者，加柴胡、生白芍、绿枳壳、制香附；血瘀者，加京丹参、藕节片、五灵脂。如大出血者，当治标为先，饮服经验方，红参龙牡汤（红参、煅龙骨、煅牡蛎），益气敛阴，摄血固脱，以防气随血脱，并可结合西医输血抗休克等治疗。

4. 柴松岩

经验方一：化瘀止血，固本生新

【组成】柴胡3克、益母草10克、香附10克、仙鹤草12克、茜草炭10克、阿胶珠12克。

【用法】水煎服。

【主治】胞宫瘀阻，新血不安，经乱无期，离经之血时瘀时流，产后瘀血未尽，感受寒湿，气结不畅，乃致成瘀，邪阻冲任，血不归经，发为崩漏。临床见经血非时而下，淋漓不尽，血色紫黯有块，小腹胀坠而痛，大便不畅，舌质绛黯，苔不洁，脉弦细滑。

【加减】产后身痛出血，加太子参20克、当归10克；血少黑，淋漓者，加川芎5克。

经验方二：滋阴清热，止血固冲

【组成】南沙参20克、生白芍10克、阿胶珠12克、生牡蛎20克、莲子心3克、枸杞10克、墨旱莲10克、仙鹤草12克、柴胡6克。

【用法】水煎服。

【主治】经血非时而下，血量时多时少，心烦失眠，潮热多汗，腹痛酸楚，气短乏力，大便不爽，尿频或少，舌质嫩红，苔少或干，脉沉细，或滑数。

【加减】便秘者，加全瓜蒌20克；汗多者，加浮小麦。

止血方

【组成】生牡蛎20～30克、生地黄15克、黄芩10克、椿根皮10克、仙鹤草12克、益母草6克、白芍10克、侧柏炭12克、柴胡5克。

【用法】水煎服。

【加减】大便干者，加瓜蒌15～30克；出血多，加三七3克。

平时调经方一：清热凉血，固摄安神

【组成】柴胡6克、白芍12克、女贞子12克、白茅根12克、黄芩10克、墨旱莲12克、麦冬10克、香附10克。

【用法】水煎服。

【主治】月经先期，经血量多如冲，或淋漓不断，面赤口渴，烦热，溲赤便干，舌红绛少津，苔黄白相间，脉滑数而大。

【加减】月经周期少于25日，加生牡蛎20克，连服15日，日久月经正常者，经净后服10剂；周期长于35日者，加丹参10～15克。

平时调经方二：着重滋阴，固冲补肾

【组成】南沙参15克、百合12克、桔梗10克、地骨皮10克、莲须10克、白芍10克、菟丝子12克、覆盆子10克、柴胡3克、女贞子12克。

【用法】水煎服。

【主治】经血非时而下，血量时多时少，心烦失眠，潮热多汗，腹痛酸楚，气短乏力，大便不爽，尿频或少，舌质嫩红，苔少或干，脉沉细，或滑数。

【加减】月经周期少于25日，加生牡蛎20克；月经周期长于35日，经前，加益母草，均在经后服10～15剂。

出血时方：益气固冲，止血

【组成】太子参15克、生牡蛎30克、柴胡6克、覆盆子10克、阿胶珠12克、益母草6克、仙鹤草15克、枸杞15克、杜仲炭10克。

【用法】水煎服。

【主治】体乏无力，恶寒肢冷，浮肿，月经失调，不孕，大便溏，舌质淡，苔少色白，脉沉细滑无力。

【加减】腹胀，加茯苓、鸡内金各10克；失眠，加制首乌藤30克；出血多者，加三七粉3克冲服。

平时调经方三：益气固冲，止血

【组成】太子参15克、枸杞12克、香附5克、覆盆子12克、菟丝子12克、柴胡6克、山药12克、陈皮10克。于经期第5日，或经净服。

【用法】水煎服。

【主治】体乏无力，恶寒肢冷，浮肿，月经失调，不孕，大便溏，舌质淡，苔少色白，脉沉细滑无力。

【加减】贫血，加阿胶珠10克，鸡内金10克；月经周期少于23日者，去山药，加生牡蛎20克。

5. 丁光迪

举经汤：扶脾调肝，举经止漏

【组成】炒防风10克、荆芥炭10克、白芷10克、藁本10克、柴胡5克、炒白芍10克、炙甘草5克、炒当归10克、白术10克、茯苓10克、木香5克、鲜藕250克。

【用法】先用煎剂，一般5剂左右见效，连服10剂收功；如见效而血不全止者，服至经净为期。下一次经潮5日后，不问经血如何，再服5～10剂，第3个月一般即可恢复正常周期。在第2个月，经行调正以后，将上药10剂，研成粗末，分成20包，分别在第3、第4个月经周期连续煎服10日，或用煎剂即可，5剂分成10日服，以资巩固。

【主治】中气不足，阳陷崩漏。

【加减】如兼腰酸坠痛，为督带虚损，加羌活、独活各5克，续断10克；如经崩血多，为气虚下陷，不能摄血，加白芷、防风各5克，黄芪10克；如血色鲜红，去黄芪，加蒲黄炭10克；初时血多紫块，为气虚血瘀，加红花、炮姜各5克；见腹痛者，加芍药5克，茴香5克；兼白带多，经色淡者，为气虚湿盛，加白芷、藁本各5克；带多如水者，再加龙骨、赤石脂各10克，亦可加苍术10克（有伏龙肝最佳，用250克煎汤代水）；如大便溏薄者，加苍术10克。

急挽崩漏汤

【组成】炒防风10克、荆芥炭10克、白芷15克、藁本15克、羌活10克、独活10克、白术10克、升麻5克、柴胡5克、炙黄芪15克、炙甘草10克、当归10克。

【用法】水煎服。

【主治】血崩突发，或反复发作，或漏下与崩中交替出现，腹不痛，腰脊酸坠，头目昏沉，四肢无力，面色萎黄，肤凉畏寒，或时燥热，脉细，按之微弱，甚时尢大，舌微胖，苔薄。

【加减】气虚血脱，冲任大损，见经血鲜红，加阿胶15克、艾叶炭10克；气虚兼血瘀，加炒红花、炮姜各5克；气虚湿胜，加苍术10克、伏龙肝500克，煎汤代水。

【另】红参20克（或用炒党参100克代）煎浓汤频饮，干莲房2个，炙炭存性，参汤调服。

6. 戴慧芬

加味愈风散：补血养肝，祛风止血

【组成】当归15克、黑豆10～12克，炒荆芥、独活各6～10克。

【用法】水煎服。

戴氏化瘀止漏汤：活血化瘀，疏肝达郁，通畅冲任血脉

【组成】五灵脂、蒲黄（生、炒各半）、炒川楝子、醋炒玄胡、当归各10克，桃仁、乳末各6克。

【用法】水煎服。

【主治】其症多见经血非时而下，时下时止，淋漓难净，长者可达数十天之久，按常法治之无效，脉涩，舌质偏红或紫黯，或有瘀斑，小腹疼痛，经血紫黑成块，心烦等。

7. 韩百灵

调气活血汤：调气活血

【组成】当归15克、白芍15克、丹皮15克、川楝子15克、枳实15克、柴胡10克、川牛膝15克、生地黄15克、青皮15克、甘草10克。

【用法】水煎服。

【主治】崩漏气滞血瘀证。小腹刺痛者，可加玄胡以行瘀止痛；小腹胀痛者，加乌药以行气除胀；血瘀难下，大便秘结者，加少量大黄行瘀血、荡秽垢；突然大下血块，血色由深变浅者，加炒地榆、蒲黄炭，以塞其流。

补阳益气汤：补阳益气，脾肾兼治

【组成】熟地20克、山药5克、白术15克、巴戟天15克、菟丝子15克、川续断15克、桑寄生15克、黄芪40克、海螵蛸25克、炒地榆50克。

【用法】水煎服。

【主治】崩漏脾肾阳虚证，脾虚甚者，重用白术，加人参、茯苓；肾虚甚者，加鹿角胶、艾叶炭；血多者，倍炒地榆。

育阴止崩汤：育阴潜阳，固冲止血

【组成】熟地20克、山茱萸20克、杜仲20克、海螵蛸20克、白芍25克、牡蛎25克、川续断20克、桑寄生20克、黄芪15克、牛膝15克、炒地榆50克。

【用法】水煎服。

【主治】崩漏。气虚下陷者，加升麻、黄芪；流血过多者，倍炒地榆，加侧柏叶；烦热者，加麦冬、地骨皮；不出血时，减原方中炒地榆，加首乌、龟甲，久服为宜。

益气养血汤：气血双补，助肾纳气

【组成】人参15克、黄芪15克、熟地20克、白芍25克、当归15克、茯苓15克、五味子15克、远志15克、甘草10克。

【用法】水煎服。

【主治】崩漏气血两虚证，症见月经淋漓不断，或突然大下，血色浅淡清稀，无腹胀痛，头眩心悸，汗出气短，倦怠懒言，失眠健忘，目花，眼角干涩，皮肤不润，四肢不温，面唇、指甲浅淡或淡白，舌质干淡，脉微弱，或虚涩。

8. 黄绳武

补阴止崩方：补阴止崩

【组成】生地30克、熟地30克、墨旱莲20克、山药15克、白芍15克、阿胶15克、枸杞12克、麦冬12克。

【用法】水煎服。

【主治】阴虚所致崩漏。

9. 何　任

补益冲任汤：补奇经，益冲任

【组成】党参15克、阿胶珠10克、小茴香3克、炒当归10克、鹿角霜6克、沙苑蒺藜10克、淡苁蓉10克、紫石英10克、枸杞10克、炙龟板（先下）15克、女贞子15克、墨旱莲15克、补骨脂12克、淡竹叶15克。

【用法】水煎服。

【主治】冲任不足型崩漏。本方在崩漏塞流澄源之后使用，每获奇功。水煎服，2次/日。

【加减】经行量多如崩者，加炒黑蒲黄、炒黑荆芥、炒黑地榆；腹痛有瘀者，加川芎，酒元胡。

10. 何少山

止血方：益气滋阴止血

【组成】炙黄芪15克、党参15克、焦白术6克、柴胡5克、升麻炭5克、生地炭12克、炙龟板12克、藕节15克、煅牡蛎18克、阿胶12克、艾炭5克。

【用法】水煎服。

【主治】月经淋漓不断。

11. 何子淮

内异崩漏解郁生新方：清泄腑热，荡涤实邪

【组成】生黄芪20克、制大黄10克、龙胆草9克、丹皮15克、半枝莲10克、川连炭5克、川柏炭5克、荠菜花12克、马齿苋12克、蒲公英15克、鱼腥草20克、生甘草6克、瓜蒌仁12克、血见愁15克、莲房炭10克。

【用法】水煎服。

【主治】子宫内膜异位症引起的崩漏。

【加减】有血块者，加血余炭10克；痛者，加红藤20克。

12. 胡玉荃

栀母霜汤：补肾固冲，清肝祛瘀，止血调经

【组成】鹿角霜、益母草、炒栀子、红花炭、川楝子炭、鸡血藤、白茅根、生甘草。

【用法】每日1剂，水煎服，出血时用，出血停止后去红花炭，加逐瘀清热补肾药，1个月为1个疗程。

【主治】青春期和育龄期崩漏（肾虚肝热血瘀证）。症见经血非时妄行，量多或量少淋漓，或月经量多，经期延长，血色鲜红或暗红，伴心烦易怒，出血时欲动不欲静，血止后欲静不欲动。

安宫调经汤：补肾清热，凉血化瘀，止血调经

【组成】鹿角霜、黄柏、墓头回、炒栀子、白茅根、益母草、田三七（冲服）、生贯众、海螵蛸。

【用法】每日1剂，水煎，早晚各服1次。出血期间服用，血止停药，或月经第5日开始服药。

【主治】皮下避孕埋植后子宫出血。症见经血非时妄行，量多如注，或量少淋漓，或月经过多，经期延长，血色鲜红或暗红，可伴腹痛腰酸。

13. 季衡友

参乌合剂：益气养阴

【组成】党参20克、制首乌12克、山药15克、白及10克、川续断10克、女贞子10克、黑墨旱莲12克、仙鹤草12克、蒲黄炭10克、生甘草6克。

【用法】水煎服。

【主治】崩漏日久，阴虚而导致气虚，症见头晕心悸，气短乏力，口干寐可，或手足心热，面色白或有颧红，脉细弱，舌质淡红，或有裂纹。

【加减】出血过多者，加阿胶12克、三七末3克；气虚较重者，加黄芪15～20克；肝火过重者，加白头翁10克、秦皮6克。

白头翁二至合剂：养肝平肝，凉血止血

【组成】白头翁12克、秦皮6克、女贞子10克、墨旱莲12克、怀山药12克、川续断10克、生地黄12克、白芍10克、黄芩6克、仙鹤草12克、藕节7枚、生甘草6克。

【用法】水煎服。

【主治】崩漏血色殷红，头晕目眩，耳鸣腰酸，手足心热，性急易怒，脉细数，或细弦，舌质红，或有裂纹，苔少或黄。

【加减】出血多者，加阿胶12克。

14. 刘云鹏

清利固冲汤：清利固冲，止血

【组成】黄芩9克、黄连9克、滑石30克、通草9克、茅根15克、当归9克、白芍9克、生地9克、大黄炭9克、益母草30克、贯众15克、蒲黄炭9克。

【用法】水煎服。

【主治】妇科血症，属湿热内蕴，冲任不固出血。

【加减】肋痛或少腹痛，选加柴胡、蒲公英、川芎、五灵脂；腹胀，加香附；腰痛，加牛膝；胸闷恶心甚者，加白蔻仁、半夏，去生地；产后或人工流产后出血腹痛，酌加川芎、桃仁、姜炭；无腹痛去蒲黄炭。

活血化瘀方：活血化瘀

【组成】蒲黄炭、赤芍、泽兰、川芎、桃仁、莪术、卷柏、川续断各9克，炙甘草6克。

【用法】水煎服。

【主治】血瘀崩漏，阴道出血或多或少，或有血块，腹痛拒按，下血后腹痛减轻，脉沉弦，舌质黯，或有瘀点，苔薄。

【加减】腹痛甚，加五灵脂9克，或三七末（冲服）3克，以活血止血，祛瘀止痛；腹胀是兼有气滞，可加香附12克、枳壳9克，以理气行滞；兼有热象，可选加黄芩9克、炒栀子9克、丹皮9克，以清热凉血；兼有寒象者，可加姜炭6克、艾叶炭9克，以温经散寒，通络止血；补血止血，加阿胶（烊化）12克、棕榈炭9克等；气虚者，加黄芪18克、党参12克，益气摄血。

加减黄土汤：健脾坚阴，固涩冲任

【组成】黄芩9克、白术9克、地黄炭9克、白芍12克、甘草3克、阿胶12克、姜炭6克、赤石脂30～60克。

【用法】水煎服。

【主治】崩漏下血，量多色红，口干，纳差，四肢无力，脉虚数，或沉软，舌质红而干，或淡红，舌苔黄。

【加减】畏寒腹痛，加艾叶炭，以温经止血，下血量多，可选用棕榈炭9克、牡蛎18克、龙骨9克等以固涩冲任；舌质红，脉细数，或手脚心热是阴虚之候，可加女贞子15克、墨旱莲15克，滋阴清热止血；腰痛者，加杜仲9克、川续断9克，以补肾止血；气虚者，加党参15克，以益气摄血。

15. 罗元恺

固漏汤：补肾健脾，益气养血

【组成】党参、制首乌、黄芪各30克，白术25克，川续断15克，鹿角霜20克，棕榈炭、阿胶（烊化）各12克，砂仁（后下）3克。

【用法】水煎服。

【主治】崩漏，气虚甚者，加吉林参（炖服）12克；血量减少时减棕榈炭，鹿角霜、制首乌，加菟丝子、桑寄生、稽豆衣、五味子。

滋阴固气汤：滋养肝肾，固气益血

【组成】熟地25克、川续断15克、菟丝子15克、制首乌20克、党参15克、茯苓20克、白术15克、炙甘草9克、桑寄生20克、牡蛎30克、岗稔子30克、黄芪20克。

【用法】水煎服。

【主治】崩漏。

二稔汤：补气摄血

【组成】岗稔根30～50克、地稔根30克、川续断15克、制首乌30克、党参20～30克、白术15～30克、熟地15～20克、棕榈炭10～15克、炙甘草9～15克、桑寄生15～30克、赤石脂20克。

【用法】水煎服。

【主治】崩漏出血较多的阶段，血块多者，加益母草；血色鲜红者，加墨旱莲、紫珠草；血色淡红者，加艾叶或以姜炭易棕榈炭；血量特多者，加五倍子、阿胶、高丽参。

补气摄血汤：补气摄血

【组成】党参30克、炙黄芪25克、生白术20克、阿胶12克、血余炭12克（研末冲服）、艾叶15克、乌梅9克、炙甘草9克。

【用法】水煎服。

【主治】适用于脾虚失摄，崩漏不止。

补肾固冲汤：补肾固冲

【组成】党参30克、鹿角霜20克、破故纸20克、菟丝子20克、阿胶12克、川续断15克、姜炭10克、生白术20克、杜仲20克。

【用法】水煎服。

【主治】久崩久漏而有肾虚证候者。

清热止崩汤：清热止崩

【组成】茜草根15克、乌贼骨15克、地榆15克、黄芩12克、女贞子20克、墨旱莲20克、太子参30克、生地15克、麦冬15克、五味子6克、陈棕炭10克。

【用法】水煎服。

【主治】内有虚热，迫血妄行者。

16. 李振华

健脾止血汤：止血补血

【组成】黄芪30克、党参15克、白术10克、茯苓15克、当归10克、白芍15克、远志10克、炒酸枣仁15克、醋柴胡6克、升麻6克、黑地榆15克、阿胶珠10克、广木香6克、炙甘草6克、米醋180毫升（分两次后下入煎）。

【用法】水煎服。

【主治】脾气虚弱，脾不统血，气虚血脱的崩漏即功能性子宫出血。

【加减】四肢不温者，加黑姜5克；四肢不温甚者，加附子10克；浮肿较重，舌体胖嫩，舌边齿痕明显者，加泽泻12克、薏苡仁30克、山药20克；出血夹有血块者，加田三七粉3克（分两次另冲）、炒蒲黄6克；兼腹痛者，加醋香附10克；如出血势急、量大者，改党参为红参（先煎30分钟再纳诸药）6克，并酌加黑荆芥6克，或加黑柏炭12克；如兼肝郁症状，胸闷肋痛者，可酌加青皮、郁金各10克。

17. 马宝璋

青功汤：益气祛瘀，止崩

【组成】黄芪20克，党参、茜草、当归、炒蒲黄、炒地榆、马齿苋、小蓟各15克，炮姜10克。

【用法】水煎服。

【主治】青春期功能性子宫出血。

【加减】阴虚有热者，酌加麦冬、地骨皮、龟板各15克；阳虚者，酌加补骨脂、杜仲各15克；脾虚者，酌加人参、白术各15克。血止后用加减固阴煎为主补肾调周（处方：熟地黄20克，当归、香附、山药、菟丝子、巴戟天、女贞子、甘草各15克）。卵泡期重补肾阴，酌加山茱萸、枸杞各15克；排卵期阴阳并补，稍佐活血之品，加丹参15克；黄体期重用活血之品，加丹参20克、益母草15克。

18. 马龙伯

自拟固经汤：平补肝肾，兼施扶脾

【组成】桑寄生30克、川续断12克、海螵蛸12克、生龙牡20克、锦黄芪20克、焦白术20克、生熟地各20克、炒白芍10克、醋柴胡6克、炒茜草6克。

【用法】水煎服。

【主治】肝气郁滞所致之崩漏，并无偏阴虚或偏阳虚之表现。

【加减】有时酌加地榆炭、仙鹤草、炒槐花、侧柏炭等，效果相当满意。

19. 欧阳惠卿

宫血饮：补肾益气，化瘀清湿

【组成】补骨脂、白花蛇舌草、党参各30克，续断20克，蒲黄12克，三七末（冲服）3克。

【用法】水煎服。

【主治】功能性子宫出血。

20. 裘笑梅

参芪胶艾汤：益气摄血

【组成】炒党参15克、淡炙黄芪24克、阿胶12克（另烊）、艾叶炭1.2克。

【用法】水煎服。

【主治】气虚崩漏，失血过多，气随血脱者。症见面色晄白，冷汗自出，神色昏沉，四肢不温或厥冷，脉浮大无根，或细弱如丝。

【加减】若气随血脱，出现虚脱险象者，宜急用益气固脱之法，方用独参汤或参附汤。止血药可选用艾叶炭、蒲黄炭、侧柏炭、陈棕炭、紫珠草、仙鹤草等。

三黄忍冬汤：清热凉血

【组成】黄连4.5克、黄芩9克、黄柏9克、忍冬藤15克、贯众12克。

【用法】水煎服。

【主治】崩漏属实热者，出血量多而势急，色鲜红或紫红夹块，面赤气粗，口渴心烦，怕热喜冷，尿黄赤，大便秘结，舌红苔黄。

【加减】止血药物可选用鲜生地、牡丹皮、冬桑叶、白茅根、大小蓟、地榆炭、炙椿皮、茜草炭、贯众炭、银花炭、大黄炭、牛角腮等。

生地龙牡汤：养阴清热，固涩止血

【组成】大生地30克、煨龙骨15克、煨牡蛎30克、墨旱莲12克、冬桑叶30克、蒲黄炭9克。

【用法】水煎服。

【主治】崩漏日久伤阴。若食欲不振，加谷芽、鸡内金；阴虚盛汗，加地骨皮，浮小麦；腰脊酸楚，加桑寄生、杜仲。

21. 孙宁铨

功血Ⅰ号：脾肾阴虚之崩漏

【组成】生地榆20克、女贞子30克、墨旱莲30克、制大黄15克。

【用法】水煎服。

功血Ⅱ号：脾肾阳虚之崩漏

菟丝子15克、补骨脂15克、炙乌贼骨15克、仙灵脾15克。

【用法】水煎服。

22. 施今墨

胶艾四物汤加柴胡

【组成】鹿角胶（溶化）10克、砂仁3克、醋柴胡5克、阿胶珠（溶化）10克、生地6克、熟地6克、杭白芍10克、酒川芎5克、当归5克、醋蕲艾6克、刺蒺藜12克、炒远志10克、炙甘草3克。

【用法】水煎服。

【主治】急怒之下经血暴下。

23. 时逸人

自拟加减止漏汤：养血止血

【组成】全当归15克，炒白芍15克，地榆9克，阿胶珠12克，牡蛎12克，生地9克，白茯苓9克，益母草9克，血余炭9克，陈皮4.5克。

【用法】水煎服。

【主治】漏证下血淋漓不断，其色或深紫或浅淡或腥臭或秽浊，亦有血色如常，其全身症状有头晕心悸，腰酸腹胀，或潮热烦闷，少眠少食，精神萎困，形体瘦削。

【加减】内有瘀结，加桃仁、红花；内热，加炒山栀、酒黄芩、生龟甲、生鳖甲；内寒，加炮姜炭、艾叶、鹿角胶；腹满，加川朴、砂仁；腹痛，加乌药、川楝子；漏下不止，加棕榈、黄芪、党参、煅龙骨。

时氏新订凉血固经汤：凉血固经

【组成】生地15克、阿胶9克、生白芍15克、地榆炭9克、条芩4.5克、山栀炭4.5克、肥知母4.5克、棕榈炭15克。

【用法】水煎服。

【加减】气虚者，加北沙参30克；下血过多，加煅龙牡各30克；口渴甚，加玄参、天花粉适量；内热甚，加地骨皮、丹皮、黄柏、龟甲适量。崩证来势太骤，时氏认为宜用党参、生黄芪、生熟地、龙眼肉、杭白芍、山茱萸、当归身、棕榈炭、阿胶、龟甲之类。尤必重用党参、龙眼肉，甚则加用人参，效果更好。如夹内热，佐以知母、黄柏、黄芩、黄连；夹内寒，桂附、姜炭、鹿角胶，亦须应用；虚脱甚者，人参、黄芪、龙骨、牡蛎、五味子等在所必用。

24. 宋光济

凉血固经汤：清热止血

【组成】细生地、麦冬、炙龟板、炒条芩、炒川柏、莲房炭、炒丹皮、侧柏炭、焦白芍、生甘草。

【用法】水煎服。

【主治】热扰冲任，迫血妄行证。多见阴虚出血，量多或淋漓不尽，色鲜红，或紫红，质稠，有臭秽，面色潮红，口苦，咽干，便秘溲赤，脉滑数或细数，舌红苔薄黄。

【加减】虚热去芩、柏，加墨旱莲、熟女贞，以滋阴清热；若血量多者，加槐米炭、十灰丸以凉血止血；若便秘者，加熟军炭、玄明粉以泻火通便；若口干者，加川石斛、天花粉以生津止渴。

益气止崩汤：益气健脾，固经

【组成】西党参、炒白术、炙黄连、炒山药、赤石脂、陈棕炭、侧柏炭、熟军炭、炙甘草。

【用法】水煎服。

【主治】崩中漏下，色淡质稀，疲倦乏力，头晕目眩，纳呆便溏，脉见虚弱，舌质淡胖，或边有齿痕。

【加减】若出血量多者，加升麻炭、十灰丸以益气升提摄血；若纳呆者，加焦谷芽、炒陈皮以醒脾化滞；若便溏者，加炒扁豆、煨肉果以健脾止泻；若腰肢酸楚者，加炒川续断、杜仲炭以补肾强腰。

化瘀止崩汤：逐瘀止血

【组成】炒当归、焦白芍、炒阿胶、生熟五灵脂、丹参炭、茜草根炭、参三七、香附炭。

【用法】水煎服。

【主治】血不归经，经行不爽，或量多如崩，夹有血块，小腹疼痛拒按，或胸肋胀痛，脉弦涩，舌紫黯或有瘀点。

【加减】若出血量多，加震灵丹以止血；若腹胀者，加枳壳炭、青皮炭以行气除胀；若腹痛因寒者，可加艾叶炭、姜炭以温中散寒；若腹痛因热者，可加川楝子炭、丹皮炭以疏肝泄热、凉血止血。

调冲固经汤：调养冲任，温肾固经

【组成】熟地、山茱萸、炒山药、鹿角胶、菟丝子、覆盆子、枸杞、五味子、赤石脂、炒阿胶、艾叶炭。

【用法】水煎服。

【主治】经行量多，或淋漓不净，色暗淡或如咖啡色，腰酸腿软，面色灰暗，头晕耳鸣，畏寒肢冷，大便溏薄，小便清长，脉见沉细而弱，苔薄白而舌色淡红。

【加减】若血量多可加陈棕炭、血余炭、煅龙骨、煅牡蛎以收敛止血；若便泻者，可加煨肉果、煨诃子以收敛止泻；若四肢厥逆者，加党参、制附子以补气生火；若腰酸者，加狗脊炭、炒杜仲、川续断以补肾强腰。

25. 孙镜朗

黑归脾汤

【组成】绵芪15克、白术10克、熟枣仁15克、柏子仁15克、茯神12克、川续断10克、桑寄生10克、醋杭菊12克、醋炒黑当归12克、艾炭6克、地榆炭10克、侧柏炭10克、蒲黄炒阿胶珠12克、芡实10克、炙甘草6克、红糖1匙、大枣3枚。

【用法】水煎服。将上药浸泡1小时，煎煮两次，去渣取液，分两次温服。血热致崩者，忌服。

【主治】气虚崩漏证。

26. 吴　熙

功军饮

【组成】金樱子15克、制首乌15克、赤地利15克、荔子壳15克、仙鹤草16克。

【用法】水煎服。

【主治】功血。

27. 王玉玲

调经Ⅱ号方：养阴清热，固冲止崩

【组成】熟地、白芍、阿胶、茜草根、蒲黄炭各10克，海螵蛸30克。

【用法】水煎服。服药6剂为1个疗程。

【主治】崩漏。

【加减】气虚者，加党参、黄芪、白术；瘀血所致者，加川芎、赤芍、牛膝；阴虚血热者，加炙鳖甲、生地黄；偏肾阴不足者，加女贞子、墨旱莲；肝郁化火，血热妄行者，加丹皮、焦山栀、黄芩、小蓟；出血量多，或时间过长者，加仙鹤草、煅龙牡；腹痛者，加木香；腰痛者，加川续断、杜仲。

28. 王子喻

自拟清热固冲汤：清热凉血，固冲止血

【组成】炒黄柏10克、生地榆15克、白芍15克、犀角粉6克（吞服，现用水牛角15克代之）、丹皮10克、茜草炭12克、炒槐花10克、山茱萸10克、侧柏叶10克、小蓟12克。

【用法】水煎服。

清热固冲汤：清热凉血止血

【组成】炒黄柏10克、生地榆15克、生地20克、白芍15克、犀角粉6克（吞服，现用水牛角片15克代之）、丹皮10克、茜草炭12克、炒槐花15克、侧柏叶10克、山茱萸10克、小蓟12克。

【用法】水煎服。

【主治】崩漏之属血热证者。

化瘀止崩汤：行瘀止血

【组成】炒当归10克、川芎10克，生、炒蒲黄各10克，五灵脂10克、丹参15克、乌贼骨15克、花蕊石15克、制大黄炭10克、益母草15克、三七粉1.5克（吞服）。

【用法】水煎服。

【主治】崩漏之属血瘀证者。

【加减】若偏热者，加茜草炭、藕节炭；偏寒者，加炮姜炭、艾叶炭。

自拟化瘀止崩汤：活血化瘀，凉血止血

【组成】炒当归10克、川芎10克，生、炒蒲黄各10克，五灵脂10克、炒丹参15克、海螵蛸15克、花蕊石15克、制大黄10克、益母草15克、三七粉1.5克（吞服）。

【用法】水煎服。

【加减】偏热者，加茜草炭、藕节炭；偏寒者，加炮姜炭、艾叶炭。

29. 王敏之

功血宁

【组成】黄芪60克、炙知母20克、柴胡10克、桔梗10克、升麻炭30克、红参18克、吴茱萸30克、桑寄生60克、莲房炭30克、棕榈炭60克、杜仲炭 30 克、石榴皮炭 30 克、艾叶炭 24 克、仙鹤草 60 克、煅牡蛎 30 克、三七粉 18 克、炮姜炭 15 克、当归 24 克、芥穗炭 24 克。

【用法】上药共研为末，用伏龙肝 100 克，煎水合山药粉 50 克，打糊成丸、每丸 6 克，早、晚各服 1 丸，切忌生冷。

【主治】脾肾两虚所致崩漏。

30. 王氏（三晋平遥道虎璧）妇科经验方

王氏益气止崩汤：益气养阴，清热止血

【组成】党参 30 克、土白术 15 克、阿胶（烊化）10 克、血余炭 8 克、贯众炭 20 克、墨旱莲 15 克、女贞子 30 克、益母草 10 克、甘草 6 克

【用法】水煎服。

【主治】气阴不足，血不归经之崩漏。

【加减】若瘀重者，加蒲黄炭 10 克，重用益母草 30 克；量多无块者，加乌贼骨 30 克、煅牡蛎 20 克；气虚下陷者，加黄芪 20 克、升麻 6 克；血热甚，加生地 10 克、地榆 20 克、炒黄芩 10 克。

31. 徐元山

马坤止血汤：清热凉血，化瘀止血

【组成】马齿苋、坤草、生地榆、仙鹤草各 30 克，续断、乌贼骨各 15 克，芥穗炭 10 克，三七粉（冲服）3 克。

【用法】将上药放入容器内，加冷水浸过药面，泡 60 分钟后煎煮，水煎 3 次取汁约 450 毫升，每日 1 剂，兑匀，分 3 次温服，重症每日 2 剂，频服。

【主治】崩漏。

【加减】病久血不止，气血亏虚者，加黄芪 30 克、党参 30 克、炒白术 15 克；淋漓不断，久漏致瘀者，加蒲黄 10 克、茜草 6 克；心烦少寐、心悸者，加远志 10 克、炒酸枣仁 30 克；出血量多，色红无块者，加翻白草、白芍各 30 克；肾阳虚者，加山茱萸、炮姜各 10 克；肾阴虚者，加生地、墨旱莲各 30 克；肝经郁热者，加柴胡、栀子、桑叶各 10 克；病久气虚下陷者，加升麻 5 克、人参（另炖）15 克。

32. 徐玉琳

刘寄奴散：清热化瘀，固冲止血

【组成】刘寄奴6克，贯众炭、大蓟、小蓟各30克，杭芍、川续断、藕节各15克。

【用法】水煎服。

【主治】素有月经先期，阴道流血时多时少。崩发病急，色黯红有血块，伴少腹疼痛拒按，舌质红，苔薄白，或薄黄，脉弦数。

【加减】腹痛甚，血块排出后痛减者，将方中刘寄奴增为9克，加炒蒲黄、五灵脂各9克；血黏稠伴心烦者，加丹皮12克、半枝莲30克；伴盆腔感染者，加蒲公英、半枝莲、益母草各30克。

33. 夏桂成

验　方

【组成】鹿衔草30克，钩藤、黄芪、党参各15克，丹皮、炒白术、茯苓、炙远志、炒蒲黄、炒川续断各10克，广木香6克。

【用法】水煎服。

【主治】更年期功血。

四草汤

【组成】马鞭草30克、鹿衔草30克、茜草15克、益母草15克。

【用法】水煎服。

【主治】血瘀夹血热型崩漏。

加味失笑散

【组成】黑当归、赤白芍、五灵脂、大小蓟、炒川续断各10克，炒蒲黄（包煎）6克、茜草15克、益母草15克。

【用法】水煎服。

【主治】血瘀型崩漏。

34. 张琼林

塞流止崩汤

【组成】炙黄芪30克，炒白术15克，升麻10克，煅龙牡、鹿角霜、乌贼骨（均先煎）各20克，炒地榆30克，茜草根15克，红苍术（蓼科拳参）、炒蒲黄各12克，重症加西洋参8克。

【用法】每剂用温水浸泡一夜（夏天3小时），大火煮开后再用小火慢煮20～30分钟，倒取头汁，药渣立即加冷水，煎法同上，头二汁混匀，计得药汁1200毫升，饭后1小时温热服250～300毫升，2次/日，每天1剂。选用传统优质饮片，不用颗粒剂。

【主治】血崩（子宫功能性出血）。

35. 卓雨农

龟鹿补冲汤：补气固冲

【组成】党参30克、黄芪18克、龟板12克、鹿角胶9克、乌贼骨30克。

【用法】水煎服。

【主治】劳伤冲任，骤然下血，先红后淡，面色苍白，气短神疲，舌淡苔薄，脉大而虚。

【加减】腹痛者，加广三七粉1.5～3克，水煎，温服（三七粉冲服）。

泽兰丹参饮：活血通经调气

【组成】泡参24克、酒丹参12克、泽兰叶9克、香附6克、元胡6克、焦艾9克、赤芍6克、楂炭6克、炒黑豆15克。

【用法】水煎服。

【主治】阴道出血，淋漓不止，或忽然大量下血，色乌红，时夹血块，少腹疼痛拒按，苔正常，或舌质略紫，脉弦涩。

加减断下汤：温经补虚，佐以止血

【组成】党参30克、熟地30克、艾叶30克、乌贼骨60克、炮姜15克、阿胶12克、附子9克。

【用法】共研粗末，每次15克，水煎服。

【主治】暴崩不止，或漏下不绝，其色黑多红少，状如屋漏水，脐下寒冷，时作疼痛，得热则减，舌淡苔白，脉迟无力。

温经摄血汤：补脾摄血温经

【组成】泡参30克、党参15克、白术18克、炙甘草9克、吴茱萸4.5克、姜炭9克、焦艾15克。

【用法】水煎服。

【主治】脾阳虚弱，暴崩或漏下，色淡，质淡稀如水，少腹胀痛，有冷感，喜热慰，食少便溏，舌淡苔白，脉虚迟。

【加减】腰痛者，加杜仲12克、补骨脂9克；血多者，加乌贼骨60克；漏下者，加玄胡6克。

益气补元汤：补中固气摄血

【组成】党参15克、白术12克、茯神12克、熟地12克、酒白芍9克、黄芪9克、肉桂1.5克、炙甘草6克。

【用法】水煎服。

【主治】劳倦过度，骤然下血不止，继则淋漓不断，颜色鲜明，肢软神疲，心悸气短，面色苍白，食少便溏，舌淡红，苔薄，脉大无力。

【加减】口干咽燥者，去肉桂，加阿胶9克、艾叶4.5克；血久下不止者，加广三七粉1.5克。

清经止崩汤：清热凉血止血

【组成】生地18克、丹皮6克、黄芩9克、黄柏12克、白茅根15克、地榆9克、炒蒲黄9克、益母草12克、棕榈炭6克。

【用法】水煎服。

【主治】经血骤然下崩，或淋漓不断，色深红，烦热口渴，精神不衰，头眩、睡眠不安，舌红而干，苔黄，脉滑数有力。

【加减】气短心累者，加泡参15克、麦冬9克。

清宫汤：清热解毒，理气化瘀

【组成】银花、蒲公英、马鞭草、败酱草各15克，炒当归、赤芍各10克，蒲黄（包煎）6克，车前草、益母草各15克，焦山楂10克，五灵脂10克。

【用法】水煎分服，每日2剂，4小时服1次。

【主治】出血量时多时少，色黯红，质黏腻，有臭气，小腹作痛，发热头昏，腰酸下坠，纳欠口腻，小便黄少，舌苔黄腻质红，或有紫点，脉细数无力。妇科检查：子宫正常或略大，有明显压痛，活动差，附件增厚，有压痛。

【加减】小腹胀痛者，加广木香6克、制香附9克、元胡10克；热重者，加大青叶、红藤各12克；出血多者，加大小蓟各15克、侧柏炭10

克、大黄炭6克；腰酸痛者，加川续断、桑寄生各10克；食欲不振者，加谷麦芽、神曲各10克；盆腔有炎性包块者，加三棱、莪术各10克，土鳖虫6克。

36. 郑惠芳

止血方：凉血，活血，止血

【组成】马齿苋30克、益母草30克、生蒲黄9克、茜草12克、仙鹤草18克、地榆30克、升麻9克。

【用法】水煎服。

【主治】功能性子宫出血。

【加减】虚者，加人参12克；血热者，加生地15克；肝郁者，去升麻，加柴胡6克；肾阴虚者，加补骨脂12克；血瘀者，加三七粉3克。

37.《中医妇科临床手册》

将军斩关汤

【组成】熟军炭3克、巴戟天9克、仙鹤草18克、茯神10克、蒲黄9克、炒阿胶9克、黄芪9克、当归9克、白术9克、生熟地各9克、焦谷芽9克。

【用法】水煎服。另取三七末0.9克、藏红花0.9克吞服。

【主治】肾虚气弱夹有血瘀的崩漏。

第二节　月经先期

　　月经周期提前7日以上，甚至1个月两潮，连续2个周期以上者，称为月经先期，亦称经期超前、经行先期、经早等。本病的主要病因病机可归纳为虚、热、瘀三方面。属虚者，有因脾胃虚弱，经血失于固摄；有因肾气亏虚，冲任失于固藏，以致月经先期而潮。属热者，乃素体阳盛；或感受热邪；或过食辛燥助热之品；或情志不舒，肝郁化火；或失血伤阴，虚热内生，以致热扰冲任，热迫血行，经血先期而下。属瘀者，瘀血阻滞胞脉，血不循经，亦可致月经提前而致。

　　临床常见证型为脾胃气虚、肾气亏损、阴虚血热、热扰冲任、肝郁化火、血瘀胞宫等。本病相当于西医的排卵性月经失调，属黄体功能不足的范围或黄体生成激素排卵峰后低脉冲缺陷导致的黄体期孕激素的分泌量不足或黄体的衰退过早，以及盆腔炎所致的子宫出血。

　　治疗前可做常规妇科检查，测量基础体温及诊断性刮宫。

一、西药治疗

　　黄体功能不足所致黄体不健的治疗，可在黄体期补充孕酮，如在基础体温上升的第2～3日开始口服安宫黄体酮，每次4毫克，2次/日，共服10日治疗。

　　卵泡发育障碍所致黄体不健的治疗，每日口服己烯雌酚0.25毫克，或17β雌二醇1毫克或妊马雌酮0.625毫克，从月经第5日开始，连服20～22日为一个治疗周期。

盆腔炎症引起的出血，予抗炎治疗，如替硝唑胶囊0.2克，2次/日；克林霉素注射液，1.2克/日，静脉滴注。

二、中医治疗

1. 脾胃气虚

经行提前，经血量多，色淡，质清稀，神疲乏力，食少便溏，气短懒言，或小腹空坠，舌淡红，苔薄白，脉细弱。

补中益气汤加减：健脾益气，摄血调经

【组成】红参10克、炙黄芪18克、炒白术15克、当归9克、升麻6克、柴胡6克、炙甘草6克。

【用法】水煎服。

【加减】经血量多者，去当归，加煨龙骨30克、血余炭15克、乌贼骨10克，并重用黄芪至30克，以助益气止血；食少便溏者，加砂仁10克、陈皮15克、生谷芽15克；小腹冷痛，经血量少，色清而暗者，加艾叶10克、鹿角胶12克、阿胶15克；若脾虚及肾，而见腰酸小便频数者，加益智仁15克、杜仲10克、覆盆子15克；兼心烦失眠者，是心肝两虚之证，加酸枣仁15克、夜交藤20克。

2. 肾气亏损

经行提前，经血量少，色淡暗，腰膝酸软，头晕耳鸣，小便频多，舌淡，苔白润，脉沉细。

归肾丸加减：补肾益气，固冲调经

【组成】菟丝子15克、杜仲15克、枸杞15克、熟地20克、山药20克、山茱萸10克、茯苓20克、当归15克。

【加减】经血量多者，加补骨脂15克、乌贼骨10克；经血量少，色淡而暗，质清稀者，加鹿角胶10克、紫河车粉3克；小便频多者，加益智仁15克、乌药10克；腰膝酸软者，加怀牛膝15克、仙灵脾10克、桑寄生15克。

3. 阴虚血热

经血提前，经血量少或稍多，色红质稠，两颧潮红，手足心热，口燥咽干，舌红，少苔，脉细数。

两地汤加减：养阴清热，凉血调经

【组成】生地20克、地骨皮10克、麦冬15克、玄参15克、白芍15克、阿胶15克。

【用法】水煎服。

【加减】经血量多者，加女贞子15克、墨旱莲15克、贯众炭20克；经血量少、经行不畅者、、小腹痛者，加泽兰12克、丹参12克、益母草20克；五心烦热者，加银柴胡12克、知母12克、黄柏12克；口干，便秘者，加火麻子仁20克、知母12克、玉竹15克。

4. 热扰冲任

经行提前，经血量多，色红，质黏稠或有血块，心烦不安，渴喜冷饮，大便干结，小便黄，舌红，苔黄，脉弦数。

清经散加减：清热凉血，养血调经

【组成】粉丹皮12克、地骨皮12克、白芍15克、茯苓12克、生地20克、青蒿10克、黄柏12克。

【用法】水煎服。

【加减】热甚经血量多者，去茯苓，加炒地榆15克、大黄炭10克、炒栀子12克；经血夹血块者，为血热兼瘀，加赤芍12克、三七粉3克、益母草20克；伴见神疲乏力者，为血热兼气虚，加太子参20克、黄芪15克；大便干结者，加火麻子仁20克、枳实10克；小便黄者，加通草10克、竹叶12克、白茅根15克。

5. 肝郁化火

经行提前，经量或多或少，色紫红，黏稠有块，胸肋少腹或乳房胀痛，烦躁易怒，口苦咽干，舌红，苔薄白，脉弦数。

丹栀逍遥散加减：清肝解郁，凉血调经

【组成】丹皮15克、炒栀子12克、茯苓12克、白芍20克、当归12克、柴胡12克、白术12克、炙甘草6克。

【用法】水煎服。

【加减】经血量多者，去当归，加炒槐花10克、炒茜草15克；月经量少，色暗而不畅者，加丹参 20 克、鸡血藤 20 克、郁金 15 克；乳房胀痛明显者，加香附 15 克、青皮 10 克、玄胡 12 克；口苦咽干甚者，加生地 15 克、枸杞 15 克。

6. 血瘀胞宫

经行提前，量少，色黯有块，小腹胀痛，血块排出后胀痛减轻，舌紫黯或有瘀斑，苔薄，脉弦或涩。

桃红四物汤加减：活血化瘀，养血调经

【组成】熟地 15 克、当归 15 克、白芍 12 克、川芎 12 克、桃仁 15 克、红花 10 克。

【用法】水煎服。

【加减】经血量多，淋漓不止者，加三七粉 3 克、炒蒲黄 10 克；小腹胀痛明显者，加香附 12 克、乌药 12 克、柴胡 12 克。

三、中成药

1. 人参归脾丸

【主治】用于脾气不足证。

【用法】每服 1 丸，2 次/日。

2. 调经促孕丸

【主治】用于气虚证。

【用法】每服 50 粒，2 次/日，自月经周期的第 5 日起，连续口服 20 日，3 个月为 1 个疗程。

3. 加味逍遥丸

【主治】用于肝郁血热证。

【用法】每服 6 克，2 次/日。

4. 宫血宁

【主治】用于血热证。

【用法】每服 1～2 粒，3 次/日。

5. **益母草颗粒**

【主治】用于血瘀证。

【用法】每服14克，2次/日。

6. **血府逐瘀胶囊**

【主治】用于血瘀证。

【用法】每服6粒，2次/日。

四、名医验方

1. 班秀文

双补生经汤：双补气血，以生经源

【组成】炙黄芪、党参、熟地黄各15克，当归、益母草、白术各9克，五味子、炙甘草、白芍、茯苓各5克，远志3克，肉桂（后下）、陈皮各2克。

【用法】每日1剂，水煎2次，早晚分服。

【主治】用于气血两虚，统摄不固所致月经前期。症见月经先期，量多色淡，经期少腹胀痛，腰痛如折，舌质淡，苔薄白，脉虚细。

2. 蔡小荪

育肾固冲汤：育肾滋阴，清热止崩

【组成】煅牡蛎30克，墨旱莲20克，党参、生地黄、白芍各12克，生蒲黄15克（包煎），炙龟板、丹皮炭各9克，黑芥穗10克。

【用法】水煎服。

【主治】经期提前，或经行量多，色鲜如注，或月经淋漓，日久不止，颧红潮热，手足心热，口燥咽干，头晕腰酸，舌红少苔，脉细数或细弦。

清肝调经方：疏肝清热，滋阴养血

【组成】生地12克、当归9克、地骨皮9克、丹皮6克、柴胡4.5克、制香附9克、黄芩4.5克、泽泻9克、白芍9克、白术6克、茯苓12克。

【用法】水煎服。

【主治】月经先期，或经前淋漓，乳胀，郁闷不欢，脉细弦，舌质偏红。

【加减】阴虚烦热者，柴胡改银柴胡，加炙龟板9克、炒知母6克、炒黄柏6克；肝郁头痛者，去柴胡，加白蒺藜9克、生石决明15克、怀牛膝9克；经期延长者，加煅牡蛎30克、墨旱莲15克；脘腹胀痛者，加广木香3克、青皮4.5克、陈皮4.5克、金铃子9克；经量偏多者，加焙白薇6克、黑荆芥9克、地榆炭12克。

3. 陈雨苍

实热先期饮：清肝泄热，活血止血

【组成】地榆、墨旱莲各15克，生地黄12克，丹皮、赤芍、栀子、黄芩、茜草各9克。

【用法】水煎服。

【主治】血热型之月经先期。

4. 柴松岩

调经方：清热凉血，固摄安神

止血方

【组成】生牡蛎20～30克，生地黄15克，侧柏叶12克，黄芩、椿皮、白芍各10克，仙鹤草12克，柴胡5克（大便干者，加瓜蒌15～30克；出血多者，加三七粉3克冲服。）

【用法】水煎服。

平时调经方

【组成】墨旱莲、白茅根、女贞子、白芍各12克，香附、麦冬、黄芩各10克，柴胡6克。

【用法】水煎服。

【主治】月经先期，经血量多如注，或淋漓不断，面赤口渴，烦热，便干溲赤，舌红绛少津，苔黄白相间，脉滑数而大。

【加减】月经周期少于25日者，加生牡蛎30克，连服15日；日久月经正常者，经净后服10剂；周期长于35日者，加丹参10～15克。

5. 段富津

补血调经汤：补血调经，清热行气

【组成】熟地黄20克，酒白芍、当归、黄芩、地骨皮、川楝子、枳壳、香附、丹皮、甘草各15克，川芎10克。

【用法】每日1剂，水煎2次，早晚分服。

【主治】月经先期，量少色淡，经期延长，腹胀，面色少华，唇爪不荣，舌尖红，脉缓滑。

益肾补血汤：补肾，养血，调经

【组成】制首乌30克，熟地、准山药各25克，枸杞20克，当归、酒白芍、山茱萸、阿胶（烊化）、桑寄生、川续断、菟丝子、炙甘草各15克，川芎10克。

【用法】每日1剂，水煎2次，早晚分服。

【主治】月经不调一月二至，腰膝酸软、毛发焦枯，脱发，舌淡，脉缓无力。

6. 高仲山

壮水调经汤：养阴清火，调经凉血

【组成】沙参、女贞子、生谷芽各20克，石斛、麦冬、生地黄、天花粉、丹皮、白菊花各15克，甘蔗（去皮）50克，生甘草5克。

【用法】水煎服。

【主治】用于月经先期，火旺血热，内热口干。甘蔗榨汁入药，加水适量煎服。

女贞调经汤：滋阴养血，清热调经

【组成】女贞子20克，生地黄、麦冬、石斛、龙眼肉各15克，人参、墨旱莲各10克，桔红5克。

【用法】每日1剂，水煎2次，早晚分服。

【主治】月经先期或1个月数行，淋漓日久，血虚火旺，入暮潮热。

育阴调肝汤：育阴潜阳，条达肝气

【组成】生地黄、天门冬、麦门冬、地骨皮各15克，当归、白芍、香附、丹皮、青蒿、阿胶各10克，川芎、柴胡、黄柏各5克。

【用法】每日1剂，水煎2次，早晚分服。

【主治】用于月经先期，少腹作痛，内热口干，气郁不舒。

7. 何子淮

凉血清热汤：凉血清热，滋阴固冲

【组成】桑叶10～30克，炒玉竹20克，墨旱莲15克，槐米、玄参、地骨皮各12克，生荷叶1角，丹皮、紫草根、生白芍、生地黄、竹茹各10克。

【用法】水煎服。

【主治】月经先期，月经过多，经期延长等属血分实热之证。

【加减】肝阳上亢头痛者，加钩藤；鼻出血呕血者，加白茅根、川牛膝；不寐者，加川连、合欢皮；经量多如崩者，加仙鹤草、藕节；夹瘀之腹痛，血块多者，加制大黄、三七；病久气阴两伤，气虚血热者，加太子参、黄芪。

8. 何子淮

凉血调冲汤：凉血调冲

【组成】桑叶、地骨皮、丹皮、生荷叶、槐花、玄参、生地黄、紫草根、生白芍、墨旱莲、竹茹、炒玉竹各适量。

【用法】水煎服。

【主治】用于月经超前，量多色鲜，质稠夹血块，伴头晕口干，烦闷易怒，大便干结，舌红，苔黄腻燥，脉弦数或洪，本证多见于初潮期和多产后失调所致的月经过多，月经先期。

9. 郝丽莉、赵文静

加味归脾丸：益气摄血

【组成】党参、白术、当归、黄芪、乌贼骨各25克，茯苓、诃子各15克，甘草5克。

【主治】用于气虚型月经先期，经量多。

丹芩调经汤：凉血止血

【组成】当归25克，乌贼骨、香附、生地黄、黄芩、丹皮各15克。

【用法】水煎服。

【主治】用于血热型月经先期，量多。

10. 哈荔田

凉血调经汤：清热凉血，补肾益肝

【组成】生地黄、白薇各15克，当归、丹皮、刘寄奴、乌贼骨、炒杜仲各12克，黄芩炭、茜草、香附各8克，台乌药6克，凌霄花5克。

【用法】每日1剂，水煎2次，早晚分服。经期过后，即服加味逍遥丸，六味地黄丸各1剂，上、下午分服。

【主治】用于肝郁化热，蕴伏于血分，热迫血行，久损及肾，症见月经先期，腰酸背楚，小腹胀坠，头晕心烦，口干不欲饮，舌红少津，脉弦细数。

先期经验方一：补肝益肾，养血调经，兼利湿热

【组成】净红藤15克，薏苡仁、秦当归、桑寄生、刘寄奴各12克，杭白芍、川续断、炒杜仲、山茱萸、粉丹皮、川茜草、川楝子各9克，玄胡5克。

【用法】水煎服。

【主治】月经先期，由肝肾亏损，相火妄泄，湿热内蕴，带脉失约所致者。

先期经验方二：清热凉血，兼益肝肾

【组成】细生地、白薇各15克，当归、丹皮、刘寄奴、海螵蛸、炒杜仲各12克，凌霄花5克，黄芩炭、茜草、香附各9克，乌药6克。

【用法】水煎服。

【主治】月经先期，由肝郁化热，蕴伏于血分，热迫血行，久损及肾所致者。

11. 韩 冰

安冲饮：滋阴降火

【组成】伏龙肝30克，炒蒲黄、女贞子、墨旱莲、生地黄各15克，当归、白芍、侧柏叶各10克。

【用法】每日1剂，水煎2次，早晚分服。如月经来潮第1～3日改服养血通经之品，第4日起仍服本方。

【主治】阴虚火旺而偏于阴虚之月经先期。

12. 韩百灵

清热养阴汤：滋肾阴，清虚热

【组成】生地、黄芩、地骨皮、知母、麦冬、白芍、杜仲、阿胶、续断、桑寄生。

【用法】水煎服。

【主治】阴虚内热引起的五心烦热、潮热盗汗、口干咽燥、颧红、头晕眼花、耳鸣、腰酸、盗汗、大便秘、小便赤等，舌红少苔或无苔，脉细数。

13. 孔伯华

先期汤：清热凉血，滋肝调经

【组成】莲藕30克，生牡蛎24克，石决明、赤小豆各18克，萆薢、滑石各12克，橘核、玄胡、黄柏、生侧柏叶、血余炭、知母各4克，莲子心5克，炒丹皮、旋覆花、生赭石各5克。

【用法】水煎服。

【主治】症见月经先期，行而自已，脉弦数兼滑，左关较盛。

14. 卢国治

肝肾阴虚先期方：滋阴潜阳，润燥清热

【组成】全当归、大熟地各15克，生白芍、生龟板、生玉竹各13克，肥知母、地骨皮、阿胶、麦冬各10克、盐川柏8克，炙甘草4克。

【用法】水煎服。

【主治】肝肾阴虚阳旺型之月经先期。症见头昏眼花，口干咽燥，骨蒸发热，梦寐不安，腰痛腿软，乏困无力，经期超前，量多色红，腹痛喜按，舌质边尖赤，苔薄白，脉弦细数，两尺浮滑。

【加减】出血量多者，加仙鹤草15克、侧柏炭10克；腰痛明显者，加炒杜仲16克、桑寄生13克；腹胀痛者，加制香附10克、炒青皮8克。

肝经郁热先期方：泻肝解郁，理气活血

【组成】益母草15克，全当归、生白芍各13克，焦山栀、粉丹皮、细生地、玄胡各10克，龙胆草、炒黄芩、炒青皮各8克，生甘草4克。

【用法】水煎服。

【主治】肝经郁热型之经行先期，症见头昏面赤，口干欲饮，后背恶寒，胸肋胀痛，夜多烦躁，少腹冷痛，大便燥结，小便黄赤，经血量多而色褐，有血块，舌淡红，苔黄燥，左关弦大有力，右沉弦而实。

肝旺心脾两虚型先期方：疏肝益脾，清热宁心

【组成】当归、熟地各15克，白芍、醋柴胡各8克，龟板、玉竹各13克，知母、地骨皮、阿胶、麦冬各10克，黄柏8克，炙甘草4克。

【用法】水煎服。

【加减】少腹痛者，加川楝子10克、炒青皮8克；肝郁得解，热退者，去醋柴胡、粉丹皮、焦山栀，加怀山药13克，柏子仁、地骨皮各10克；心慌烦躁难以入睡者，加生龙骨25克；头晕者，加珍珠母15克。

15. 刘奉五

安冲调经汤：平补脾胃，调经固冲

【组成】生牡蛎（先煎）30克，怀山药15克，乌贼骨、熟地黄各12克，白术、石莲、川续断、椿根皮各9克，炙甘草6克。

【用法】每日1剂，水煎2次，早晚分服。

【主治】脾肾不足，夹有虚热引起的月经先期，月经频至或轻度子宫出血。

16. 毛美蓉

育阴调经汤：育阴调经

【组成】生地30克、地骨皮12克、白芍15克、女贞子12克、墨旱莲20克、制首乌15克、枸杞10克、山药20克、太子参15克、生甘草5克。

【用法】水煎服。

【主治】由肝肾阴虚引起的月经失调。

【加减】内热盛者，加丹皮、知母；郁热重者，加川楝子、玫瑰花；阳亢者，加钩藤、生石决明；出血量多，经行不止者，加阿胶、荆芥炭。

17. 钱伯煊

琥珀调经汤：补气阴，强冲任，兼通膀胱气化

【组成】生地黄、狗脊、川续断、阿胶、车前子各12克，白芍9克，人参、白术各6克，炙甘草、艾叶、小茴香各5克，琥珀末（冲服）4克。

【用法】水煎服。

【主治】用于气阴两虚，冲任不固，膀胱气化失宣所致的月经先期。症见月经先期，色黑量少，神倦腰痛，时觉口干，大便秘结，舌苔微剥，中黄边白，脉沉细弱。

补虚调血汤：补气养血，兼调冲任

【组成】炒谷芽12克，山药、扁豆、白芍、当归、枸杞各9克，炙甘草、木香、陈皮各3克，大枣3枚。

【用法】水煎服。

【主治】用于气血不足，冲任失调所致的月经先期。症见头晕纳差，舌淡苔黄腻，脉弦细。

18. 裘笑梅

三黄忍冬汤：清热，凉血，止血

【组成】忍冬藤15克，贯众12克，黄芩、黄柏各9克，川连5克。

【用法】水煎服。

【主治】血热之月经先期，量多或崩漏。

19. 王潮宗

清热凉血汤：清热凉血

【组成】地骨皮、茯苓各20克，生地黄50克，黄芩、黄连、青蒿、白芍、丹皮各15克，黄柏10克。

【用法】每日1剂，水煎2次，早晚分服。

【主治】用于月经先期，量多色紫、质稠粘，夹血块，心烦胸闷，喜冷恶热，舌质红，苔薄黄，脉滑数有力。

解郁调肝汤：疏肝解郁

【组成】当归、茯苓、白术、柴胡、丹皮、焦山栀、茜草炭、醋制香附、青皮、薄荷、生甘草各15克，木香3克。

【用法】每日1剂，水煎2次，早晚分服。

【主治】用于月经先期，经色紫红，夹有瘀块，精神抑郁，胸闷不舒，时有潮热，肋胀痛或窜痛，舌质红，苔薄黄，脉弦数。

20. 王渭川

阴虚血热先期方：养阴清热，调固冲任

【组成】益母草、生谷麦芽各24克，鸡血藤18克，生地黄、菟丝子、桑寄生、瓜蒌皮各15克，地骨皮、白芍、薤白各12克，当归、丹皮、白薇、制香附各10克。

【用法】水煎服。

【主治】月经先期（阴虚血热型），由冲任不固引起者。

血虚有热先期方：益气固冲，清热除湿

【组成】红藤、蒲公英、益母草、党参各24克，鸡血藤18克，女贞子、墨旱莲各15克，茯苓、白术、白芍、地骨皮各12克，丹皮、椿根皮各10克，琥珀末6克。

【用法】水煎服。

【主治】月经先期（属血虚有热，脾虚湿困型），症见月经颜色深、白带多、纳差乏力、舌质淡、无苔、脉弦滑。

心脾气虚先期方：益气祛湿，佐以调冲

【组成】党参、生黄芪、仙鹤草各60克，夏枯草30克，红藤、蒲公英、龙眼肉、鱼腥草各24克，鸡血藤18克，桑寄生16克，菟丝子15克，蒲黄炭、血余炭、鸡内金、山楂各10克，琥珀末、槟榔、广藿香各6克。

【用法】水煎服，每周6剂，连服2周。

【主治】月经先期（心脾气虚型），症见湿热蕴结下焦，冲任失固，月经先期，血量多，赤白带下。

21. 王季儒

调经凉血汤：清热凉血，活血调经

【组成】生地黄12～30克，丹皮、知母、黄柏、泽兰各10克，丹参、益母草各12克。

【用法】每日1剂，水煎2次服，早、晚分服。

【主治】血热型之月经先期，量多色紫，质黏稠，舌质红，脉数。

【加减】血量多，加珍珠母、茅根各30克，杭白菊12克；甚者加莲房炭20克、芙蓉花叶12克；胸肋及乳房胀痛，加柴胡、橘叶各5克；腹痛，加玄胡10克，川楝子6克。

22. 夏桂成

五味调经散：活血，化瘀，调经

【组成】益母草15克，丹参、当归、赤芍、制香附各10克，艾叶、山楂、合欢皮、五灵脂、川续断、甘草各6克。

【用法】经前2～3日，每日1剂，水煎2次，早晚分服，经来止服。

【主治】月经先期，色紫红、大血块、小腹作痛、胸闷、烦躁、口渴不欲饮，舌质紫暗或有瘀斑，脉弦涩。

【加减】小腹作胀，加乌药、青皮、陈皮各6克，小茴香3克；小腹冷痛，加肉桂、吴茱萸各3克。

加味失笑散：清热，凉血，活血

【组成】益母草15～30克，茜草15克，五灵脂（或生或炒合用）、大蓟、小蓟、炒当归、赤芍、白芍各10克，蒲黄（或生或炒合用）6克。

【用法】水煎服。

【主治】肝经郁热、夹瘀所致的月经先期。

【按】本方一般与丹栀逍遥散合用，治疗瘀热出血疗效较好。

23. 徐玉琳

刘寄奴散：清热化瘀，固冲止血

【组成】贯众炭、大小蓟各30克，杭菊、川续断、藕节各15克，刘寄奴6克。

【用法】水煎服。

【主治】素有月经先期，阴道出血或多或少，崩下发病急，有血块，腹痛拒按，舌红、苔薄、脉弦。

【加减】腹痛，加失笑散。

24. 杨宗孟

调经汤：养阴补肾，酸敛肝阴，生发肝阳，凉血止血，固精益气，凉血滋阴

【组成】女贞子、地榆炭各50克，墨旱莲、生地黄、白芍、山药各25克，侧柏叶20克，乌梅、黄芩、荆芥穗炭各15克，甘草3克。

【用法】水煎服。

【主治】肝郁肾虚之经漏，风阳妄动之月经先期，带下等证。凡属肝郁肾虚型崩漏，用之得当疗效确切。

【加减】气虚，加党参25克、白术15克；脾肾气虚之暴崩不止，加补骨脂、赤石脂各25克；夹瘀，加茜草20克、乌贼骨40克；心血不足，加麦门冬25克、五味子15克；腰痛，加杜仲、川续断各15克。

25. 朱南孙

柴芍调经汤：清热养阴，调气理血

【组成】女贞子、白芍、白茅根各12克，地榆、香附、地骨皮、麦门冬、墨旱莲各10克，柴胡6克。

【用法】水煎服。

【主治】月经先期，经血量多或非时出血（少量）。

【加减】本方适用于因血热所致之月经先期，经血量多及轻微的非时出血诸证。实热者，酌加丹皮、青蒿、黄柏；虚热者，宜以生地黄、地骨皮为主，配滋阴壮水之阿胶等养血柔阴之品，当自可收功；郁热者，可以本方与丹栀逍遥散合参化裁以治之。

【按】月经先期，行经量多，特别是因血热所致者，进一步发展为崩漏，故治本病应以防微杜渐着眼，在上方调经的基础上，随证加入丹参、牡蛎、槐花、椿皮诸品。

26. 朱小南

三地汤：养阴清虚热

【组成】生地黄、熟地黄、地骨皮、枸杞、丹参、玄参、阿胶、女贞子、黄芪、杜仲各9克，白术、青蒿、白芍各6克。

【用法】每日1剂，水煎2次，早晚分服。

【主治】月经先期，症见经行超早，量多色淡，胸闷心悸，腰酸肢楚，神疲乏力，面色萎黄，颧红、舌红、苔薄黄，脉虚数。

27. 张 琪

参芪调经汤：平补脾肾，调经固冲

【组成】太子参、怀山药、黄芪、乌贼骨各15克，白术9克，枸杞12克，石莲子、川续断各10克。

【用法】每日1剂，水煎2次，早晚分服。

【主治】月经先期量多、腹痛、气短、乏力、血红蛋白偏低者。

28. 章次公

二黄汤：温宫调经

【组成】吴茱萸5克，山茱萸、菟丝子、巴戟天、制香附、补骨脂、艾叶、台乌药各9克，阿胶珠15克，炙甘草3克。

【用法】每日1剂，水煎2次，早晚分服。

【主治】月经先期，少腹胀，经色淡如赤豆水，手足不温。

补肝益肾汤：益气养血，补益肝肾

【组成】阿胶、熟地、桑寄生、茯神各12克，党参、川续断各9克，当归、震灵丹（分两次吞服）、川芎各6克，五味子5克，炮姜炭3克。

【用法】每日1剂，水煎2次，早晚分服。

【主治】月经先期，量多色鲜，面容与脉呈虚象。

调经止血汤：补益肝肾，止血调经

【组成】熟地黄15克，益母草、仙鹤草、苎麻根、桑寄生各12克，生茜草9克，乌贼骨18克，川芎6克，红花5克。

【用法】每日1剂，水煎2次，早晚分服。

【主治】月经先期，淋漓半月，量多色鲜或紫，腰背酸软。

29. 郑惠芳

四物柏骨汤：清热凉血，健脾固涩，调经

【组成】生熟地各12克、炒白芍15克、当归6克、元参18克、黄柏6克、白术12克、五味子12克、生龙骨30克、地骨皮15克。

【用法】水煎服。

【主治】月经先期日久不愈属血热者。

30. 郑长松

经验方：健脾温肾，补气养血

【组成】生黄芪、熟地黄各30克，菟丝子20克，当归、白芍、党参、炒白术各15克，茯苓、川续断各12克，川芎、炒杜仲各10克，陈皮6克。

【用法】水煎服。

【主治】脾肾阳衰，气血俱虚，统摄闭崩失职之月经超前。

【加减】小腹冷痛者，加小茴香10克，肉桂3克，以助火驱寒。

第三节　月经后期

月经周期延后7日以上，甚至2～5个月一至者，称为月经后期，亦称经期错后、经行后期、经迟等。本病的发生不外虚实两端，虚者，或精血亏虚，冲任不足，血海不能按时满溢，经水因而后期，或肾阳亏虚，既可因阳虚生寒，血寒而经迟，又可因气化乏力，影响精血的化生，血海空虚而经行后期。实者，或寒邪侵入冲任，寒凝而血滞；或情志不遂，肝气郁结，气机不畅，气滞而血瘀；或痰湿、湿热客于冲任，阻滞胞脉，血行不利，以致月经周期延后。

临床主要证型为营血亏虚、肾阳不足、寒凝血瘀、肝郁气滞、痰湿阻滞、肝经湿热等。本病相当于西医的月经稀少，与排卵障碍、雌孕激素分泌不足及代谢紊乱有关。

治疗前和治疗中可选做妊娠试验、B超检查、基础体温及子宫内膜检查等。本病属实者，治疗易见效；属虚者，较难治。

一、西医治疗

1. 孕激素治疗

黄体酮1次/日，20毫克，肌内注射，连用3～5日；或安宫黄体酮，每日顿服10毫克，连服5～7日，停药后撤退性出血。

2. 人工周期治疗

己烯雌酚1毫克（或结合雌激素0.625毫克）于月经第5日开始，每晚一次口服，连服20日，至服药第16日，每日加用安宫黄体酮10毫克（或肌肉内注射黄体酮10毫克）5日，两药同时用完，用药后3～7日出血，于出血第5日重复用药，一般连续使用3个周期。

二、中医治疗

1. 营血亏虚

经行延后，经血量少，色淡红，质清，头晕眼花，心悸不眠，面色淡白或萎黄，舌淡红，少苔，脉细弱。

小营煎：补气生血，补冲调经

【组成】熟地20克、当归15克、枸杞20克、白芍20克、党参15克、炙甘草6克。

【用法】水煎服。

【加减】血虚兼有瘀血者，加丹参20克、赤芍12克；如经血点滴难出为气虚血滞之证，加黄芪20克、阿胶15克、路路通15克；脘腹胀满、大便溏者，去当归，加炒白术15克、陈皮12克、神曲12克；心悸不眠者，是心血不足之证，加龙眼肉15克、酸枣仁10克。

2. 肾精亏虚

经行延后，经血量少，色淡红，腰膝酸软，头晕耳鸣，舌淡，少苔，脉细。

左归丸加减：滋补肾阴，益精调经

【组成】熟地黄20克、山药20克、山茱萸10克、枸杞20克、菟丝子20克、川牛膝20克、鹿角胶10克、龟板胶10克。

【用法】水煎服。

【加减】经血量少者，加当归12克、白芍12克、女贞子20克、制首乌15克；腰膝酸软明显者，川牛膝易怀牛膝，加桑寄生20克、杜仲15克。

3. 肾阳不足

经行延后，经血量少，色淡红，质稀，小腹隐痛，喜温喜按，腰酸乏力，小便清长，大便溏薄，舌淡，苔白，脉沉迟无力。

归肾丸加减：**温肾助阳，养血调经**

【组成】菟丝子20克、阿胶15克、制附子10克、炒艾叶10克、熟地20克、山茱萸15克、白芍20克、当归15克、川芎12克、炙甘草6克。

【用法】水煎服。

【加减】经血量少者，加紫河车粉3克、补骨脂12克；经行腹痛者，加乌药10克、茴香10克；伴见脘腹冷痛，大便完谷不化者，为脾肾阳虚，加干姜5克、补骨脂10克。

4. 寒凝血瘀

经行延后，经血量少，色黯有块，小腹冷痛，得热痛减，或畏寒肢冷，舌质黯红，脉沉紧。

温经汤加减：**温经散寒，活血调经**

【组成】当归15克、川芎12克、白芍20克、肉桂6克、丹皮10克、莪术12克、党参15克、川牛膝15克、炙甘草6克。

【用法】水煎服。

【加减】小腹冷痛甚者，加小茴香10克、艾叶10克、玄胡12克；月经量少，经行不畅，时下血块者，为瘀阻胞脉，加鸡血藤20克、泽兰12克、益母草20克；月经量多去莪术、川牛膝，加炮姜10克、炒艾叶10克。

5. 肝郁气滞

经行延后、血行不畅，经血量少，色黯红有块，少腹胀痛，或乳房、胸肋胀痛，舌质正常或红，苔薄白，或黄脉弦。

加味乌药汤：**疏肝行气，和血调经**

【组成】乌药9克、香附12克、砂仁9克、当归12克、玄胡12克、川芎12克、炙甘草6克。

【用法】水煎服。

【加减】经行不畅，时下血块者，加益母草20克、丹参30克、泽兰15克；胸肋乳房胀痛明显者，加青皮10克、柴胡12克、白芍15克、郁金12克、王不留行30克；经血量多，色深红伴口苦，心烦者，加栀子12克、夏枯草12克、丹皮20克、茜草15克；经血量少，色黯红，伴小腹冷痛者，加桂枝12克、小茴香10克、吴茱萸6克。

6. 痰湿阻滞

经行延后，经量或多或少，色黯有块，质稠，形体肥胖，脘腹胀满，头目眩晕，带下清稀量多，舌淡，苔白腻，脉滑。

二陈汤合归芎汤：燥湿化痰，活血调经

【组成】半夏12克、茯苓15克、陈皮12克、香附15克、当归15克、川芎12克、生甘草6克。

【用法】水煎服。

【加减】带下量多者，加砂仁12克、车前子15克、桑螵蛸15克；体质肥胖，痰湿偏盛而苔厚腻者，加苍术10克、川朴12克、神曲12克；头目眩晕，加天麻10克、煅龙骨30克；兼胸闷恶心呕吐，加广藿香10克、砂仁9克。

7. 肝经湿热

经行延后，经量或多或少，色黯、小腹胀痛，口苦腻，胸闷食少，或伴白带质稠，色黄有臭味，小便短赤，舌红，苔黄腻，脉滑数。

龙胆泻肝汤加减：清肝除湿，调理冲任

【组成】龙胆草10克、黄芩12克、栀子10克、泽泻15克、木通10克、车前子10克、生地15克、当归10克、柴胡10克、生甘草6克。

【用法】水煎服。

【加减】带下甚有臭味者，为湿毒蕴结下焦，可加土茯苓30克、贯众15克、蛇舌草30克；胸闷食少者，为湿困脾胃，可加川朴15克、陈皮12克、白蔻仁10克。

三、中成药

1. 六味地黄丸

【主治】肾阴虚证。

【用法】每服6克，2次/日。

2. 河车大造丸

【主治】肾阴虚证。

【用法】每服6克，2次/日。

3. 四物合剂

【主治】血虚证。

【用法】每服10～15克，3次/日。

4. 乌鸡白凤丸

【主治】用于血虚证。

【用法】每服6克，2次/日。

5. 八珍益母丸

【主治】血虚证。

【用法】每服1丸，2次/日。

6. 艾附暖宫丸

【主治】虚寒证。

【用法】每服1丸，2次/日。

7. 少腹逐瘀胶囊

【主治】瘀证。

【用法】每服3粒，3次/日。

8. 逍遥丸

【主治】肝郁气滞证。

【用法】每服6克，2次/日。

四、名医验方

1. 班秀文

疏化调经汤：疏肝理气，活血化瘀

【组成】生地黄12克，当归、赤芍、香附、益母草各9克，桃仁、川芎各6克，柴胡5克，红花2克。

【用法】每日1剂，水煎2次，早晚分服。

【主治】用于肝气郁滞，血行不畅所致的月经后期，症见量少色红，经将行乳房及少腹胀痛，胀过于痛，按之不减，经净后则舒，平时腰酸，入寐不佳，苔薄白，舌边尖黑点，脉弦细。

2. 段富津

活血调经汤：活血祛瘀，调经止痛

【组成】生地黄、香附各20克，当归、赤芍、川芎、桃仁、红花、柴胡、紫苏、丹皮、炙甘草各15克，木香10克。

【用法】每日1剂，水煎2次，早晚分服。

【主治】适用于瘀血阻滞之月经后期，症见经来不爽，小腹胀痛，月经有块色暗，舌质暗或有瘀斑，脉弦。

益肾补血汤：补肾，养血，调经

【组成】熟地黄、淮山药各25克，制首乌30克，枸杞20克，当归、酒白芍、山茱萸、阿胶（烊化）、桑寄生、川续断、菟丝子、炙甘草各15克，川芎10克。

【用法】每日1剂，水煎2次，早晚分服。

【主治】适用于下元不足，血虚之月经不调，或一月二至，腰膝酸软，毛发焦枯，脱发，舌淡，脉缓无力。

健中调经汤：益气健脾，温中调经

【组成】煅牡蛎25克，香附20克，党参、焦白术、吴茱萸、乌贼骨、砂仁、紫苏、台乌药、法半夏、炙甘草各15克。

【用法】每日1剂，水煎2次，早晚分服。

【主治】用于月经后期，经来不爽，胃脘不适，嗳气吞酸，四肢不温，舌淡，脉虚弦。

3. 孔伯华

桑寄生赤豆汤：清滋和血，调中通络

【组成】桑寄生24克，荷梗20克，赤小豆18克，生滑石块15克，青竹茹、茵陈、生川牛膝、萆薢、玄胡、鸡血藤各12克，焦麦芽、代赭石、旋覆花、桑叶各9克，炒丹皮、川朴花各6克。

【用法】水煎服。

【主治】月经后期，症见经期错后，寒热皆畏，神疲乏力，舌苔白腻，脉弦滑数。

经后期汤：**清热利湿，行气调经**

【组成】石决明24克，旋覆花、代赭石、知母、黄柏、延胡索、台乌药、制香附、杜仲炭、鸡血藤、制乳香、制没药各9克，萆薢、滑石各12克，莲子心、牛膝各6克，桑寄生18克，鲜荷叶1角，莲藕30克。

【用法】水煎服。

【主治】月经后期，症见经来延期，经色晦暗，腰膝酸楚，脉弦而数。

4. 高仲山

行气温经汤：**行气，温通，止痛**

【组成】当归、丹参、香附各10克，艾叶、小茴香、木香、砂仁、陈皮、半夏各5克。

【用法】每日1剂，水煎2次，早晚分服。

【主治】用于气滞寒凝之月经后期，胸肋胀痛。

丹参通经汤：**养血调气，通经止痛**

【组成】瓦楞子15克，当归、丹参、香附、制半夏各10克，荜澄茄、青皮、陈皮、砂仁、台乌药各5克。

【用法】每日1剂，水煎2次，早晚分服。

【主治】用于气机阻滞，血行不畅，月经愆期，少腹作痛。

理气调经汤：**理气，行瘀，调经**

【组成】赤芍15克，当归、丹参、茺蔚子各10克，红花、陈皮、砂仁、延胡索各5克。

【用法】每日1剂，水煎2次，早晚分服。

【主治】用于瘀血凝结，月经延后，或三五月一至，少腹或胀或痛。

5. 何子淮

经验方：**燥湿利水，化痰调冲**

【组成】二陈汤，加生山楂，薏苡仁、平地木、泽泻、苍术、大腹皮、生姜皮各适量。

【用法】水煎服。

【主治】月经愆期，晨起有痰，带多色黄，舌苔薄腻，脉弦滑，多见于内分泌失调所致月经稀少，闭经、无排卵型月经，患者多肥胖不孕。

【加减】痰稠咳不畅者，加浮海石、天竺黄；带多者，酌加扁豆花、白鲜皮、川萆薢、鸡冠花；水走皮间、肢体水肿者，加肉桂、椒目。

【按】本证治疗较为棘手，一般经4～5个月治疗后，可望体重减轻，月经周期缩短，经量色泽也趋正常。

6. 韩百灵

益脾温肾汤：益气补血，温经

【组成】人参、白术、怀山药、巴戟天、菟丝子、当归各9克，甘草6克。

【用法】水煎服。

【主治】虚寒型月经错后，症见量少色淡，腹痛喜按，白带清稀，舌清苔白，脉沉迟弱。

【加减】白带多者，加益智仁、补骨脂。

加减生化汤：活血行气

【组成】川芎、当归、甘草、桃仁、茯苓、陈皮、木香。

【用法】水煎服。

【主治】由气血失调引起的月经后期，量少，色暗，有块，小腹胀痛，心烦不宁，产后恶露甚少，舌质紫暗，脉弦涩。

【加减】五志化火，肝失条达，疏泄失职，血行不畅，而致月经过少，月经后期，闭经等，临证酌加赤芍、香附、益母草以增强活血调经之力。经行腹痛，胀甚者，加乌药、元胡、木香以行气止痛。刺痛者，加蒲黄、红花、桃仁以增活血化瘀之效。瘀血阻于心之胞络而致脏躁者，加麦冬、大枣、莲子心以清心除烦；瘀血上扰神明而致不寐者，加生地、红花、远志、酸枣仁、丹参，少许麝香以活血通窍，宁心安神。产后气血，冲任失调，瘀阻胞脉而致产后恶露不下，产后腹痛者，加枳壳、元胡、怀牛膝、益母草以活血祛瘀，引血下行。

7. 哈荔田

经验方：养血调经，兼退蒸热

【组成】当归、丹参、赤芍、刘寄奴各12克，香附、苏木、怀牛膝、川茜草、茯苓各9克，鳖甲18克，青蒿12克，银柴胡6克，紫苏梗5克。

【用法】水煎服。

【主治】气滞血瘀，营阴亏损所致的月经后期，或五旬一至，或间月一行，量少有块，色紫，少腹胀痛，拒按。

益肾通滞汤：补益肝肾，疏郁通滞，安神养心

【组成】当归、川续断、丹参、刘寄奴各12克，桑寄生、女贞子、白芍、香附、茜草、炒酸枣仁、远志、夜交藤各9克，川芎6克。

【用法】每日1剂，水煎2次，早晚分服。

【主治】肝肾不足，气滞血瘀，冲任不调所致经期错后，色淡，量少，间有紫块，经前乳房作胀，小腹坠痛，腰膝酸软，头晕眼花，心悸少寐，纳谷不香，面色灰暗，神疲形瘦，舌质淡红，苔薄黄，脉沉细，略弦。

化瘀通经汤：行气活血，化瘀通经

【组成】当归、赤芍、刘寄奴、苏木各12克，茜草、泽兰、香附、川芎、炒枳壳各9克，台乌药6克。

【用法】每日1剂，水煎2次，早晚分服。

【主治】用于气滞血瘀，阻于经脉之月经后期，量少不畅，色紫黑，夹有血块，少腹作胀，疼痛拒按，兼有下肢窜痛，血块既下，诸痛遂减，舌淡红，脉弦紧。

8. 梁剑波

理血补肾调经汤：疏肝理血，补肾益精

【组成】赤芍、白芍、泽兰、益母草、鸡血藤、怀牛膝、刘寄奴、苏木、生蒲黄、女贞子、覆盆子、菟丝子、枸杞各10克。

【用法】水煎，月经第1日开始连服3～4剂。

【主治】月经不调，月经错后，或卵巢功能低下，不排卵者。

9. 刘奉五

瓜蒌汤：滋阴清热，宽胸和胃，活血调经

【组成】瓜蒌15克，石斛、生地黄、瞿麦、益母草、牛膝各12克，玄参、麦冬、车前子（包煎）各9克，马尾连6克。

【用法】水煎服。

【主治】由阴虚胃热引起的月经稀发后错或血涸经闭。症见自觉口干舌燥，心胸烦闷，甚者胸中发热，五心烦热，急躁多梦，脉弦滑，沉取无力或滑数。

经验方：**益肾养血，温经散寒**

【组成】淫羊藿、当归各9克，肉桂、木香各5克，半夏6克。

【用法】水煎服。

【主治】月经稀发，肾虚血亏，寒伤冲任。

经验方：**养血疏肝，活血调经**

【组成】当归、白芍、制香附、益母草各9克，川芎、柴胡各5克，桃仁、红花、泽兰各3克。

【用法】水煎服。

【主治】肝郁血虚，冲任失调之月经稀发，腹部空痛，有血块或膜样物排出。

经验方：**除湿化痰，活血调经**

【组成】二陈汤，加苍白术，柴胡、防风、羌活、川芎、藁本各适量。

【用法】水煎服。

【主治】脾湿痰阻、气滞血瘀所致月经稀发。

10. 李兴培

归艾老姜汤：活血通经，温阳散寒

【组成】当归30克、生艾叶15克、煨老姜15克、红糖60克（分两次先服）。

【用法】水煎每日1剂，分2次服，每次临用时，加红糖30克，搅拌后趁热饮服。月经后期，量少及痛经患者，宜在行经第1日始服药，每日1剂，连服4剂，服用数月，多数患者，可望痊愈。

【主治】气滞血瘀、寒湿凝滞所致的月经后期，月经过少，痛经、闭经。

11. 卢国治

经行后期一号方：健脾益气，养血安神

【组成】当归身、生黄芪各25克，土炒白术、大党参、茯苓、远志、阿胶（烊化）、制香附各10克，熟地黄、大白芍各13克，焦枣仁15克，广木香、生甘草5克，生姜3片，大枣3枚。

【用法】水煎服。

【主治】心脾两虚型，经行后期，症见体质瘦弱，面色苍白或萎黄，头晕目眩，心悸失眠，入睡多梦，食欲不振，腰腿酸痛，月经错后，量少色淡，舌淡苔灰薄，脉沉弦。

【加减】头晕、失眠甚者，加血丹参、珍珠母各16克，花龙骨20克；腰酸困痛者，去茯苓、广木香，加焦杜仲16克，川续断13克。

经行后期二号方：补肾健脾，益气生血

【组成】全当归、生黄芪、补骨脂、焦杜仲、核桃仁各16克，大党参、土炒白术各10克，煨干姜6克，吴茱萸、上肉桂各5克，小茴香8克，生甘草4克。

【用法】水煎服。

【主治】脾肾阳虚型经行后期，症见体质消瘦，神疲乏力，面色苍白或萎黄，手足不温，腰腿酸软，心悸气短，懒言，少腹空坠或腹痛喜按，经行后期，量少色淡或暗黑质稀，舌淡，苔白滑，脉沉细弱。

【加减】小腹寒盛冰冷者，加葫芦把、炮煨姜各8克；白带多者，加生牡蛎、乌贼骨各16克，生龙骨13克；大便稀溏、遗尿者，加益智仁16克、乌梅肉6克。

12. 王渭川

气血双虚后期方：补养气血，调益冲任

【组成】潞党参30克，生黄芪60克，鸡血藤18克，桑寄生、菟丝子、阿胶、鹿角胶各15克，炒北五味子12克，胎盘粉（冲服）、砂仁各6克，槟榔10克，益母草、覆盆子各24克。

【用法】水煎，每周6剂，连服2周。

【主治】气血两虚、冲任虚损所致月经后期量少。

肾虚宫寒后期方：补肾调经，温宫止痛

【组成】川续断60克，益母草30克，潞党参24克，桑寄生、菟丝子、茜草根各18克，当归、白芍、小茴香、艾叶、延胡索、炒川楝、山甲珠各10克，鸡血藤18克。

【用法】水煎服。

【主治】月经后期肾虚宫寒型。

13. 王潮宗

温经行滞汤：温经行滞

【组成】当归、白芍、丹皮、牛膝各15克，川芎、莪术、肉桂、炮姜、吴茱萸、炙甘草各10克，赤芍5克，细辛3克。

【用法】每日1剂，水煎2次，早晚分服。

【主治】经行后期量少色暗红，小腹痛、肢冷、头眩、脘闷、舌苔薄白，脉沉紧。

14. 许润三

补肾调经方：补肾，养血，调经

【组成】淫羊藿10克、仙茅10克、紫河车10克、山茱萸10克、女贞子20克、当归10克、白芍10克、香附10克。

【用法】水煎服。

【主治】肝肾亏虚所引起的月经后期、月经过少及闭经。

【加减】兼气虚者，加生黄芪、党参；兼气滞者，加柴胡、青皮；兼痰湿，加半夏、益母草等。

15. 夏桂成

益肾通经汤：补肾养血，活血通络

【组成】赤芍、白芍、川牛膝、川续断各10克，生茜草20克，茺蔚子15克，艾叶、柏子仁、泽兰叶、丹参、熟地、当归各9克。

【用法】水煎服。

【主治】子宫发育不良之月经后期量少，甚则闭经。

【加减】带下量少，加炙龟板、女贞子；腰酸，加桑寄生；子宫发育不良，加紫河车；白带增多呈鸡蛋清样，加五灵脂、红花以增强气血活动，促使排卵。

【按】本方系夏老创制的治疗月经延后，量少之习用方，经期服用使经量增多，恢复女性功能。另外，在补肾的前提下通经，亦能起到促排卵的效果。临床上采用益肾通经汤治疗经期延后、量少甚至闭经的患者，往往可使一部分患者恢复排卵功能。

16. 朱小南

固肾调经汤：固肾理气，调经养血

【组成】当归、白术、陈皮各6克，制香附、杜仲、熟地黄、狗脊、巴戟天、川续断各9克，枳壳5克。

【用法】每日1剂，水煎2次，早晚分服。

【主治】月经后期，或二月一至，体虚，头眩腰酸，神疲肢软，下瘀血多，兼有白带，舌淡，苔白。

17. 章次公

养血调经方：养血调经，消瘀散结

【组成】熟地黄18克，白芍、醋柴胡、泽兰叶、牡丹皮各9克，当归12克，川芎6克，桂枝5克。

【用法】每日1剂，水煎2次，早晚分服。

【主治】月经后期（内分泌失调型）

18. 曾绍裘

加味桂枝茯苓丸：活血化瘀，调理冲任

【组成】嫩桂枝6克、赤茯苓10克、白芍药10克、粉丹皮6克、桃仁泥9克、茜草根9克、海螵蛸9克、三七粉3克。

【主治】月经后期，闭经，倒经，产后恶露不绝，产后腹痛，癥瘕，子宫内膜炎，胎盘残留。胎死不下，子宫息肉，慢性输卵管炎，慢性盆腔炎等，凡属瘀阻者，皆可应用。

19. 郑惠芳

加味桂枝茯苓丸：温经散寒，活血利气，缓急止痛

【组成】桂枝9克、茯苓9克、桃仁9克、丹皮9克、白芍18克、甘草9克、川牛膝9克、生蒲黄9克、酒五灵脂12克、香附12克、元胡9克。

【用法】水煎服。于每次月经来潮之前服3~4剂，连服3个周期。

【主治】经期延后，行经时四肢清冷，小腿、腰腿部剧痛难忍者。

第四节　月经先后无定期

月经不按周期来潮，提前或延后 7 日以上，连续 2 个周期以上，称为月经先后无定期，亦称经水先后无定期、月经衍期、经乱等。本病的主要病机是气血不调，血海蓄溢失常，病因与肝郁、肾虚关系密切。情志抑郁致使肝气逆乱，或肝肾阴亏肝失所养而肝气郁结，肝的疏泄失司，时而疏泄不及，时而疏泄太过，气血不调，血海蓄溢失常，则月经先后无定期。肾主封藏，若素体禀赋不足或房劳伤肾，导致肾气亏虚，闭藏失职，冲任功能紊乱，血海蓄溢失常，以致月经周期错乱。肝气郁滞，每乘悔脾土，致脾运失常，气血生化不足，血海过期不满或脾失统摄，血溢妄行，遂成衍期。此外，不规则服避孕药也容易引起月经周期紊乱，在问诊中要注意询问。

临床主要证型为肝郁气滞、肾气亏损、气血虚弱、肝肾阴虚等，本病相当于西医的功能失调性子宫出血，治疗前应做妇科检查、内分泌激素和基础体温的测定。

一、西医治疗

黄体功能不足至黄体不健的治疗，可在黄体期补充孕酮，如在基础体温上升的第 2～3 日开始，口服安宫黄体酮，每次 4 毫克，2 次/日，连用 10 日。

卵泡发育障碍的治疗，可于月经第 5 日，每日口服 1 次己烯雌酚 0.25 毫克，连服 20～22 日为一个治疗周期。

卵泡发育成熟障碍的治疗，可于月经第5日开始予氯米芬，每日50毫克口服，连服5日。

二、中医治疗

1. 肝郁气滞

经期或前或后，经量或多或少，经行不畅，经前乳房胸肋、少腹胀痛，经来痛减，精神抑郁，时叹息，嗳气食少，舌质正常，苔薄白，脉弦。

逍遥散加减：疏肝解郁，养血调经

【组成】柴胡15克、当归12克、白芍12克、白术12克、茯苓12克、煨生姜6克、薄荷3克、炙甘草6克。

【用法】水煎服。

【加减】经行不畅，量少有块，酌加丹参20克、泽兰10克、红花10克、益母草20克；经来少腹胀痛甚者，加姜黄10克、川楝子10克、玄胡9克；若经来量多、色红者，为肝郁化热，去煨姜之辛温动血之品，加丹皮15克、栀子10克、地榆12克；若出现胃脘不适，嗳气明显者，是肝郁犯胃之证，加香附10克、佛手10克、砂仁10克、陈皮12克。

2. 肾气亏损

月经先后无定期，经量少，色清质清稀，腰膝酸软，头晕耳鸣，小便清长频数，或白带清稀、舌淡、苔白、脉细弱。

固阴煎加减：补肾益气，调理冲任

【组成】党参20克、山药30克、熟地20克、菟丝子15克、远志12克、山茱萸10克、杜仲10克、肉桂6克、制附子9克、五味子15克、炙甘草6克。

【用法】水煎服。

【加减】属青春期发育迟缓，经血不足，肾气不充。冲任失养，加肉苁蓉20克、鹿角胶15克、紫河车粉3克；白带清稀者，为肾阳虚之证，酌加金樱子15克、鹿角霜15克、芡实15克、苍术10克、薏苡仁24克；小便清长频数者，加益智仁、桑螵蛸10克；大便稀溏者，加炒白术15克、陈皮10

克、白扁豆20克、莲子15克。

3. 气血虚弱

月经先后无定期，经量或多或少，色淡红，质稀，面色无华，气短懒言，体倦乏力，食少便溏，舌淡，苔白，脉细弱。

参苓白术丸加减：补气养血，养血调经

【组成】党参15克、莲子15克、山药20克、薏苡仁30克、砂仁9克、白术12克、桔梗12克、白扁豆20克、茯苓15克、炙甘草6克。

【加减】经来量多色淡，为气不摄血之证，可加黄芪30克、炒艾叶10克、仙鹤草20克；月经量少者，加当归12克、白芍15克、阿胶15克；小腹下坠、少气懒言，为脾虚气陷之证，加黄芪30克、升麻6克、柴胡6克。

4. 肝肾阴虚

月经先后无定期，经量或多或少，色红质稠，手足心热，心烦失眠，耳鸣腰酸，舌红少苔，脉细。

六味地黄丸加减：滋补肝肾，养血调经

【组成】熟地30克、山药20克、山茱萸12克、当归12克、白芍15克、茯苓12克、丹皮12克、泽泻6克。

【加减】经来量多色深红者，加首乌20克、女贞子20克、墨旱莲15克、侧柏叶12克；手足心热甚者，加川柏10克、知母10克；腰酸甚者，加川续断15克、桑寄生15克；兼心烦失眠者，加五味子15克、酸枣仁12克；若出现头晕目胀，为阴虚阳亢之证，加钩藤15克、杭菊10克、生石决明30克。

三、中成药

1. 加味逍遥丸

【主治】肝郁血热。

【用法】每服6克，2次/日。

2. 五子衍宗丸

【主治】肾虚证。

【用法】每服6克，2次/日。

3. 金匮肾气丸

【主治】肾阳虚证。

【用法】每服6克，2次/日。

4. 右归丸

【主治】肾阳虚证。

【用法】每服9克，3次/日。

5. 补中益气丸

【主治】气虚证。

【用法】每服6克，每日2～3次。

6. 乌鸡白凤丸

【主治】血虚证。

【用法】每服6克，2次/日。

7. 人参养荣丸

【主治】气血虚证。

【用法】每服6克，2次/日。

8. 知柏地黄丸

【主治】肾阴虚证。

【用法】每服6克，2次/日。

四、名医验方

1. 蔡小荪

育阴调经方（四物调冲汤）：理气养血，调理冲任

【组成】炒当归10克、生地10克、川芎6克、白芍10克、制香附10克、怀牛膝10克、柴胡6克。

【用法】水煎服。

【主治】经行先后不定期，量时多时少。

【加减】经行前期，量少或偏多，经期延长者，属阴虚内热，加地骨皮、麦冬、熟女贞子、墨旱莲、桑寄生等；经量偏少，经行后期或小腹冷痛属寒凝气滞者，加艾叶、吴茱萸、桂枝、元胡；经行量多，色淡质稀，神疲体倦，气短懒言，四肢不温，面浮肢肿属脾虚失摄者，加生黄芪、炒党参、茯苓、山药、炒白术等；经行少腹刺痛或胀痛属热毒内蕴者，加红藤、败酱草；经闭不行者，加牛膝、泽兰叶。

2. 丁光迪

举经汤：扶脾调肝，举经止漏

【组成】鲜藕（打碎）250克，茯苓、白术、炒当归、炒白芍、藁本、白芷、荆芥炭、炒防风各10克，木香6克，柴胡5克。

【用法】水煎服。连服10剂。

【主治】月经不调，先后无定期，血量多，经期长，甚至经行错乱，前经期刚净，后期又至，漏无宁日。

【加减】腰酸坠痛，为督脉虚损，加羌活、独活各5克，川续断10克；经崩血多，为气虚下陷，不能摄血，加白芷、防风各5克，黄芪10克；血色鲜红，去黄芪，加蒲黄炭10克；初时血多紫块，为气虚血瘀，加红花、炮姜各5克；腹痛，加芍药、茴香各5克；白带多，经色淡，为气虚湿胜，加白芷、藁本各5克；带多如水者，再加白龙骨、赤石脂各10克，亦可加苍术10克（有伏龙肝最佳，用250克，煎汤代水）。

3. 高咏江

补肾固冲汤：补肾固冲

【组成】仙茅、淫羊藿、山茱萸、菟丝子、沙苑子、杜仲炭、当归、白芍、阿胶珠、茜草各10克，艾叶5克，甘草4克。

【用法】水煎服。

【主治】放置宫内节育器后经期紊乱。

4. 哈荔田

平肝除热汤：滋阴补肾，平肝清热，养血安神

【组成】玄参、钩藤、夜交藤各12克，白芍、麦冬、女贞子、生地黄、白蒺藜、桑椹、黑芝麻、炒酸枣仁、茯苓各9克，台乌药6克，延胡索5克。

【用法】水煎服。

【主治】久郁不释，肝郁化热，下没肾水，致冲任匮乏，久患月经不调，症见经期或先或后或先后无定期，量少色红，有血块，经前小腹胀痛，腹胀便干，小便黄短，带下黄白，黏稠气秽，舌边尖红，苔薄黄，脉弦细数。

【加减】另取蛇床子9克，黄柏6克，吴茱萸3克，纱布包，开水冲泡，先熏后浴。

5. 何子淮

益气调冲汤：益气调冲

【组成】炒党参、炙黄芪、炙甘草、升麻炭、焦白术、炒白芍、远志炭、松花炭、鹿衔草、肉果炭、赤石脂、补骨脂各适量。

【用法】水煎服。

【主治】经行先后无定期，量多或少，色淡、淋漓难净，甚至断后3~5日复见少许，或量多如崩，面色不华，气短自汗，下腹作坠，胃呆、舌淡、脉细软。

【加减】如量多似崩，可加用独参汤以益气摄血。

6. 郝丽莉、赵文静

香附调经汤：补血益气

【组成】当归、香附、生地黄、白芍各25克，川芎15克，郁金10克。

【用法】水煎服。

【主治】月经先后无定期。

半夏吴萸汤：养血温经，固冲止带

【组成】法半夏15克，吴茱萸、当归、麦冬、干姜、茯苓、桔梗、木香、防风、丹皮、甘草各10克，桂枝、细辛各5克，生姜3片，大枣2枚。

【用法】水煎服。

【主治】冲任不调，月经愆期，先后无定，或崩漏不止，赤白带下，小腹急痛，每至经期即发头痛眩晕，饮食减少，气满心怯，形体消瘦，面色不泽，舌暗苔腻，脉沉涩。

调经种玉汤：疏肝行气，和血养血，温经种子

【组成】熟地黄、香附各20克，吴茱萸、当归、川芎各10克，艾叶、肉桂各5克，生姜3～5片。

【用法】水煎服，月经第1日开始，连服20剂。

【主治】七情所伤，经无定期，乳胀腹痛、不孕。

7. 钱伯煊

健脾补肾通经汤：健脾疏肝，益肾化瘀，止血

【组成】生牡蛎30克，生地黄、贯众各15克，旋覆花、昆布、白芍、淮山药、茯苓、党参各12克，佛手6克。

【用法】每日1剂，水煎2次，早晚分服。

【主治】脾气虚弱，肝气横逆，肾阴虚亏所致月经先后无定期，症见经量多，色黑红夹有白带，且有血块，经期少腹胀痛，带下多，色黄气秽臭，大便干结，苔薄黄腻，中剥边尖刺，脉细软。

【加减】如经行量多，早晚各，加服三七末各1.5克，温开水送服。

疏肝调经饮：疏肝益肾，温经化瘀

【组成】熟地黄、当归、川续断、鸡血藤各12克，桃仁、赤芍、白芍各9克，制香附、川芎、生蒲黄各6克，肉桂3克。

【用法】每日1剂，水煎2次，早晚分服。

【主治】肝气上逆，肾阳虚，寒瘀凝滞所致月经后期，症见量少色暗，经期少腹寒痛，头晕耳鸣，少寐、苔薄白，舌边有齿痕，脉沉细。

8. 王渭川

一号调经丸方：补虚调经

【组成】党参15克、白术12克、香附12克、当归9克、桑寄生15克、巴戟天6克、菟丝子15克、台乌药6克、川芎6克、益母草24克、艾叶9克、小茴香3克、紫河车粉12克。

【用法】上药共研细末，炼蜜为丸，此为一周量。

【主治】月经紊乱，属虚证者。

二号调经丸方：活血化瘀调经

【组成】丹参9克、白芍9克、白术15克、茯苓12克、当归9克、姜黄

9克、桃仁9克、香附12克、红泽兰15克、益母草12克、柴胡6克。

【用法】上药共研细末，炼蜜为丸，此为一周量。

【主治】月经紊乱，属实证者。

一号调经合剂（益黄八珍散改水剂）：补益气血，祛瘀调经

【组成】党参24克、白术9克、茯苓12克、当归9克、生地12克、赤芍9克、川芎6克、益母草30克、土鳖虫9克、炒蒲黄9克、鸡血藤18克。

【用法】水煎服。

【主治】月经先期、月经后期、月经先后无定期。漏下色淡有块，痛经，属气血两虚挟瘀者。

9. 朱承汉

疏肝调经汤：疏肝理气，通络调经

【组成】炙柴胡、炒赤芍、川郁金、制香附、制乳香、全当归、炒川芎、失笑散各适量。

【用法】水煎服。

【主治】肝失调达型之月经先后无定期，经量少而色暗，兼有行经时乳房胀痛，胸肋不舒，小腹两侧隐痛，舌质淡红，苔薄腻，脉弦。

【加减】若经量正常，小腹略胀，为肝郁脾虚，可用逍遥散煎丸并用，调肝健脾；若月经先期量多色红紫，心烦易怒，脉弦数者，属肝郁化火（热），热扰血海，宜用丹栀逍遥散以解郁泻火。

10. 朱小南

定期汤：理气解郁，扶脾养血

【组成】当归、制香附、合欢皮、丹参、巴戟天、秦艽各9克，白芍、郁金、焦白术、广防己各6克，川芎、枳壳各5克。

【用法】每日1剂，水煎2次，早晚分服。

【主治】肝郁脾虚，气血不调型之月经先后无定期，胸闷腹胀，纳谷不香，周身骨节酸楚，苔薄白，脉虚细弦。

第五节　月经过多

月经量较平常明显增多，而周期基本正常者，称为月经过多。本病的发生与虚、热、瘀关系密切。因虚者，或素体中气不足，或劳倦伤脾，或久病伤脾，以致脾胃气虚，冲任不固，血失统摄，则经血量多。因热者，有实热与虚热之别。实热为患，多系素体阳盛；或肝郁化火；或因服温补之药，过食辛燥之品；或外感热邪，以致血分蕴热，血热妄行，而月经量多。虚热为患，或素体阴虚，或失血伤阴，阴虚内热，热扰冲任，迫血妄行，则经血量多。因瘀者，每由肝郁气滞而致血瘀，瘀阻冲任，血不归经，以致经血量多。

临床常见证型为脾胃气虚，气阴两虚，阴虚血热，热扰冲任，血瘀胞宫等。本病相当于西医的功能失调性子宫出血，或子宫肌瘤、盆腔炎、子宫内膜异位症、宫内节育器引起的月经过多。

治疗前进行妇科检查、实验室检查、血常规和基础体温测定、卵巢功能测定、子宫内膜病理检查等。治疗时经期以治标摄血为主，经后以治本为主，消除引起月经量多的病因。

一、西医治疗

1. 激素止血

（1）丙酸睾丸酮：每日25毫克，肌内注射，连用3日。若出血量多，可每日注射50毫克，对抗雌激素。

（2）甲基睾丸素：每次5毫克，2次/日，含舌下或口服，自月经周期第10～20日开始，连用10日。

2. 止血剂

（1）氨甲环酸：每次0.25～0.5克，溶于25％葡萄糖注射液20毫升中，静脉注射；或口服，每次0.25克，3次／日。

（2）酚磺乙胺：每次1克，静注或肌肉注射。

（3）卡巴克洛：每次5毫克，3次／日，口服。

（4）维生素K：每次4毫克，3次／日，口服。

3. 手术治疗

年龄超过40岁、无生育要求，合并较严重贫血时，可考虑手术切除子宫，或行宫腔镜下子宫内膜切除。

二、中医治疗

1. 脾胃气虚

经行量多，色淡红，质清稀，面色㿠白，气短懒言，神疲乏力，舌淡红，苔薄白，脉细弱。

举元煎：补气固冲，摄血调经

【组成】红参10克、炙黄芪30克、当归6克、升麻6克、白术12克、阿胶12克、炒艾叶10克、炮姜12克、炙甘草6克。

【用法】水煎服。

【加减】值经期经血量多，或伴经期延长者，加炒茜草10克，乌贼骨15克；夹瘀而经血有块者，加三七粉3克，益母草10克，炒蒲黄10克；兼少腹冷痛者，加乌药10克，小茴香9克；食少便溏者，加炒山楂15克，陈皮12克，白蔻仁9克。

2. 气阴两虚

经血量多，色红，体倦乏力，气短懒言，口燥咽干，舌干红，少苔，脉细弱。

举元煎合二至丸：益气养阴，养血调经

【组成】太子参20克、黄芪30克、当归12克、升麻6克、白术12克、女贞子15克、墨旱莲15克、枸杞15克、五味子15克、炙甘草6克。

【加减】经血量多不止，加乌梅10克、山茱萸12克；烦热汗出、舌红少苔，为阴虚较甚之证，加麦冬15克、知母10克；体倦乏力、汗多，为气虚较甚之证，太子参易生晒参10克，加麦冬12克、山茱萸12克。

3. 阴虚血热

经血量多，色鲜红，质稠，颧红潮热，咽干口燥，心烦不眠，舌质红，少苔或无苔，脉细数。

两地汤合二至丸：滋阴清热，止血固冲

【组成】生地炭20克、地骨皮10克、麦冬15克、元参12克、白芍12克、阿胶12克、女贞子15克、墨旱莲15克。

【加减】经血量多者，加丹皮10克、大蓟12克、炒茜草12克；咽干口燥者，加石斛15克、玉竹15克；心烦不眠者，加枣仁15克、五味子12克。

4. 热扰冲任

经血量多，色鲜红或深红，质稠粘或有小血块；心烦口渴、大便干结、小便黄赤，或有灼热感，舌红、苔黄、脉滑数。

保阴煎加减：清热凉血，止血调经

【组成】生地炭20克、熟地黄20克、白芍12克、黄芩12克、川柏12克、川续断15克、山药20克、生甘草6克、丹皮12克、栀子10克、地榆15克、槐花10克、炒荆芥10克。

【用法】水煎服。

【加减】经血有块者，加丹参15克、炒茜草10克；口燥咽干甚者，加南沙参15克、天花粉12克、玄参15克；大便秘结者，加火麻子仁20克、柏子仁12克、川朴10克。

5. 血瘀胞宫

经血量多，经色紫黑、有块；经行腹痛，血块排出后其痛减轻，舌质紫黯，或有瘀点，脉沉涩或弦。

失笑散加减：活血化瘀，止血调经

【组成】炒蒲黄10克、五灵脂9克、益母草20克、炒茜草10克、当归12克、川芎10克、生甘草6克。

【用法】水煎服。

【加减】经血量多者，加三七粉3克、血余炭15克；月经血块较多者，加泽兰12克、丹参15克、山楂12克；少腹胀痛，加香附12克、乌药10克。

三、中成药

1. 补中益气丸

【主治】气虚证。

【用法】每服6克，每日2～3次。

2. 人参归脾丸

【主治】气虚证。

【用法】每服1丸，2次/日。

3. 云南白药胶囊

【主治】血瘀。

【用法】每服0.25～0.5克，3次/日。

4. 宫血宁

【主治】血热证。

【用法】每服1～2粒，3次/日。

5. 荷叶丸

【主治】血热证。

【用法】每服1丸，每日2～3次。

6. 女金丹

【主治】血瘀证。

【用法】每服5克，2次/日。

四、名医验方

1. 陈丹华

四草汤：清热化瘀，调经止血

【组成】马鞭草、鹿含草、茜草、益母草。

【用法】水煎服。

【主治】妇科出血病症：如月经量多，崩漏、经断复来，人工流产或产后恶露不绝，属血热或瘀热型者。

2. 丁光迪

举经汤：扶脾调肝，举经止漏

【组成】炒防风10克、荆芥炭10克、白芷10克、藁本19克、柴胡5克、炒白芍10克、炙甘草5克、炒当归10克、白术10克、茯苓10克、木香6克、鲜藕（打碎）250克。

【用法】先用煎剂，一般5剂左右见效，连服10剂收功，如见效而不全止者，服至经净为期，下一次经潮5日后，不问经血如何，再服5～10剂，第3个月一般即可恢复正常周期，在第2个月，经行调正以后，将上药10剂，研成粗末，分成20包，分别在第3和第4个月经前半月连续煎服10日，5剂分成10日服，以资巩固。

【主治】月经不调，或先或后，经血量多，经期延长逾10日，或半月不止者，甚至经信错乱，前期刚净，后期又至，漏无宁日，一般无腹痛，无显著病灶，但有腰酸下坠感，妇科或有病变，如重度宫颈糜烂，子宫息肉，肌瘤，均可相机应用。

【加减】兼腰酸坠痛，为督脉虚损，加羌活、独活各5克，川续断10克；经崩血多，为气虚下陷，不能摄血，加白芷、防风各5克，黄芪10克；血色鲜红，去黄芪，加蒲黄炭10克；初时血多为块，为气虚血瘀，加红花、炮姜各5克；见腹痛者，加白芍5克、茴香5克；兼白带多，经色淡，为气虚湿胜，加白芷、藁本各5克；带多如水者，再加白龙骨、赤石脂各10克，亦可加苍术10克（有伏龙肝最佳，用250克煎汤代水）。

3. 哈荔田

降火固经汤：滋阴清热，养血固经

【组成】当归15克，生侧柏叶12克，青蒿、阿胶（烊化）、丹参、棕榈炭、地骨皮、生地各9克，香附、炙甘草各6克，延胡索5克。

【用法】水煎服。

【主治】肝肾阴虚，相火妄动的月经量多，色红有块，伴见腰腹胀痛，口干不喜饮，舌红少苔，脉弦数。

益气固脉汤：健脾益肾，固脉调经

【组成】党参、黄芪、桑寄生、川续断各12克，陈皮、五味子各6克，炒白术、炒杜仲、乌贼骨、生侧柏、刘寄奴、丹参各9克。

【用法】水煎服。

【主治】脾肾两虚，带脉失约的月经量多，色淡红无血块，伴有气短心慌，倦怠无力，腰背酸楚，舌淡红，脉弦数。

【加减】经净后用蛇床子9克、黄柏6克、吴茱萸3克，纱布包，开水冲泡，坐浴，2次/日。

固肾止崩汤：益气固肾，摄精止崩

【组成】党参、炙黄芪各15克，山茱萸、炒杜仲、炒地榆、桑寄生各12克，阿胶（烊化）、炒白芍、棕榈炭、乌贼骨、益母草、鹿角霜各9克，艾叶炭6克。

【用法】每日1剂，水煎2次，早晚分服。

【主治】脾肾血随气陷，冲任不固，带脉失约的月经量多，行经日久，淋漓不止，清稀如水，小腹空坠，腰酸膝软，时或头晕，怔忡气短，神疲嗜睡，面色萎黄虚浮，下肢水肿厥冷，舌质淡，苔薄白，脉沉细无力。

4. 韩百灵

鹿茸丸：温阳扶脾，固冲止血

【组成】赤石脂、禹余粮各50克，艾叶炭、侧柏炭、龙骨、杜仲各25克，熟地、川续断、山药、巴戟天各20克，当归15克，鹿茸、附子各5克。

【用法】共为细末，炼蜜为丸，每服15克。

【主治】月经淋漓不断，大下或过多，血色淡，质稀味腥臭，腹中冷痛，喜温喜按，四肢冰凉，尿频、白带多，大便溏薄，面浮肢肿，面色晦暗，舌质淡润，脉沉弱或虚缓。

5. 何子淮

血见愁合剂：清热凉血，调经

【组成】血见愁24克、炒白芍10克、生地12克、墨旱莲15克、仙鹤草20克、茜草炭9克、鹿含草15克、乌贼骨12克、炙黄芪12克、炙甘草5克。

【用法】上药3剂水煎，浓缩至250毫升，分2日服，每日服3次，每次服40毫升。

【主治】月经过多之气虚血热型。

6. 孔伯华

生龙牡汤：滋阴摄血，泄热调经

【组成】生牡蛎24克，赤小豆18克，生龙齿10克，桑寄生、珍珠母各30克，生鳖甲、盐知母、盐黄柏、杜仲炭（盐水炒）、芡实、血余炭、台乌药各9克，地骨皮、盐橘核、萆薢各12克，炒丹皮5克，干藕节7枚。

【用法】水煎服。

【主治】月经过多，症见经水过多，止而后下，口渴喜饮，腰酸痛，脉细数。

7. 李培生

温涩固宫汤：养血和血，调经止痛，暖胞安胎

【组成】乌贼骨12克，当归、熟地黄、白芍、阿胶、茜草根各10克，川芎、艾叶、血余炭各6克。

【用法】水煎，日服3次。

【主治】冲任脉虚，寒邪凝滞，少腹疼痛，月经过多，或妊娠下血，胎动不安或产后下血，淋漓不断者。

【加减】腹痛明显者，加砂仁、香附、延胡索；腹不痛者，去川芎；血下多者，宜当归减量，加地榆炭、棕榈炭；气虚明显或少腹下坠者，加党参、黄芪；心悸者，加茯神、炒柏子仁；腰酸腰痛者，加杜仲、川续断、桑寄生；肢冷明显者，加炮姜炭、炙甘草。

【按】本方治月经过多、崩漏、先兆流产和功血之属于虚寒者，疗效显著，血热则不宜，服药期间，远房事，戒恼怒，饮食清淡，忌烟、酒和辛辣刺激食物。

8. 李聪甫

芪胶汤：滋肝养营，凉血摄任

【组成】生黄芪16克，酒炒生地黄12克，醋炒白芍、当归、酸枣仁、阿胶、龙眼肉各10克，山茱萸、蒲黄炭各7克，炙甘草3克。

【用法】水煎服。

【主治】经行如崩，身发寒战，头晕目眩，怔忡心烦、面目水肿，耳内作痛，面呈戚容，口渴舌干，小便黄赤，舌红苔白，脉弦数。

9. 李育福

宫血安冲汤：益气摄血，养阴清热，酸收敛阴

【组成】西党参、川续断各15克，炙黄芪12克，白芍、女贞子各10克，山楂、乌梅、墨旱莲各8克，甘草5克。

【用法】水煎服。经前5日开始服用，每个月经周期服5日为1个疗程。

【主治】月经过多，经量超过100毫升，连续出现2个月经周期以上者，或经期延长者，行经时间超过7日以上，但少于2周者。

10. 罗元恺

温胆涩血汤：温阳益气，养血涩血

【组成】党参、何首乌、山稔根各30克，白术18克，炙甘草、附子各6克，炮姜5克。

【用法】水煎服。

【主治】绝经期月经过多，症见月经量多，腹坠痛，肢冷自汗，面色苍黄晦滞，面部布满黯斑，唇色淡暗，舌淡白胖嫩有齿痕，脉沉微弱。

11. 刘洪祥

二地芩芍汤：滋养肾阴，清泻肝火，凉血固冲

【组成】生地黄30克，生地榆30～40克，生白芍15～30克，黄芩12～20克。

【用法】水煎服。

【主治】经血量多，血崩如注，功能性子宫出血，由肾阴不足，肝火偏盛而发者。

【加减】失血过多，可见脾虚症状，或有惊悸失眠，心脾两虚者，加党参、茯苓、生龙骨等；兼有瘀滞者，加生山楂、生白芍；水亏火旺者，再加知母、黄柏；肝郁气盛者，加青皮、生牡蛎。此外，还有清热止血，利

尿通淋的石韦；固下止血，通淋散结的卷柏；补肾益阴，凉血止血的墨旱莲；止血兼能化瘀的茜草根；凉血止血的仙鹤草、侧柏叶；收敛止血的白及、乌贼骨，均可随症加入。

12. 刘奉五

芩连四物汤：清热燥湿，凉血固冲

【组成】黄芩9克、马尾连9克（或黄连末3克）、生地黄9～15克、白芍9～15克、当归9克、川芎4.5克。

【用法】水煎服。

【主治】血热所致月经量多。

【加减】阴虚明显者，加玄参、麦冬、墨旱莲；寒湿明显者，加柴胡、荆芥穗；肾虚明显者，加川续断、菟丝子、熟地黄、石莲；血热较重，出血多（或不规则）者，去当归、川芎，加地骨皮、青蒿、椿根皮、乌贼骨、生牡蛎；出血不止者，加侧柏炭、贯众炭、阿胶；头晕、头痛，肝旺明显者，加太子参、山药、莲子肉、白术；湿热下注者，加瞿麦、车前子、木通；气滞疼痛明显者，加川楝子、元胡、五灵脂、香附。

13. 裘笑梅

三黄忍冬藤汤：清热凉血

【组成】黄连4.5克、黄芩9克、黄柏9克、忍冬藤15克、贯众12克。

【用法】水煎服。

【主治】血热所致月经先期，量多或崩漏。

14. 施今墨

健脾调肝汤：益气健脾，调肝固冲

【组成】杜仲炭、川续断、生龙齿、生牡蛎、谷麦芽、沙苑子、白芍（醋炒）各10克，山茱萸炭、白茅根炭各15克，荆芥穗、生地黄、熟地黄、厚朴花、玫瑰花、炒莱菔子、炒莱菔英、炒远志、酒黄芩、党参各6克，炒仙鹤草12克，砂仁5克，升麻、酒黄连各3克。

【主治】月经过多，经期延长，淋漓不止，头晕目眩，心悸气短，胸脘闷胀，饮食不香，神疲腰酸，舌苔薄白，脉沉细有力。

【加减】症状改善后，每日早晚各服人参归脾丸1丸，夜晚服玉液金丹

1丸，共服30日。

十炭温宫汤：升阳补中，固涩止血

【组成】山茱萸炭18克，生地黄炭、熟地黄炭各15克，党参、艾叶炭、川续断、杜仲、赤石脂、血余炭、鹿角胶、阿胶各10克，苍术炭、白术炭各6克，升麻、荆芥穗、五味子、五倍子、厚朴各5克，干姜炭、炙甘草各3克。

【用法】水煎服。

【主治】月经过多（子宫黏膜下肌瘤）淋漓不断，时多时少，日无间断，血色紫黑有块，数年不愈，腰膝酸软，少腹坠痛，头晕气短，倦怠无力，舌淡有齿痕，脉沉迟而弱。

【加减】以仙鹤草、红鸡冠花炭各60克，伏龙肝90克，荷叶30克，煮汤澄清代水煎药，血止后，早服定坤丸1丸，晚服玉液金丹1丸，以善后。

15. 王潮宗

除秽止血汤：止血除秽

【组成】十炭散、当归各20克，沉香、半夏、三七、枳壳各15克，乌药10克，龙齿30克，黄芪50克，白芍40克。

【主治】月经过多，子宫内膜增生症。

16. 夏桂成

加味失笑散：活血化瘀止血

【组成】益母草、茯苓各15克，炒当归、赤芍、五灵脂、川续断、山楂各10克，制香附9克，蒲黄（包煎）艾叶、炒枳壳各6克。

【用法】水煎，每日1剂，分早晚2次服。

【主治】经行量多，陈旧性出血，色紫黑，有较大血块，小腹疼痛，血块排出后疼痛减轻，出血减少，胸闷烦躁，舌质紫暗，或有瘀点，脉细涩。

【加减】小腹作痛明显者，加延胡索10克，制乳香、制没药各6克；大便泄泻者，去当归、炒枳壳，加白术、神曲、丹参各10克。

化瘀止血汤：化瘀通脉，固经止血

【组成】益母草15克，当归12克，赤芍、制香附、山楂、茜草炭、炒川续断、五灵脂、蒲黄各10克。

【用法】水煎服。

【加减】夹寒者，加肉桂3克、艾叶6克；夹热者，加马鞭草15～30克，黑山栀、丹皮各10克；肾虚者，加川续断、桑寄生各10克；气虚者，加党参、黄芪各15克；肝火旺者，加丹皮10克，鹿含草15～30克，钩藤10～15克；腹胀便溏者，加炒白术10克，煨木香6克；出血时间长者，加小蓟、花蕊石、大蓟各10克；子宫内膜异位症者，加紫草、蜀羊泉各10克。

经验方

【主治】月经过多，以血瘀证多见，且绝大部分血瘀与肾虚有关。其次是血热，与肾阴虚有关，即阴虚血热。最后是气虚，子宫无力固藏而出血过多，治疗上予以止血为急治。

①偏于血瘀型出血的，即服三七粉，云南白药，震灵丹等，选用加味失笑散，可加大小蓟、血竭、花蕊石、景天三七、虎杖、琥珀等1～3味。

②偏于血热型出血者，服血安、固经丸、十灰丸等。可加地榆、槐花、紫珠草、仙鹤草、贯众炭、莲房炭等1～3味。

③偏于气虚型出血者，可选用归脾汤，加阿胶珠、艾叶炭、赤石脂、炮黑姜、煅龙牡等1～3味。在止血的同时要结合补肾治疗。

17. 肖承棕

生脉散合四草龙牡汤：益气敛阴，摄血止血

【组成】太子参30克、麦冬15克、五味子12克，煅龙骨、牡蛎（先煎）各30克，仙鹤草15克、益母草15克、墨旱莲15克、鹿衔草15克。

【用法】水煎服。

【主治】崩漏出血量多或出血时间长，阴血丢失严重，气阴两伤需止血者。

18. 姚寅晨

益气清营固冲汤：益气清营，固冲止血

【组成】炙黄芪、重楼各30克，太子参、生地黄、乌贼骨、贯众炭各15克，黄芩12克。

【用法】先将药物用冷水浸泡1小时，浸透后煎煮，首煎沸后文火再煎30分钟，二煎沸后文火再煎30分钟，两次煎液合并混匀，分2次早晚空腹温服，每日1剂。

【主治】月经过多，崩漏、胎漏、经间期出血，人工流产或产后恶露不绝等属气阴两虚，营热扰冲者。症见面色少华，头晕乏力，腰脊酸软，心烦口干，舌偏红，苔薄中剥，脉细数。

【加减】夹瘀者，加煅花蕊石15克、参三七5克；气虚较著者，用潞党参换太子参，加焦白术、炙升麻；阴虚较甚者，配合二至丸、陈阿胶；胎漏者，加苎麻根、桑寄生、菟丝子。

【按】本方是姚老治疗气阴两虚，营热扰冲之妇科血证的经验方。治疗月经过多患者110例，有效率为88.9%；治疗产后恶露不绝56例，有效率为84.5%。

19. 杨家林

生脉二至乌茜汤：益气养阴，清热凉血，化瘀止血

【组成】党参30克、麦冬15克、五味子10克、女贞子15克、益母草15克、墨旱莲15克、茜草12克、乌贼骨24克、生地12克、地骨皮15克、炒贯众30克、炒槐花12克。

【用法】水煎服。

【主治】月经过多，经期延长，崩漏等。

20. 张良英

止崩汤：补气摄血

【组成】炙黄芪30克，阿胶（烊化）、熟地黄各20克，党参、怀山药、白芍、炒贯众、川续断、益母草各15克，白术、赤石脂各10克，升麻8克，甘草5克。

【用法】水煎服。

【主治】经期出血量多。

【加减】热象明显者，加小蓟15克、茜草10克；血瘀明显者，去赤石脂，加炒蒲黄10克。

止带方：养阴清热除湿，凉血化瘀调经

【组成】生地黄20克，败酱草、炒黄柏、车前子、赤芍各12克，丹皮、苍术各10克，没药8克，甘草5克。

【用法】水煎，月经净后服用。

【主治】湿热蕴结，热扰冲任，冲任不固而致月经过多。

消瘤方：健脾除湿化痰，行气活血消瘕

【组成】桂枝、茯苓、丹参各15克，浙贝母、荔枝核各12克，鸡内金、枳壳、橘核各10克，甘草5克。

【用法】水煎，月经后服用。

【主治】由于痰湿停滞，阻碍血行，痰瘀互结，日久成瘕，而致月经过多。

自拟三棱丸：行气活血，散结消瘕

三棱10克、莪术10克、当归15克、枳壳10克、川芎10克、橘核12克、桂枝15克、茯苓15克、甘草5克。

【用法】水煎，月经后服用。

【主治】气滞血瘀，瘀阻冲任，胞脉，而致月经过多者。

21．朱小南

清热调经汤：调经清热

【组成】生地黄、地骨皮各12克，蒲黄炒、炒阿胶、仙鹤草、荆芥炭、盐水炒黄柏、青蒿、墨旱莲各9克，赤芍、丹皮、白术、茯苓各6克。

【用法】在经期内用，每日1剂，水煎2次，早晚分服。

【主治】月经过多（冲任伏热型）。症见2个月前经水初潮，每次经量频多，甚侧口鼻流出鲜血，内热心烦，急躁易怒，舌苔薄黄，脉滑数。

第六节　月经过少

　　月经周期基本正常，而经量明显减少，或经行时间缩短至1～2日，甚者，点滴即止，称为月经过少，亦称经水涩少、经少等，此病常伴有月经延后，亦是闭经的前驱症状，应加以重视，月经过少的病机有虚实之分。虚者，多因营血亏虚，肾精不足，致使冲任不充，血海不盛，经行而量少。实者，多因寒邪客于冲任，或肝郁气滞，或痰湿阻于胞脉，致使冲任受阻，经行不畅，经来而量少。临床以虚证为多，实证以寒凝气滞为主。

　　临床常见证型为营血亏虚，肾精亏虚，寒凝血瘀，肝郁气滞，痰湿阻滞等。本病可见于西医的子宫发育不良，性腺功能低下，雌激素分泌不足，子宫内膜增生不充分。内膜过薄以及反复流产术后内膜损伤，或人流术后宫颈、宫腔部分粘连，或宫内膜结核等所致。治疗前进行常规妇科检查，并进行B超检查，扩探宫腔了解有无宫颈或宫腔粘连，宫内膜活检排除宫内膜结核，必要时作CT、磁共振、蝶鞍摄片，排除垂体肿瘤，催乳激素检查，排除高催乳素血症，治疗该病短期难以见效，医者和患者均要有恒心，平时治疗以辨证为主，经前，经期在辨证基础上，加活血之品。

一、西药治疗

　　子宫发育不良、性腺功能低下的治疗，可用小剂量人工周期治疗。己烯雌酚0.25毫克（或结合雌激素0.3毫克）于月经第5日开始，每晚顿服，连服20日，至服药第16日，每日加用安宫黄体酮10毫克，连用5日，两药同时用完，停药后2～7日月经来潮，于月经第5日开始下一周期治疗，一般连续治疗3个周期。

结核性子宫内膜炎，采取抗结核治疗。

宫腔部分粘连的治疗方法为，分离粘连后施以小剂量人工周期疗法。

二、中药治疗

1. 营血亏虚

经来量少，或点滴而净，色淡，质稀薄，面色萎黄，头晕眼花，气短无力，心悸怔忡，皮肤不泽，舌质淡红，苔薄白，脉细弱。

滋血汤加减：补血益气，和血调经

【组成】党参15克、山药24克、炙黄芪20克、茯苓15克、川芎6克、当归15克、白芍15克、熟地20克。

【用法】水煎服。

【加减】经来点滴即净，加枸杞15克、阿胶15克、制首乌15克；兼气短懒言，唇爪色淡，为气血两虚之证，可重用黄芪30克以上，另加白术12克、大枣9克、生姜6克；兼食少便溏者，加陈皮12克，谷芽、麦芽各15克，砂仁9克；兼心悸失眠，为心脾两虚之证，加枣仁15克、龙眼肉12克、茯神10克。

2. 肾精亏虚

经量素少或渐少，经色黯淡或色鲜红，或伴月经初潮过迟，或伴月经周期延后、腰膝酸软、头晕耳鸣，或小腹冷痛，舌淡、苔薄少津，脉沉细。

归肾丸加减：补肾益精，养血调经

【组成】菟丝子15克、杜仲15克、枸杞15克、熟地20克、山药24克、山茱萸12克、茯苓12克、当归12克。

【加减】经色鲜红，兼见咽干口燥，舌红少苔者，是肾阴不足之证，加玄参20克、女贞子15克、墨旱莲15克、丹皮10克；月经初潮过迟，经来偏少色淡，为肾阳不足证，加巴戟天10克、淫羊藿12克、鹿角胶10克；夜尿频多者，加益智仁12克、覆盆子15克；兼畏寒肢冷，小腹冷痛者，加肉桂6克、补骨脂12克、乌药10克、小茴香10克。

3. 寒凝血瘀

经来量少，色紫黯有血块，或伴月经周期延后，少腹冷痛或胀痛，得热痛减，舌紫黯，或有瘀点，脉弦涩。

温经汤加减：温经散寒，活血调经

【组成】吴茱萸10克、当归12克、川芎10克、党参10克、桂枝12克、阿胶15克、白芍15克、丹皮12克、生姜6克、半夏10克、麦冬12克、炙甘草6克。

【用法】水煎服。

【加减】经行不畅，血块较多者，加三七粉3克、桃仁12克、红花10克；小腹以冷痛为主者，加小茴香10克、玄胡10克；小腹以胀痛为主者，加香附12克、乌药12克。

4. 肝郁气滞

经行量少，经色正常或有血块，或伴月经周期延后；少腹或乳房胸肋胀痛，烦躁不安，舌质正常或黯、苔薄白，脉弦或弦涩。

逍遥散合四物汤：疏肝理气，活血调经

【组成】柴胡15克、当归15克、白芍12克、川芎12克、熟地20克、白术12克、茯苓15克、煨生姜9克、薄荷6克、炙甘草6克。

【用法】水煎服。

【加减】经前，加丹参15克、红花10克、王不留行12克；少腹胀痛或胸肋、乳房胀痛者，加香附12克、佛手10克、郁金10克；烦躁失眠者，加合欢皮15克、夜交藤20克、生龙骨25克。

5. 痰湿阻滞

经行量少，色淡红，质黏腻或夹杂黏液，或伴周期延后，形体肥胖、胸脘满闷、肢体困倦，带下量多，舌淡，苔白腻，脉弦滑。

二陈汤加减：燥湿化痰，理气调经

【组成】陈皮12克、茯苓15克、当归12克、川芎12克、香附10克、枳壳12克、半夏12克、生甘草6克、滑石20克。

【用法】水煎服。

【加减】伴带下量多色白质稠者，加薏苡仁30克、白芷10克；少腹胀痛或乳房胸肋胀痛，加佛手10克、柴胡12克；兼恶心呕吐者，加苏梗12克、砂仁9克；经前，加桃仁10克、红花5克。

三、中成药

1. **八珍益母丸：补气血，调月经**

【主治】血虚证。

【用法】每服9克，2次/日。

2. **妇科得生丹：行气活血**

【主治】血瘀证。

【用法】每服9克，2次/日。

3. **益母草颗粒：活血行气，化瘀止痛**

【主治】血瘀证。

【用法】每服15克，3次/日。

4. **二陈丸：燥湿化痰，理气和胃**

【主治】痰湿证。

【用法】每服9~15克，2次/日。

5. **五子衍宗口服液：补肾益精**

【主治】肾虚证。

【用法】每服10毫升，3次/日。

6. **乌鸡白凤丸：补气养血，调经止带**

【主治】血虚证。

【用法】每服9克，2次/日。

7. **血府逐瘀胶囊：活血化瘀，行气止痛**

【主治】血瘀证。

【用法】每服6粒，2次/日。

8. **逍遥丸**

【主治】肝郁气滞证。

【用法】每服6克，2次/日。

四、名医验方

1.《当代妇科名方验方大全》

月经过少方一

【组成】熟地黄12克、山药15克、菟丝子20克、山茱萸10克、枸杞12克、肉苁蓉15克、丹参15克、川牛膝15克、鸡血藤15克。

【用法】上药，加水煎煮2次，两煎相合，早晚分服。每日1剂，30剂为1个疗程。

【主治】月经过少。

【加减】伴气虚，加黄芪12克；伴下腹痛，加延胡索10克。

月经过少方二

【组成】熟地黄10克、白芍10克、当归10克、川芎10克、丹参10克、党参10克、炙黄芪10克、龙眼肉10克、炙甘草6克、大枣5枚。

【用法】上药，加水煎煮2次，两煎相合，早晚分服，每日1剂。

【主治】月经过少，色淡红，面色萎黄，头晕心悸，舌质淡，苔薄白，脉细弱。

月经过少方三

【组成】熟地黄10克、山茱萸10克、杜仲10克、怀牛膝10克、枸杞10克、五味子10克、菟丝子10克、当归10克、川芎10克、炙甘草6克、大枣5枚。

【用法】上药，加水煎煮2次，两煎相合，早晚分服，每日1剂。可连服2～3周，经期也可服用。

【主治】月经过少，色鲜红或淡红，腰膝酸痛，头晕耳鸣，舌质淡或暗红，脉沉细。

月经过少方四

【组成】当归10克、川芎10克、赤芍10克、延胡索10克、丹参15克、益母草15克、泽兰10克、香附10克、红花10克。

【用法】上药，加水煎煮2次，两煎相合，早晚分服，每日1剂。于经行前3～5日开始服用，经期也可继续服用。

【主治】月经过少，色紫暗或有血块，小腹疼痛，舌质暗红，脉沉弦。

月经过少方五

【组成】淫羊藿10克、仙茅10克、枸杞10克、女贞子15克、巴戟天10克、党参15克、当归15克、白芍10克、香附10克、益母草15克。

【用法】上药，加水煎煮2次，两煎相合，早晚分服，每日1剂。

【主治】月经过少，色淡，质稀，或初潮迟，头晕耳鸣，腰膝酸软，性欲淡漠，或婚久不孕，舌质淡，脉沉细。

【加减】兼有手足心热，口干口渴者，加麦冬15克、天花粉15克；畏寒肢冷，大便溏薄者，加肉桂10克、鹿角霜10克；子宫发育不良者，加紫河车20克、鹿角胶10克。

月经过少方六

【组成】党参30克、当归15克、熟地黄10克、肉桂6克、陈皮10克、益母草15克。

【用法】上药，加水煎煮2次，药液混合，分3次温服，每日1剂。

【主治】月经过少，色淡，质稀，头晕目涩，心悸少寐，唇甲色淡，面色无华，舌质淡，苔薄白，脉细弱。

【加减】食欲不振、纳差，加黄芪15克、砂仁6克、白术15克；心悸怔忡，加何首乌15克、龙眼肉10克。

月经过少方七

【组成】桃仁10克、红花10克、川芎10克、当归10克、白芍15克、熟地黄10克、香附10克、益母草25克。

【用法】上药，加水煎煮2次，两煎相合，早晚分服，每日1剂。

【主治】月经过少，淋漓不畅，色黯红，多血块，经期少腹疼痛或拒按，血块排出后痛减，舌质紫暗，有瘀斑，脉涩。

【加减】伴乳房、胸肋、小腹胀痛，心烦易怒，加柴胡10克，郁金10克；伴有小腹冷痛，得热痛减，加肉桂10克、吴茱萸6克。

2.《顾氏医经读本》卷四

加味益营煎：气阴两补，和血调经

【组成】当归6克、芍药6克、山药6克、枸杞6克、炙甘草6克、丹皮6克、生地黄6克、知母6克、麦冬6克、西洋参3克、五味子3克。

【用法】水煎服。

【主治】属阴虚血少之月经过少。

3. 韩百灵

育阴补血汤：补肾填精益髓

【组成】熟地、山药、山萸萸、枸杞、当归、白芍、牡丹皮、龟板、鳖甲、炙甘草。

【用法】水煎服。

【主治】精血不足引起的头晕目眩，皮肤干涩，心悸失眠，手足心热，善惊，腰酸膝软，倦怠乏力，妇人月经量少，色淡或妇人不孕等，舌质红或干淡，脉虚细。

【加减】素体精血不足，冲任失养，无血可下而月经量少，月经后期，闭经等，临证中酌加香附、川芎、丹参以疏肝解郁，活血调经。气血虚弱，濡养失职，不荣则痛而致痛经，妇人腹痛，产后腹痛，产后身痛等。腹痛者，倍白芍，加何首乌，以缓急止痛；腰痛身痛者，加杜仲、川续断、桑寄生、木瓜、秦艽，补肾舒筋，通络止痛。精血不足，胎元失养而致胎动不安，滑胎、堕胎、小产、胎萎不长等，临证酌加菟丝子、阿胶、川续断、桑寄生。阴道流血者，加炒地榆、墨旱莲以止血。素体虚弱，正值经期、孕期气血下注冲任，或因产时伤津耗气，使精血更虚，不能上荣清窍而致经行头痛，经行眩晕，妊娠眩晕，产后血晕等。头痛者，加何首乌、川芎、鸡血藤养血行气，活络止痛；头晕者，加阿胶、女贞子、何首乌。素体精血不足，复因产时伤津耗气，精血亏虚，化源不足而致产后缺乳者，加通草、桔梗补血宣络通乳。素体精血不足，复因产时失血耗气，气血亏虚，肠道失于濡养而致产后大便难者，加黑芝麻、火麻子仁、郁李仁，以润肠通便。

4. 梁翰芬

滋阴平肝汤：养阴补虚，平肝益肾

【组成】石决明 30 克、白芍 15 克、当归 12 克、熟地 12 克、枣仁 12 克、生地 12 克、麦冬 10 克、柏子仁 10 克、金铃子 10 克、阿胶 10 克。

【用法】水煎服。

【主治】阴亏肝盛型月经不调，症见烦躁易怒，夜梦纷纭，小腹胀痛而重坠，腰膝酸痛，月经量少而面色黯，脉微弦。

温经汤加减：温经散寒，暖和胞宫

【组成】川续断 15 克、当归 15 克、海螵蛸 15 克、玄胡 10 克、川芎 10 克、艾叶 10 克、清半夏 10 克、党参 10 克、麦冬 10 克、艾草 4 克、生姜 3 片。

【用法】水煎服。

【主治】寒凝气滞型月经不调，症见头晕，畏寒，肢冷，口淡纳呆，渴不欲饮，小腹冷痛，月经量少。

5. 马爱香

熟地泽兰汤

【组成】熟地黄、益母草各 20 克，泽兰、当归、香附各 10 克、菟丝子、枸杞各 45 克，牛膝 6 克。

【用法】自月经来潮前 1 周开始，每日 1 剂，水煎服，经期停用。

【加减】肾阴虚者，加杜仲、山茱萸；肾阳虚者，加淫羊藿、巴戟天；血瘀甚者，加丹参、刘寄奴；痰湿者，加半夏、茯苓、陈皮；血虚甚者，加黄芪、白芍。

【按】治疗月经过少 198 例，用 3 个月经周期，痊愈 138 例，好转 55 例，无效 5 例，总有效率为 97.5%。

6.《万氏女科》卷一

四物加人参汤：补气补血

【组成】人参 3 克、川芎 3 克、白芍 3 克、当归身 9 克、生地黄 9 克、炙甘草 3 克、童便炒香附 3 克。

【用法】水煎服。生姜、大枣为引。

【主治】营血亏虚之月经过少。

7. 王锁杏

归肾逍遥通经汤

【组成】熟地黄25克，山药、山茱萸、茯苓、菟丝子、枸杞、杜仲、白芍各12克，当归10克，柴胡8克，白术15克，炙甘草6克。

【用法】本方亦可随症加减，每日1剂，将上药水煎分3次内服，自月经前10日开始，10日为1个疗程。

【按】治疗月经过少患者108例，用3个疗程后，治愈10例，显效38例，有效51例，无效9例，总有效率为90.82%。

8.《医宗金鉴》

桃红四物汤加减：活血化瘀调经

【组成】桃仁9克、红花6克、当归10克、川芎6克、赤芍9克、生地黄9克、香附9克、失笑散（包煎）9克、乌药9克、泽兰12克、京三棱9克。

【用法】水煎，每日1剂，月经前3～5日开始服药，连用2～3个周期。

【主治】瘀血阻滞之月经过少。

【加减】瘀久化热者，加丹皮9克，炒山栀10克；腹胀者，加枳壳9克、木香9克；经少不畅腹痛者，加桂枝6克、莪术12克、王不留行9克；气滞血瘀者，加木香9克、小茴香6克。

9. 徐 蓉

柏子仁汤加减

【组成】柏子仁、泽兰、白芍、生地黄各20克，当归、牛膝、续断、黄柏各15克、甘草10克。

【用法】本方亦可随症加减，每日1剂，水煎服，自月经周期第2日开始，用至经前1日；27日为1个疗程.

【按】治疗月经过少患者64例，用3个疗程后，痊愈52例，有效10例，无效2例，总有效率为96.88%。

10.《叶天士女科诊治秘方》

苍附导痰丸：燥湿豁痰，通络

【组成】白茯苓12克、法半夏10克、陈皮6克、炙甘草3克、苍术9克、香附9克、胆南星10克、枳壳9克、六神曲9克、丹参12克。

【主治】痰湿内阻之月经量少，色淡红，质黏腻如痰，形体肥胖，胸闷呕恶，带多黏腻，舌胖，苔白腻，脉滑。

【加减】经期者，加没药9克、路路通10克、益母草15克、去甘草；苔白腻者，去甘草，加木香9克、砂仁（后下）3克；肾虚者，加锁阳10克、熟附片9克或紫石英15克。

11. 章次公

旋桂汤：散寒理气，行经

【组成】旋覆花（包煎）12克，肉桂、荜茇各9克，姜半夏、生艾叶、台乌药各6克，吴茱萸、炮姜炭各5克。

【用法】水煎服。

【主治】月经过少，症见经行量少，腹胀，兼泛清水。水煎服。

12. 朱承汉

温肾调经汤：温肾行血

【组成】枸杞、覆盆子、菟丝子、茺蔚子、炒当归、炒川芎、炒白芍、炒熟地、肉桂、淫羊藿、焙丹皮、茯苓、桃仁各适量。

【用法】水煎服。

【主治】肾阳亏虚之月经量少后期，色淡质稀，或月经先后无定期，或经期延长，腰膝酸软，头昏耳鸣，面色晦暗有斑，小便清长，舌淡苔薄，脉沉细。

【加减】若月经先后无定期，经行胸乳觉胀，小腹两侧酸楚，为肾虚肝郁，宜本方去肉桂、桃仁、茺蔚子、丹皮，加党参、白术、柴胡、香附，益肾调肝；兼见毛发稀疏，神态瘦弱，足胫酸痛，舌质有裂纹，苔薄少津，为肾中精血不足，去丹皮、桃仁、茺蔚子，加党参、炙甘草、杜仲。

散寒调经汤：温经散寒

【组成】淡吴茱萸、炙桂枝、炒当归、炒川芎、白芍、淡干姜、炙甘草、制香附、台乌药、焙丹皮、茯苓各适量。

【用法】水煎服。

【主治】寒客胞宫型之月经后期量少色暗，质稠夹块，小腹正中痛，得温可减，苔薄白，脉小缓。

【加减】若经色淡，质稀薄，小腹正中绵绵作痛，喜暖喜按，为胞宫虚寒证，去丹皮、茯苓，加肉桂、熟地黄、淫羊藿以扶阳；若兼有畏寒肢冰，泛呕便溏，小便清长，为寒湿伤阳证，去香附、乌药、牡丹皮，加淡附片、炒党参以温扶中焦阳气。

疏肝调经汤：疏肝理气，通络调经

【组成】炙柴胡、瓜蒌皮、川郁金、制香附、制乳香、全当归、炒赤芍、炒川芎、失笑散。

【用法】水煎服。

【主治】月经不调，肝失调达型。症见月经先后无定期，经量少而色黯，兼有行经时乳房胀痛，胸胁不舒，小腹两侧隐痛，舌质淡红，脉弦。

【加减】若经量正常，小腹略胀，为肝郁脾虚，可用逍遥丸并用，调肝健脾；若月经先期量多，经色红或紫，心烦易怒，脉弦数者，属肝郁化火，热扰血海，宜用丹栀逍遥散，解郁散火。

13.《正体类要》卷下

八珍汤加味：养血和营，调经

【组成】党参12克、黄芪12克、茯苓12克、炒白术10克、大白芍12克、当归9克、川芎6克、熟地12克、淫羊藿9克、山茱萸9克、鸡血藤12克。

【用法】水煎，每日1剂，月经前7～10日开始服，连用2～3个周期。

【主治】血虚之月经过少，症见月经量少或点滴即净，色淡，头晕眼花，心悸乏力，面色萎黄，下腹空坠，舌质淡，脉细。

【加减】脾虚食少者，加砂仁（后下）3克、陈皮6克；经期者，加红花6克、川牛膝9克、路路通10克；四肢不暖者，加桂枝6克；下腹隐冷者，加艾叶9克、乌药9克。

14. 卓雨农

益肾调经汤：滋肾调肝，兼固冲任

【组成】杜仲9克、续断9克、熟地9克、当归6克、炒白芍9克、益母草12克、焦艾9克、巴戟天9克、乌药9克。

【用法】水煎服。

【主治】经来色淡量少，经后少腹疼痛，两肋作胀，腰部酸软，倦怠无力，舌淡红，苔薄，脉沉弱。

疏肝解郁汤：行气疏肝，佐以活血

【组成】香附9克、青皮6克、柴胡6克、郁金6克、丹参12克、川芎4.5克、红泽兰12克、元胡6克、金铃炭6克。

【用法】水煎服。

【主治】经前或经期胀痛，月经量少，行而不畅，自觉二便均胀，矢气即舒，脘肋满胀，苔微黄，脉弦。

【加减】若经色淡，量少无块者，加当归9克。

疏郁清肝汤：清肝解郁

【组成】当归6克、酒炒白芍12克、白术6克、柴胡6克、醋炒香附6克、郁金6克、黄芩6克、山栀仁9克、丹皮6克、甘草3克。

【用法】水煎服。

【主治】经前肋痛腹胀，月经色红量少，或有块状，性急易怒，头晕口苦而干，苔黄舌质红，脉弦数。

第七节　经期延长

　　月经周期基本正常，经行时间超过7日，甚至淋漓不净达半月之久，称为经期延长，又称经事延长、月水不断、经来不止等。本病的发生主要是冲任不固所致，其原因可归纳为虚与实两个方面。因虚者，或脾气虚弱，脾不统血，冲任不固；或肾气不足，冲任失于固藏，以致经血淋漓不净；或房事不节，孕产过多，耗伤阴血，阴虚内热，热扰冲任，经血失守而月水不断。因实者，或湿热客于冲任，血海不守；或瘀血阻于冲任，血不循经，以致经血妄行而经水不绝。

　　临床常见证型为脾胃气虚，肾气亏损，阴虚血热，湿热下注，血瘀胞宫。西医排卵性月经失调中的黄体功能不全、子宫内膜不规则脱落和子宫内膜炎的临床表现与本病有相似之处，放置宫内节育器后引起的经期延长也可参照本病治疗。治疗前进行妇科检查，并辅助进行基础体温测定和子宫内膜检查。

一、西药治疗

1. 孕激素

　　自下次月经前8～10日开始，每日肌内注射黄体酮20毫克，或口服安宫黄体酮10～12毫克，共5日，调节下丘脑—垂体—卵巢轴的反馈功能，使黄体及时萎缩，内膜完整脱落。

2. 绒毛膜促性腺素

　　于基础体温上升后开始，隔日肌内注射人绒毛膜促性腺激素2000～

3000国际单位，共5次，促进及支持黄体功能。

3. 抗炎治疗

若为盆腔炎症，则给予抗炎治疗，每日0.6克克林霉素，静脉滴注；或口服替硝唑胶囊，每次0.4克，3次/日。

4. 止血治疗

酚磺乙胺1克，静脉或肌内注射；卡巴克洛，每服5毫克，3次/日。

二、中药治疗

1. 脾胃气虚

经期延长，逾期不止，量少色淡、质清稀，面色晄白，神疲乏力，气短懒言，心悸失眠食少，或便溏、舌淡、苔白、脉细弱。

归脾汤加减：健脾益气，固冲止血

【组成】生晒参10克、黄芪20克、当归6克、白术15克、茯神10克、龙眼肉15克、炙远志12克、酸枣仁12克、木香6克、炙甘草6克、生姜6克、大枣10克、乌贼骨15克、仙鹤草30克。

【用法】水煎服。

【加减】月经淋漓不尽者，加炒茜草10克、炒艾叶10克；心悸怔忡甚者，加五味子10克、山茱萸10克；大便溏薄者，加炒山药24克、焦山楂15克、神曲12克。

2. 肾气亏损

月经淋漓不止、色淡、质清稀，腰膝酸软，头晕耳鸣、小便清长，夜尿增多，或白带清稀、舌淡、苔白、脉细沉。

归肾丸加减：补肾气，调冲任

【组成】熟地黄15克、山药20克、当归9克、茯苓12克、枸杞15克、菟丝子15克、山茱萸12克、炒艾叶10克、杜仲15克、制附子6克、党参20克。

【加减】月经初潮者，先天不足，肾气不充，加肉苁蓉12克、紫河车粉（冲服）3克；白带清稀者，加鹿角霜15克、芡实15克、山药24克；夜尿增多者，加覆盆子15克、桑螵蛸10克；四肢不温、腹痛绵绵、喜温按，加仙灵脾15克、巴戟天10克、干姜6克；腰酸如折者，加川续断15克、桑寄生15克。

3. 阴虚血热

经行持续不停，量少色红，质稠，两颧潮红，或五心烦热，咽干口燥，舌红，少苔，脉细数。

两地汤合二至丸：养阴清热，止血调经

【组成】生地炭30克、地骨皮10克、麦冬15克、玄参12克、白芍15克、阿胶15克、女贞子15克、墨旱莲15克、地榆20克、炒茜草15克。

【加减】潮热、口燥咽干甚者，加黄柏12克、知母12克、龟甲30克；兼心悸失眠者，为心肾阴虚证，可加五味子、山茱萸；伴大便干结者，重用玄参至30克、麦冬25克，加火麻子仁15克、柏子仁15克。

4. 湿热下注

经期延长，淋漓不止，量少色黯红，质稠，腰酸胀痛，或带下量多，色黄臭秽，小便黄，或食少厌油，舌红，苔黄腻，脉滑数。

四妙丸加减：清热利湿，止血调经

【组成】川柏15克、薏苡仁30克、苍术12克、川牛膝15克、泽泻10克、仙鹤草15克、败酱草15克、贯众炭15克、炒蒲黄10克。

【加减】经水淋漓不净者，加炒地榆15克、三七粉6克；带下量多且色黄腥臭者，加白花蛇舌草20克、银花藤15克、土茯苓15克；小便黄者，加车前子12克、通草6克；食少厌油甚者，加石菖蒲12克、山楂12克、神曲12克。

5. 血瘀胞宫

月经淋漓不止，量少或多，经色紫黯有块；经行小腹疼痛，块下痛减，舌紫暗或有瘀点，脉沉涩。

桃红四物汤合失笑散加减：活血祛瘀，止血调经

【组成】桃仁12克，红花10克、川芎12克、当归15克、白芍12克、生地20克、炒蒲黄10克、五灵脂12克。

【用法】水煎服。

【加减】经行不畅而量少者，加香附15克、泽兰15克；量少有血块者，加益母草12克、炒茜草12克；少腹胀痛者，加乌药12克、玄胡12克、川楝子12克。

三、中成药

1. 云南白药胶囊：化瘀止血

【主治】血瘀证。

【用法】每服0.25～0.5克，3次/日。

2. 宫血宁胶囊：凉血止血

【主治】血热证。

【用法】每服1～2粒，3次/日。

3. 荷叶丸：凉血止血

【主治】血热证。

【用法】每服1丸，每日2～3次。

4. 归脾丸：益气摄血

【主治】气虚证。

【用法】每服1丸，2次/日。

5. 补中益气丸：补中益气

【主治】气虚证。

【用法】每服6克，每日2～3次。

6. 血府逐瘀胶囊：活血祛瘀

【主治】血瘀证。

【用法】每服6粒，2次/日。

7. 金匮肾气丸：温补肾阳

【主治】肾阳亏证。

【用法】每服6克，2次/日。

8. 知柏地黄丸：滋阴降火

【主治】阴虚血热证。

【用法】每服6克，3次/日。

9. 龙胆泻肝颗粒：清肝胆，利湿热

【主治】湿热证。

【用法】每次6克，2次/日。

四、名医验方

1.《女科旨要》卷四

归芍二黄汤：补中健脾

【组成】黄芪4.5克、白术3克、苍术3克、当归3克、白芍3克、陈皮3克、熟地黄15克、生地黄9克、炙甘草9克、柴胡6克。

【用法】每日1剂，2次/日。

【主治】脾胃虚损之经期延长。

2. 何嘉琳

凉血清热汤：凉血清热，滋阴固冲

【组成】桑叶9克、地骨皮12克、丹皮9克、生荷叶6克、槐米15克、玄参12克、生地黄15克、紫草根12克、生白芍12克、墨旱莲12克、炒玉竹12克，甘草6克。

【用法】水煎服，每日1剂。

【主治】经期延长，月经过多，崩漏等属血分炎热证。

3. 经验方

银藤汤：清热利湿，调经止血

【组成】金银花9克、红藤15克、薏苡仁20克、败酱草12克、川朴9克、六一散（包煎）10克、生蒲黄（包煎）12克、茜草炭12克、地榆炭12克、枳壳9克、丹参15克。

【用法】水煎服。

【主治】湿热之经期延长，色红黏腻，有时秽臭，下腹痛拒按，平时带色黄，肢体倦怠，步履沉重，苔黄腻，脉滑数。

【加减】带多色黄者，加黄柏9克、知母9克；苔厚腻纳呆者，加苍术

10克、六神曲9克，去败酱草；腹痛拒按者，加延胡索15克、没药6克，香附9克。

4.《历代妇科名家名方验案》

举经汤

【组成】炒防风10克、荆芥炭10克、白芷10克、藁本10克、柴胡5克、炒白芍10克、炙甘草5克、炒当归10克、白术10克、茯苓10克、木香5克、鲜藕（打碎）250克。

【用法】每剂2次，每日1剂，分2次温服。

【加减】辨证腰酸重坠，加羌活、独活、续断；经血量多，重用白芷、防风，再加黄芪；若见瘀血块，加红花、炮姜；兼白带多者，加龙骨、伏龙肝，并重用白芷、藁本；甚者，加苍术。

桂枝茯苓合乌贼骨芦茹丸加味

【组成】嫩桂枝6克、赤茯苓10克、桃仁泥4.5克、白芍药6克、粉丹皮4.5克、海螵蛸9克、茜草根6克、三七末（冲服）3克。

两地汤合一贯煎加减

生地24克、麦冬12克、五味子6克、阿胶15克、白芍15克、拘根15克、青蒿10克、桑叶10克、墨旱莲24克、莲心4.5克、炒川楝6克。

【用法】水煎服。

平肝解郁止血汤加减

【组成】生地、熟地、白芍、阿胶各15克，丹皮、地骨皮、茜草炭、续断、川楝各10克，三七粉6克、炒芥穗4.5克、海螵蛸24克。

【用法】水煎服。

寿胎丸加味

【组成】菟丝子、阿胶珠、党参、黄芪、白术、鹿角霜各15克，桑寄生、续断、升麻、炒艾叶、黑荆芥各10克。

【用法】水煎服。

血宁糖浆

【组成】生地、丹皮、仙鹤草、墨旱莲、贯众炭、蒲黄炭。

【用法】经煎煮过滤、浓缩成糖浆剂，每次25毫升，3次/日。

5. 施今墨

益脾和肝汤：益气血，和肝脾，调冲任

【组成】黑升麻3克，川杜仲（炒炭）10克，黑荆芥10克，生牡蛎、生龙齿各10克（同打同布包），阿胶珠10克，生、熟地（砂仁5克同捣）6克，杭白菊（醋柴胡5克同炒），山茱萸炭16克，厚朴花6克，莱菔子（炒）6克，仙鹤草（炒）12克，玫瑰花6克，茅根炭15克，谷麦芽各10克，酒黄连3克，沙蒺藜10克，炒远志6克，酒黄芩6克，白蒺藜10克，党参6克。

【用法】水煎服。

【主治】经期延长，淋漓不止，头晕目眩，心悸气短，胸闷胀，食不香，腰酸神疲，舌苔薄白，脉沉细无力。

6.《医林改错》

隔下逐瘀汤加减：活血理气，调经止血

【组成】当归9克、川芎6克、赤芍9克、桃仁9克、红花6克、枳壳10克、五灵脂9克、丹皮9克、乌药9克、炙甘草3克。

【用法】水煎服，每日1剂。

【主治】血瘀之经期延长，量少色黯，有时量多，而有血块，下腹胀痛拒按，舌紫或有瘀斑，脉弦。

【加减】经血多者，加生蒲黄（包煎）12克、仙鹤草15克；腹痛较甚者，加延胡索15克、川楝子12克、木香9克。

7.《郑氏家传女科万金方》卷一

桃仁散：通经活血，益气止痛

【组成】桃仁4.5克、生地黄4.5克、人参4.5克、甘草4.5克、肉桂4.5克、蒲黄4.5克、半夏4.5克、当归4.5克、川芎4.5克、赤芍4.5克、牛膝4.5克、丹参4.5克、生姜3片。

【用法】水煎服，每日1剂，2次/日。

【主治】胞宫瘀血之经期延长。

第八节 经间期出血

凡在二次月经间期，出现周期性阴道少量出血者，称为经间期出血。根据临床观察，多在月经周期的10～16日，即月经干净后7日左右出血。经净后半月中，阴精逐渐充盛，精转为气，阴向阳转化，是月经周期的重要转化期。此时发生阴道出血，多因阴血不足，阴阳转化不及，不能滋养冲任，血海固藏失约，致使在转化期发生出血。而阴精不足，虚火内生，迫血妄行；阴虚日久，损及阳气，或阴阳两虚，阳虚统摄无权，也会在经间期出血。此外，情志不畅，肝气郁结，肝郁化火；或湿热内蕴胞宫；或瘀血阻于胞宫，当阳气内动之时，阴阳转化不协调，以致热扰冲任或血不循经，遂成经间期出血。

临床常见证型为肾阴亏虚，阴阳两虚，阴虚血热，肝郁血热，湿热下注，血瘀胞宫等。本病相当于西医的排卵期出血，其发病机制与排卵期雌激素水平下降有关，或部分子宫内膜得不到雌激素的有效支持而脱落，发生阴道出血。

治疗前应进行妇科检查和B超检查。放置宫内节育器引起的非经间期出血可参照此病治疗。此病服药最佳时机在月经干净后，经间期出血前。

一、西医治疗

可用小剂量雌激素口服，如口服结合雌激素0.3毫克或己烯雌酚0.25毫克，1次/日，连用21日；出血多时，加用止血药，如卡巴克洛，每服5毫克，3次/日。

二、中医治疗

1. 肾阴亏虚

经间期出血量少或稍多，色鲜红，腰膝酸软，口干咽燥，舌红、少苔、脉细数。

两地汤合二至丸：滋养肾阴，止血调经

【组成】生地炭20克、地骨皮12克、玄参12克、白芍15克、阿胶15克、麦冬15克、墨旱莲15克、女贞子15克、炒茜草10克。

【加减】经间期出血较多者，加炒地榆10克、仙鹤草10克；腰酸甚者，加杜仲10克、桑寄生15克；心烦热者，加知母10克、炒黄柏20克；大便干结者，加柏子仁15克、枳壳9克、火麻子仁15克。

2. 阴阳两虚

经间后期或经间中期出血，量少、色淡红，腰膝酸软、精神不振，乏力，小便频数，舌淡红，苔白，脉细无力。

毓麟丸加减：滋阴助阳，益气摄血

【组成】生晒参10克、白术12克、茯苓15克、制附子6克、熟地黄20克、白芍15克、菟丝子15克、川芎6克、当归10克、杜仲10克、炙甘草6克、鹿角霜10克。

【加减】量多色淡质稀者，加补骨脂15克、乌贼骨12克；小便频数者，加益智仁12克、乌药9克；腰膝酸软者，加怀牛膝15克、仙灵脾10克；兼大便稀溏者，加炒山药24克、焦山楂15克。

3. 阴虚血热

经间期出血量稍多，色淡或有少量血块，腰膝酸软，潮热盗汗，手足心热，舌红，少苔，脉细数。

知柏地黄丸加减：滋阴降火，止血调经

【组成】知母12克、炒黄柏12克、生地20克、山药24克、山茱萸12克、丹皮12克、地骨皮10克、川续断12克、墨旱莲15克、小蓟12克。

【加减】出血量多者，加仙鹤草15克、阿胶15克、炒茜草15克；盗汗甚者，加龟甲 20 克、煅牡蛎 20 克；兼失眠者，为心肾阴虚之证，加五味子 12 克、酸枣仁 10 克；兼头晕目眩者，加枸杞 15 克、刺蒺藜 10 克。

4. 肝郁血热

经间中期或经间前期出血，量稍多，色鲜红，或有小血块，心烦口苦，头痛，或胸肋胀痛，或失眠，大便干结，小便黄赤，舌质偏红，苔薄黄，脉弦数。

丹栀逍遥散加减：清热疏肝，凉血调经

【组成】栀子 12 克、丹皮 12 克、白术 12 克、当归 10 克、赤芍 10 克、柴胡 12 克、茯苓 12 克、大蓟 10 克、墨旱莲 15 克、生地 20 克、炙甘草 6 克。

【用法】水煎服。

【加减】出血量多者，加茜草 10 克、炒地榆 12 克；头痛明显者，加夏枯草 12 克、杭菊 10 克、蔓荆子 12 克；胸肋胀痛者，加佛手 12 克、香附 10 克；失眠者，加酸枣仁 15 克、首乌藤 20 克。

5. 湿热下注

经间期出血量少或多，色红，质黏腻，或赤带，四肢倦怠，胸闷食少，小便黄，平素带下量多，色黄、口苦、小便短赤，舌红、苔黄腻，脉弦略数。

清肝止淋汤加减：清热利湿，止血调冲

【组成】当归 10 克、白芍 15 克、生地黄 15 克、黑豆 12 克、丹皮 10 克、川柏 12 克、香附 10 克、川牛膝 15 克、瞿麦 10 克、茯苓 15 克、贯众炭 15 克。

【用法】水煎服。

【加减】出血多者，去牛膝、当归，香附用量酌减，加椿根皮 12 克、炒荆芥 10 克；带下色黄、质黏稠者，加栀子 12 克、薏苡仁 30 克、车前子 10 克；胃纳不佳者，加白术 12 克、白蔻仁 9 克、神曲 12 克以健脾化湿助运；胸闷而苔腻者，加苍术 10 克、川朴 10 克。

6. 血瘀胞宫

经间期出血量或少或多，色黯或有血块，小腹两侧胀痛或刺痛，胸闷或胀，舌质黯红，或有瘀点，脉弦或涩。

逐瘀止血汤加减：活血化瘀，止血调经

【组成】生地15克、熟大黄6克、赤芍12克、丹皮10克、当归尾12克、枳壳10克、龟甲20克、桃仁10克、三七粉6克。

【用法】水煎服。

【加减】出血量多者，去当归、赤芍，加仙鹤草20克、炒蒲黄10克；少腹胀痛者，加玄胡12克、香附15克、青陈皮12克；兼心烦口渴，舌黯红、苔薄黄者，是瘀郁化热之证，加黄芩12克、茜草10克。

三、中成药

1. **血府逐瘀口服液：化瘀止血**

【主治】血瘀证。

【用法】每服10毫升，每日2～3次。

2. **宫血宁胶囊：凉血止血**

【主治】血热证。

【用法】每服1～2粒，3次/日。

3. **荷叶丸：凉血止血**

【主治】血热证。

【用法】每服1丸，每日2~3次。

4. **乌鸡白凤丸：补肾涩精止血**

【主治】肾阴虚证。

【用法】每服6克，2次/日。

5. **六味地黄丸：滋阴补肾**

【主治】阴虚证。

【用法】每服6克，2次/日。

6. **金匮肾气丸：温补肾阳**

【主治】肾阳虚证。

【用法】每服6克，2次/日。

7. **知柏地黄丸：滋阴降火**

【主治】阴虚证。

【用法】每服6克，2次/日。

8. **加味逍遥丸：疏肝清热，健脾养血**

【主治】肝郁血热证。

【用法】每服6克，2次/日。

9. **龙胆泻肝颗粒：清肝胆，利湿热**

【主治】湿热证。

【用法】每次6克，2次/日。

四、名医验方

1. 班秀文

经验方一：滋阴壮水以制火

【组成】生地黄18克，首乌、玄参、怀山药各15克，藕节20克，地骨皮、山茱萸各9克，麦冬12克，墨旱莲、女贞子、苎麻根各10克，甘草5克。

【用法】每日1剂，水煎服，连服3日。

【主治】肾阴不足，相火内动，冲任不固而致经间期出血。

2.《辨证录》

健固汤加减：滋阴助阳，益气摄血

【组成】党参、白术各15克，黑当归、白芍、干地黄各10克，杜仲、菟丝子、鹿角霜各10克，黄芪、茯苓各10克，甘草3克。

【用法】水煎服。

【主治】经间期出血，量少，色淡红，无血块，头昏腰酸，神疲乏力，尿频，大便或溏，脉细软，舌质淡红，苔薄白腻。

【加减】若大便溏泄，次数较多者，上方去干地黄，黑当归，加砂仁3克，炮姜5克；若胸闷、烦热口渴，上方去黄芪、党参，加黑栀子、炒柴胡各6克，丹皮炭10克。

3. 鲍正飞

经间期止血汤：温补肾阳，滋阴止血

【组成】巴戟天10克、菟丝子10克、女贞子10克、墨旱莲10克、熟地10克、山茱萸10克、仙鹤草30克、丹皮6克、地骨皮10克。

【用法】水煎服，每日1剂。

【主治】经间期出血，伴少腹轻度疼痛，或冷痛，或坠痛，腰酸腰痛，畏寒怕冷，或四肢逆冷，舌淡苔少，脉细弱等。

【加减】若肝郁不疏，少腹轻微疼痛者，去熟地黄，可加柴胡6克、制香附10克、当归10克、白芍10克；若小腹冷痛甚者，再加炮姜6～10克、小茴香3～5克；如病史较长，面色乏华者，可加阿胶10克（烊化，冲服）、血余炭10克；倘湿热蕴积，舌苔黄腻者，去熟地黄、山茱萸，加茯苓、白术各10克，黄柏10克，薏苡仁15克，泽泻10克；如舌质暗紫，有瘀斑者，可加当归10克、赤芍10克、失笑散14克。

4. 陈林兴

六味地黄汤合二至丸

【组成】熟地黄20克，山茱萸、牡丹皮、茯苓各10克，山药、枸杞、菟丝子各15克，女贞子、墨旱莲各12克。

【用法】月经净后5～7日，每日1剂，水煎后分2或3次内服，用4日血止后停药。

【主治】经间期出血。

【加减】出血量少者，加海螵蛸、芡实；量多者，加阿胶；腰酸痛甚者，加续断；小腹疼痛者，加延胡索：小腹有下坠感者，加炙黄芪、炙升麻。

5.《傅青主女科》

逐瘀止血汤：活血化瘀，理血归经

【组成】大黄6克，生地10克，当归尾、赤芍各12克，丹皮、枳壳、龟板各10克。

【用法】水煎分服，每日1剂，于经净后5日开始服用。

【主治】经间期出血，血色紫黯，夹有血块，小腹疼痛拒按，情志抑郁，舌紫黯或有瘀点，脉涩有力。

【加减】出血期间，去赤芍、当归，加三七4克、炒蒲黄15克；若腹痛较剧者，加香附、延胡索各12克；兼夹热者，加马鞭草15克、大小蓟各12克、炒黄芩9克。

6. 哈荔田

泻火固冲汤：滋阴泻火，凉血固冲

【组成】生地黄、炒地榆各15克，丹皮、淮山药各12克，女贞子、墨旱莲、茯苓、知母、山茱萸、棕榈炭各9克，黄柏6克。

【用法】水煎服。

【主治】经间期出血，属阴虚火旺，冲任不调型，伴见烦热，口干，腰酸乏力，小腹略觉坠胀，舌边尖红，苔薄白，脉沉细数。

平冲汤：清热利湿，养血平肝

【组成】椿根皮、瞿麦各15克，车前子（包煎）12克，菊花（后下）9克，白蒺藜、桑寄生、黄芩、女贞子、墨旱莲、当归、白芍各9克，甘草6克。

【用法】水煎服。

【主治】肝经湿热，冲任气盛，血不循经的经间期出血。症见经期前错，色红量多，间有小血块，经前小腹胀痛，月经前后白带多而质黏稠，腰酸乏力，眠食俱差，舌红，苔黄薄腻，脉弦滑无力。

经验方：清热利湿，养血平肝

【组成】当归、杭白芍、女贞子、墨旱莲各9克，桑寄生15克，白蒺藜、杭菊各9克，车前子（包煎）12克，椿根皮15克，黄芩9克，甘草6克。

【用法】水煎服。

【主治】肝热血虚，湿热下注，致经间期出血。

7. 胡曼卿

大补阴丸合二至丸

【组成】知母、黄柏、黄芩、白芍各9克，熟地黄、龟甲、女贞子、墨旱莲各15克，乌豆20克，阿胶10克。

【用法】将上药水煎3次后合并药液，分早、中、晚内服，用3～6日，每日1剂；3个月经周期为1个疗程，连续用药至症状消失止。

【主治】经间期出血。

【加减】骨蒸潮热者，加地骨皮、银柴胡；腹痛甚者，白芍增量至15克；心烦少寐者，加夜交藤、琥珀。

8. 李广文

经验方：补肾养阴，佐以凉血

【组成】墨旱莲、仙鹤草各15克，生地黄、熟地黄、女贞子、枸杞各12克，玄参、小蓟、生蒲黄（包煎）各9克，黑荆芥6克。

【用法】水煎服。

【主治】肾阴不足，虚火损伤冲任之经间期出血。

【加减】乳胀、心烦易怒者，加柴胡、香附；气短乏力者，加党参、黄芪；小腹隐痛者，加白芍；手足心热者，加地骨皮、银柴胡。

9. 罗元恺

经验方：滋阴止血

【组成】生龟板（先煎）30克，怀山药25克，女贞子、白芍、墨旱莲各15克，生地黄12克，阿胶10克，五味子3克。

【用法】从经净后服至排卵期，每日1剂，约10剂，水煎2次，早晚分服，连续几个周期调治。

【主治】肾阴虚之经间期出血。

10. 刘桂珍

补肾清热方：补益肾阴，清热利湿

【组成】生地12克、枸杞12克、山药12克、白芍12克、甘草6克、墨旱莲12克、黄柏12克、苦参12克、石莲子12克、乌贼骨12克、茜草12克、当归炭9克、鸡冠花9克、甘草6克。

【用法】水煎服。

【主治】排卵期子宫出血。

11. 刘奉五

清肝利湿汤：清肝利湿，升阳除湿，活血止带

【组成】瞿麦、萹蓄各12克，木通3克，车前子、黄芩、牛膝、丹皮、

川楝子各9克，柴胡、荆芥穗各5克。

【用法】水煎服。

【主治】肝经湿热，热入血分，引起的月经中期出血，以及由盆腔炎所引起的子宫出血，或月经淋漓不断，赤白带下。

12. 蒲辅周

老年血崩汤：补肾填精，养血活血，通利固涩

【组成】阿胶、熟地、当归、冬瓜仁、红花。

【用法】水煎服。

【主治】功能性子宫出血、排卵期子宫出血、月经量多、子宫肌瘤等

【加减】血热者，熟地改生地，加黄芩12～15克；气虚，加黄芪20～30克；阴虚，加地骨皮15～20克；暴崩者，加地榆炭、白头翁各30～60克；虚寒者，加艾叶15克；色鲜红无瘀块者，当归、红花各减10克。

13.《实用妇科方剂学》

二至地黄汤加减：滋阴养血，清热固冲

【组成】女贞子、墨旱莲、山药各15克，生地黄、山茱萸、丹皮、茯苓、地骨皮各10克。

【用法】水煎分服，每日1剂，于经净后5日开始服用。

【主治】经间期出血，量少或稍多，色红无血块，头晕腰酸，夜寐不熟，便艰溲黄，棉丝状带下较少，舌质偏红，脉细数。

【加减】若兼潮热，盗汗者，加知母、黄柏各6克，以滋阴清虚热止汗；兼乏力，便溏，脉细弱者，加砂仁（后下）5克，菟丝子、川续断各15克，以补肾气，调阴阳；若头晕耳鸣者，酌加珍珠母、生牡蛎各30克；夜寐不宁者，酌加远志6克、首乌藤15克；出血期，酌加墨旱莲15克、炒地榆15克、三七3克。

14. 夏桂成

补肾促排卵汤：补肾气，促排卵

【组成】菟丝子、茜草各15克，炒当归、赤白芍、怀山药、干地黄、炒丹皮、茯苓、山茱萸、川续断、五灵脂各10克，红花5克。

【用法】在月经周期第10～12日白带较多时开始服用，水煎，2次分服，

连服5~7剂，至体温上升3日后停服，其目的不在止血，而在促发排卵。

【主治】肾气亏之经间期出血症。

复方当归注射液：祛瘀止血

【组成】当归、川芎、红花各适量。

【用法】于月经周期第10~15日，赤白带多，而基础体温迟迟不能上升，反复出血，取本注射液4毫升肌肉注射，1次/日，连用5~7日，基础体温上升3日后停用。

【主治】血瘀型经间期出血。

15.《医宗己任篇》

黑逍遥散加减：滋阴养血，清肝解郁

【组成】干地黄、丹皮、当归、白芍各10克，醋柴胡、栀子各6克，白术、茯苓、墨旱莲各10克，合欢皮、远志各6克，莲子心1克，川续断、菟丝子各15克。

【用法】水煎服，每日1剂。

【主治】经间期出血，量稍多，色红，或有小血块，胸闷烦热，头晕头痛，身热口渴，夜寐不佳，大便秘结，小便黄赤，脉弦数，舌质偏红，苔薄黄。

【加减】若兼反复出血或出血稍多者，加地榆炭、大小蓟各10克；若夜不安眠者，加炒酸枣仁10克，黄连3克。

16. 姚克敏

经验方：益气健脾，和肝调经，固摄调冲

【组成】黄芪、当归、茯苓、桑寄生各15克，薄荷6克，柴胡、白术、杭菊、千金子各10克、甘草3克。

【用法】水煎服。

【主治】经间期出血。

【加减】郁热，血量或多或少，质稠有小血块，腰酸腹胀，口苦咽干，烦躁失眠者，加丹皮、炒栀子、枯苓炭、炒青蒿；湿热，经量多，质稠稠，腹酸腹坠，赤白带下者，加薏苡仁、赤豆、车前子、椿皮、焦黄柏；瘀滞者，加蒲黄炭、茜草炭、地榆炭、参三七。

17. 姚寓晨

养阴清营宁冲汤：养阴，清营，宁神

【组成】生地黄、杭白芍、女贞子、墨旱莲、炒黄芩、炒黄柏、地骨皮、大黄炭各适量。

【用法】水煎服。

【主治】真水不足，火热内焚，损伤冲任之经间期出血。

【加减】神疲乏力，气虚不足者，加炙黄芪、太子参，以益气养阴；畏寒肢冷，元阳虚亏者，加川续断、菟丝子、巴戟天，以补肾壮阳，生化无穷；下血质稠气秽，舌苔黄腻者，加椿根皮、土茯苓、碧玉散，以清热利湿；湿热毒甚者，加鸡冠花、金银花、野菊花、蒲公英，以利湿解毒；少腹胀痛者，加金铃子散，以行气和络止痛。

18. 张吉金

经验方：滋阴清热

【组成】乌贼骨30克，粉丹皮、女贞子、墨旱莲各15克，山茱萸16克，生地黄、黄柏各10克，炒荆芥穗6克。

【用法】水煎分服，于月经周期第10日开始服用，连用7剂，数个周期。

【主治】阴虚火旺之经间期出血。

19. 张　庆

养阴清热止血法

【组成】生地黄20克，生白芍、仙鹤草各15克，黄芩、荷叶、墨旱莲、女贞子各15克，牡丹皮、香附各9克，生牡蛎（先煎）30克。

【用法】从月经干净后开始，每日1剂，水煎服，用12～14日，（或血止）为1个疗程，一般用3个疗程。

【主治】经间期出血。

【加减】出血多者，加白茅根、覆盆子；腰酸痛者，加川续断；小腹痛者，加延胡索。

20. 朱晓南

朱氏经验方：经验方

【组成】大黄炭15克、当归15克、巴戟天15克、生地黄15克、熟地黄15克、炒白术15克、红花3克、蒲黄15克、阿胶15克（蒲黄与阿胶二药捣碎同炒成珠）、三七粉（冲服）6克、茯苓15克、炒谷芽15克、生黄芪30克、仙鹤草30克、地榆炭30克、荆芥炭10克。

【用法】水煎服，一般4剂即可痊愈，服完第1剂量为更多，第2剂后就会逐渐好转。

【主治】经间期出血。

第九节 痛 经

痛经是指在经期、经行前后出现明显下腹部痉挛性疼痛、坠胀或腰酸痛等不适，严重者影响工作和生活。痛经可分为原发性和继发性两类，原发性痛经是指生殖器无器质性病变的痛经；继发性痛经系由于盆腔器质性疾病，如子宫内膜异位、子宫腺肌病、盆腔炎、宫颈狭窄或膜样排经等所引起的痛经。痛经是妇科最常见症状之一，原发性痛经以青少年女性多见，继发性痛经则常见于育龄期妇女。痛经是由于宫颈内口或宫颈管狭窄，子宫过度后倾后屈，经血流通不畅，而使子宫肌发生痉挛性收缩以利经血排出。若子宫平滑肌过度收缩历时较长，造成子宫供血不足，导致厌氧代谢物储积，刺激疼痛神经元而发生痛经。

中医学亦称为痛经，也属于经行腹痛范畴。中医认为本病的发生主要是在经期及经期前后受到致病因素的影响，导致冲任瘀阻或寒凝经脉使气血运行不畅，胞宫经血流通受阻，以致不通则痛；或冲任、胞宫失于濡养，不荣则痛。其病位在冲任、胞宫，变化在气血，表现为痛症。其病性有虚实之别，虚证以气血虚弱，肝肾亏损为主，实证以气滞、血瘀、湿阻为多。

一、西医治疗

治疗前应做常规妇科检查，了解子宫位置，发育情况，有无畸形或包块，有无压痛等，有选择性地做B超、腹腔镜、宫腔镜等以进一步了解盆腔有无器质性病变，明确引起痛经的原因。

1. 前列腺素合成酶抑制剂

通过抑制前列腺素合成酶的活性，减少前列腺素产生，防止出现过强或痉挛性子宫收缩，以减轻或消除痛经，此类药物治疗有效率可达到80%，如布洛芬200～400毫克，3次/日；或酮洛芬20～50毫克，3次/日；双氯芬酸钠、萘普生等。

2. 短效口服避孕药

通过抑制排卵，减少月经血中前列腺素含量，抑制子宫收缩，缓解疼痛，主要适用于无妊娠要求痛经妇女，疗效可达90%以上。避孕Ⅰ号（复方炔诺酮片）或Ⅱ号（复方甲地孕酮片），于月经周期第5日始，每晚口服1～1.5片，连服22日，连用3～6周期；或复方孕二烯酮，月经第1日开始，1片/日，每月服28片；去氧孕烯炔雌醇，月经第1日开始，1片/日，每月服21片，停药后3～7日月经来潮。

3. 钙拮抗剂

常用硝苯地平10毫克，3次/日，痛时舌下含服3～7日。

二、中医治疗

治疗以调理子宫、冲任气血为主，治法分两步，经期重在调血止痛，以治标，及时控制，缓减疼痛，平时辨证求因而治本。

1. 气滞血瘀

经前或经期小腹胀痛，拒按，经血量少，经行不畅；经色紫黯有块，块下痛减，伴乳房胀痛，胸闷不舒；舌质紫黯，或有瘀点，脉弦。

膈下逐瘀汤：理气行滞，化瘀止痛

【组成】当归12克、川芎10克、赤芍15克、香附10克、丹皮12克、甘草5克、桃仁10克、红花10克、枳壳10克、玄胡15克、五灵脂10克、乌药12克。

【用法】水煎服。

【加减】郁而化热，心烦口苦，舌红苔黄，脉数者，加栀子、黄柏、夏枯草，以疏肝清热；小腹胀坠或二阴坠胀不适，加柴胡、川楝子、升麻，以行气升阳；肝气夹冲气犯胃，痛而恶心呕吐者，加吴茱萸、竹茹、法半夏、陈皮，以和胃降逆止呕；膜样痛经酌加莪术、山楂、血竭末、益母草、水蛭。

2. 寒凝血瘀

经前或经期小腹冷痛，得热痛减；或月经推后量少，色黯有块；面色青白，肢冷畏寒，手足欠温，舌黯苔白，脉沉紧。

少腹逐瘀汤加减：温经散寒，化瘀止痛

【组成】小茴香10克、干姜6克、玄胡15克、没药10克、当归12克、川芎10克、官桂10克、赤芍15克、蒲黄10克、五灵脂10克。

【用法】水煎服。

经量过少，色黯，可加鸡血藤、桃仁，活血通经；冷痛较甚，加艾叶、吴茱萸；痛甚而厥，四肢冰凉，冷汗淋漓，加炮附子、细辛、巴戟天，回阳散寒；湿气重者，加苍术燥湿化浊，茯苓健脾渗湿；胀甚于痛者，加杜仲、川续断、狗脊。

3. 湿热瘀结

经前期小腹疼痛或胀痛，拒按，有灼热感，或痛连腰骶，或平时小腹痛，经前，加剧；经量多或经期延长，经色黯红，质稠或夹较多黏液；平时带下量多，色黄，质稠，有臭味；或伴有低热起伏，大便不爽，小便黄短，舌质红，苔黄腻，脉滑数或弦数。

清热调血汤加减：清热化湿，化瘀止痛

【组成】粉丹皮15克、川连3克、生地15克、当归12克、白芍15克、川芎10克、红花10克、桃仁10克、玄胡12克、莪术10克、香附12克。

【用法】水煎服。

【加减】若痛甚连及腰骶部，加川续断、狗脊、秦艽，以清热除湿止痛；若经血量多或经期延长，酌加地榆、槐花、马齿苋、黄芩，凉血止血；带下量多色黄、质稠、有臭味者，加黄柏、土茯苓、椿树皮，除湿止带。本方中清热祛湿之力不足，宜加红藤、败酱草、薏苡仁、车前子；有盆腔炎者，平时可用败酱草、苦参、连翘、黄柏煎液，或毛冬青甲素液做保留灌肠。

4. 气血虚弱

经期或经后小腹隐隐作痛，喜按或小腹及阴部空坠不适；月经量少，色淡，质清稀，面色无华，头晕心悸，神疲乏力，舌质淡，脉细无力。

八珍益母汤：益气养血，调经止痛

【组成】当归12克、白芍15克、川芎10克、熟地15克、党参12克、茯苓15克、白术10克、甘草5克、益母草12克。

【用法】水煎服。

【加减】气虚兼寒，痛喜热者，加艾叶、乌药、肉桂，以温经散寒止痛；血虚甚者，加阿胶、鸡血藤、酸枣仁，以养血安神；若脾气弱者，加砂仁、佛手，也可用十全大补汤或圣愈汤，血虚肝郁，症见胀痛、乳胀、小腹胀痛，加柴胡、丹皮、香附、乌药；兼腰酸痛不适，加菟丝子、杜仲、桑寄生，以强腰补肾；小腹痛喜热熨，加艾叶、小茴香、吴茱萸。

5. 肝肾不足

经期或经后小腹绵绵作痛，伴腰骶酸痛，经色淡黯，量少质稀薄；头晕耳鸣，面色晦暗，健忘失眠，舌质淡红，苔薄，脉沉细。

调肝汤加减：滋肾养肝，止痛

【组成】当归15克、白芍15克、山药30克、阿胶15克、山茱萸15克、巴戟天10克、甘草5克。

【用法】水煎服。

【加减】若腰骶痛甚者，加杜仲、桑寄生、川续断、菟丝子；少腹痛兼胸胁胀痛者，加川楝子、玄胡；经血量少，色黯，加鹿角胶、山茱萸、淫羊藿；夜尿频数者，加益智仁、桑螵蛸、补骨脂；伴肢冷畏寒等肾阳不足者，加仙茅、补骨脂、艾叶、玉桂；潮热者，加鳖甲、青蒿、地骨皮；肝肾不足者，加女贞子、枸杞。

6. 肾虚血瘀

经行第1日腹痛剧烈，量少色紫红有血块，伴有腰酸，多伴有月经后期，神疲、头晕、舌黯淡，苔白，脉沉细。

膈下逐瘀汤

【组成】乌药12克、玄胡15克、当归12克、川芎10克、赤芍15克、桃仁10克、红花10克、五灵脂10克、丹皮12克、川续断15克。

【用法】水煎服。

补肾育宫汤

【组成】当归10克、白芍15克、山药20克、熟地15克、川续断15克、菟丝子15克、紫河车6克、茺蔚子10克。

【用法】本方于经净7日后水煎服至经前3日。

【加减】恶心呕吐，加钩藤、陈皮；昏厥者，加全虫、琥珀；有寒象者，加肉桂、艾叶。

三、中成药

1. 田七痛经胶囊

【主治】各型痛经，尤其是因寒致痛者。

【用法】每次3～5粒口服，3次/日。

2. 玄胡止痛片

【主治】痛经属气滞血瘀证。

【用法】每次3片，3次/日。

3. 妇科调经片

【主治】痛经属气滞血瘀证。

【用法】每次2片，3次/日。

4. 八珍益母丸

【主治】痛经属气血虚弱证。

【用法】每次1丸，3次/日。

5. 归肾丸

【主治】痛经属肝肾亏虚证。

【用法】每次1丸，3次/日。

6. 参茸鹿胎丸

【主治】痛经属寒凝子宫证。

【用法】每次1丸，3次/日。

7. 痛经丸

【主治】血瘀性痛经。

【用法】每次6～9克，3次/日。

8. 益母膏

【主治】一般血瘀性痛经。

【用法】每次1勺，3次/日。

9. 月月舒颗粒

【主治】血瘀性痛经。

【用法】每次1袋每袋10克，3次/日。

10. 女金丸（丹）

【主治】寒瘀性痛经。

【用法】每次1丸，2次/日。

11. 血府逐瘀胶囊

【主治】气滞血瘀痛经。

【用法】每次6粒，3次/日。

12. 少腹逐瘀胶囊

【主治】寒凝血瘀痛经。

【用法】每次3粒，3次/日。

13. 艾附暖宫丸

【主治】寒凝胞中。

【用法】每次9克，3次/日。

14. 肝郁调经膏

【主治】肝郁所致的月经失调、痛经、乳房胀痛、不孕症等。

【用法】口服20～30克/次，2次/日。

15. 温经合剂

【主治】冲任虚寒、瘀血阻塞引起的小腹冷痛、月经不调、痛经等。

【用法】口服10～20毫升/次，3次/日。

16. 九气拈痛丸

【主治】痛经。

【用法】口服6～9克/次，2次/日。

17. 痛经灵颗粒

【主治】气滞血瘀引起的痛经。

【用法】月经来潮前5日开始服药，隔日口服1～2袋/次，2次/日。

四、名医验方

1. 艾家才

痛经汤：养血活血，活血化瘀

【组成】当归、熟地黄各15克，香附、五灵脂各10克，川芎、苍术、白术各8克。

【用法】以上各药共水煎，每日1剂，水煎2次，每次煎15～20分钟，取汁约300毫升，日服3次。以月经来潮前2～3日服为宜。

【主治】原发性痛经。

【加减】实证痛经：①气滞血瘀型。偏气滞者，重用香附；偏血瘀者，重用五灵脂，酌用红花、桃仁；若滞而兼热者，熟地黄改生地黄，加牡丹皮；气滞而兼寒者，加艾叶。②寒湿凝滞型。若满腹疼痛，二便坠胀便溏者，加巴戟天；腰痛者，加续断。③湿热瘀阻型。熟地黄改生地黄，白芍改赤芍；清利湿热，祛瘀止痛，加瞿麦，栀子。虚证痛经：①经行时，加桂枝、生姜，经后用肉桂、炮姜；纳差者，加山楂；兼寒者，加艾叶。②肝肾亏损型。去五灵脂、香附、苍术易白术或，加怀山药；若腰骶痛甚者，加杜仲、续断；夜尿频数者，加益智仁；两肋痛者，加川楝子、郁金；小腹两侧痛者，加小茴香。

【按】本方为调治脾、肝、肾等主要脏器对胞宫的影响，尤以治疗痛经为宜。视其寒热虚实之不同，用兼备之功的药物，从而使临床症状和体征得到改善，以期达到经行畅通，气血安和之目的。

2. 班秀文

化瘀止痛汤：养血活血，化瘀通络

【组成】益母草15克，熟地黄12克，当归、酒白芍、路路通、大枣各9

克，三棱、莪术各5克。

【用法】水煎服。

【主治】瘀血凝滞，胞脉不利之痛经。症见经行周期基本正常，色鲜或紫暗夹紫块，持续少腹疼痛，按之不减，经行之后则舒服，舌淡苔白，脉缓。

暖肝止痛汤：温暖肝肾，养血调经

【组成】川芎6克，艾叶5克，白芍、熟地黄各12克，当归、香附、乌药、益智仁、大枣各9克，吴茱萸2克。

【用法】水煎服。

【主治】寒凝血瘀所致痛经，症见经行少腹剧痛，头晕不食，痛剧呕吐，唇面发绀，肢凉汗出，腰酸胀，膝软弱，经色暗红，偶夹有小血块，经前乳房胀痛，胸肋胀痛，舌淡，苔薄白，脉弦细。

3. 陈雨苍

消痛方：疏肝理气，活血化瘀，养血柔肝

【组成】柴胡、郁金、香附、川楝子、玄胡、蒲黄、五灵脂、白芍。

【用法】水煎服。

【主治】痛经。

【加减】若兼热伴口干，咽干，烦躁易怒，面红唇赤，舌红，月经先期，或经量多，色红者，加丹皮、黑栀、茜草、黄芩等，以清热凉血；瘀阻甚者，经色黯红有块，加丹参、泽兰，以活血化瘀；若经血不畅，再加桃仁、红花，以破瘀通经；因寒致瘀，小腹冷痛，肢冷面青者，加吴茱萸、桂枝，并酌加柴胡、郁金；兼湿甚苔白者，加陈皮、半夏；气滞甚，经前胸闷，胁痛者，加枳壳，宽胸理气；经前乳房胀痛，可增入青皮、橘叶、橘络等，理气通络之品。

4. 程门雪

酒归汤：养血疏肝，行气止痛

【组成】酒洗全当归、失笑散（包煎）各9克，酒炒白芍6克，醋炒柴胡、白芥子各3克，炒橘核12克，炙荔枝核5枚，炙枸桔（打碎）1枚，酒浸两头尖6克。

【用法】水煎服。

【主治】痛经。症见临经少腹弦痛已久，经色黑有块，苔根腻，脉弦细。

归芍汤：温血通经，化痰开郁

【组成】淡海藻、淡昆布各15克，全当归12克，麦门冬、法半夏、制香附、白芍、牡丹皮各9克，栀子、白芥子、炒川芎、郁金各5克，醋炒柴胡、肉桂各3克，左金丸（包煎）2克。

【用法】水煎服。

【主治】痛经。症见行经腹痛，呕吐，乳间疼痛，少腹胀满，口干烦怒，苔薄，脉弦。

石英汤：温经，调冲，止痛

【组成】橘核1.2克，紫石英（打碎）、酒当归、桑寄生、炒杜仲、酒炒丝瓜络、麦门冬各9克，肉桂1.5克，淡吴茱萸、川椒目各2.4克，台乌药3克，酒炒白芍6克，炒陈艾叶5克。

【用法】水煎服。

【主治】痛经。症见月经不调，色淡不鲜，腹痛，腰膝酸楚，苔薄，脉弦数。

5. 蔡小荪

温经散寒汤：温经散寒，活血止痛

【组成】当归12克、川芎10克、赤芍15克、白术10克、紫石英15克、葫芦巴10克、五灵脂10克、川楝子10克、延胡索12克、制香附12克、小茴香10克、艾叶10克。

【用法】水煎服。

若经行不畅血块多者，加川牛膝、泽兰；若痛甚呕吐者，加法半夏、吴茱萸。

炎症痛经方：行血清热止痛

【组成】当归9克、川芎4.5克、赤芍9克、牛膝9克、桂枝2.5克、丹皮9克、败酱草30克、柴胡梢4.5克、延胡索9克、红藤30克。

【用法】水煎服。

【主治】痛经。

6. 戴慧芬

变通逍遥散：疏肝健脾，调和气血

【组成】当归、茯苓各15克，杭菊、香附、佛手、柴胡各10克，薄荷、甘草各6克，煨姜3片。

【用法】每日1剂，水煎2次，早晚分服。

【主治】痛经。

7. 段富津

乌附调气汤：疏肝解郁，行气止痛

【组成】制香附25克，台乌药、延胡索、当归、川芎、厚朴、青皮、柴胡、大腹皮、甘草各15克，木香、干姜各10克。

【用法】水煎服。

【主治】适肝郁气滞之经前或经期少腹胀痛，或胸肋乳房胀痛，嗳气不舒，舌暗苔白，脉虚弦。

理气温中汤：行气温中，止痛

【组成】厚朴20克，香附25克，干姜、草豆蔻、乌药、砂仁、枳壳、川芎、炙甘草各15克，木香、槟榔各10克。

【用法】水煎服。

【主治】痛经。症见腹胀，经前期、经期均痛，舌淡，脉弦迟。

8. 傅方珍

理气活血止痛汤：行气活血，化瘀止痛

【组成】柴胡、当归、赤芍、延胡索各10克，苏梗、郁金、肉桂、蒲黄、制乳香、制没药各6克，小茴香、琥珀、木香各3克。

【用法】水煎服，每日1剂

【主治】少腹寒凝并有气滞血瘀之痛经。

【加减】气滞重者，加青皮；瘀血偏重者，加桃仁、红花；气虚者，加人参、黄芪；有热象者，去肉桂；胃不适者，少用或不用乳香、没药；下焦湿热者，去肉桂，加厚朴、茯苓、川楝子、白蔻仁、车前子；如伴有呕吐者，去乳香、没药，加竹茹、干姜。

【按】本方由少腹逐瘀汤和延胡散加减组成，着重于行气逐瘀。故治疗由少腹寒凝并有气滞血瘀的痛经能收到较好的效果。

9. 黄绳武

调经止痛汤

【组成】当归10克、川芎9克、香附12克、白芍24克、甘草6克、枸杞15克。

【主治】少女痛经。

养血活血汤：养血活血，调经止痛

【组成】白芍20克，枸杞15克，香附12克，当归、川芎各10克，甘草6克。

【用法】水煎服。

【主治】痛经。

【加减】气滞血瘀型，加柴胡、丹参、益母草；血瘀偏重者，加蒲黄、血竭；阳虚寒凝型，加泽兰、鸡血藤、巴戟天；阴虚血滞型，去香附，加生地、丹皮、麦门冬、川楝子；肝肾亏损型，加熟地、山茱萸、川续断；便溏者，加土炒白术、茯苓；呕吐、畏寒肢冷者，加吴茱萸；口苦心烦者，加竹茹。

10. 何子淮

温胞汤：理气活血，散寒止痛

【组成】附子、肉桂、干姜、艾叶、淡吴茱萸、玄胡、香附、广木香、炒当归、炒川芎。

【用法】水煎服。

【主治】寒湿凝滞型痛经，经前小腹骤痛。经行量少难下，色如黑豆汁，手足不温，痛后冷汗自流，或呕吐便泄，面色㿠白，唇青紫。

11. 哈荔田

苓泻术附汤：温化寒湿，疏通血脉

【组成】茯苓、车前子、泽泻各12克，天仙藤、汉防己、炒白术、香附、厚朴各9克，砂仁、陈皮、桂枝、炮姜炭、藿香各6克。

【用法】水煎服。

【主治】寒湿客于冲任，气血运行不畅所致痛经，伴有月经错后，量少有块，色紫黑，间多白带，腹胀肠鸣，纳少便溏，肢体酸痛，四肢冰凉，苔白腻，脉沉缓。

刘寄奴汤：温中健脾，调养气血

【组成】川楝子、白芍、山药、茯苓、刘寄奴各12克，荜茇9克，厚朴6克，炒白术、炮姜炭、木香、甘草、延胡索各5克，附子3克。

【用法】水煎服。

【主治】脾胃虚寒，兼有血瘀之痛经。症见月经量少色淡，有小血块，经期小腹痛胀，按之益甚，经后白带清稀，腰酸乏力，苔白滑，脉沉细。

生地凉血汤：清泻肝胆，凉血滋阴

【组成】当归、车前子各12克，天花粉10克，柴胡6克，龙胆草5克，郁金、黄柏各7克，生地黄、瓜蒌各20克，香附、牡丹皮、冬葵子、大黄各9克。

【用法】水煎服。

【主治】肝胆炽热，炼血成瘀，冲任不畅所致痛经，症见月经先期，量多色紫，大血块，经前小腹坠胀疼痛，心烦易怒，梦多眠差，头晕耳鸣，渴喜冷饮，口苦便干，经后带下粘秽，黄白相间，小便短赤，尿道涩痛，舌红苔黄，脉弦数。

益肾凉血汤：补肝益肾，凉血化瘀

【组成】女贞子、生地黄、白芍、刘寄奴、丹参、茜草各12克，续断、桑寄生、杜仲、墨旱莲、地榆各10克，牡丹皮9克，荜茇、甘草各6克。

【用法】水煎服。

【主治】肝肾两损，血热血瘀，经期小腹坠痛，延及经后绵绵不已，平时腰酸踵痛，头晕心烦，惕然易惊，便软，尿赤，纳谷不香。

12. 何 任

祛瘀调经汤：祛瘀调经

当归9克，女贞子、五灵脂、炒蒲黄各6克，肉桂2克，小茴香1克。

【用法】水煎服。

【主治】气滞血瘀月经不调，少腹冷痛，经行点滴，迁延时日，色暗有血块，肤腠刺痛，多愁郁闷，舌暗苔白，脉沉涩。

13. 金梦贤

痛笑颜丹：温中理气，祛瘀散结，养血活血，调经止痛

【组成】五灵脂炭20克、玄胡20克、蒲黄炭20克、乳香15克、没药20克、香附20克、当归20克、木通10克、大枣15克、甘草6克。

【用法】诸药共研细末，酒糊为丸，如梧桐子大。每次服10克，或30～50粒，2次/日，白开水送下；经前腹痛绵绵者，可用黄酒，或白开水送下，3次/日。

【主治】痛经，属寒凝血瘀者，症见经行前后少腹疼痛如绞，周身不适，寒热往来，四肢厥逆，呕吐不休，甚则昏厥。

14. 孔伯华

化瘀汤：温经通络，化瘀止痛

【组成】赤小豆、藕节各30克，石决明24克，桑寄生18克，盐橘核12克，延胡索、旋覆花、川牛膝、代赭石、车前子（包煎）、白蒺藜、荔枝核、盐水炒乌药各9克，炒牡丹皮、郁金、左金丸各5克，醒消丸（吞服）1.5克。

【用法】水煎服。

【主治】痛经。症见经行腹痛，甚至晕厥，周身不适，苔白，六脉皆弦。

鸡血藤汤：清热利湿，调经和营

【组成】藕30克，鸡血藤15克，萆薢、茯苓皮、盐橘核、黄柏、赤小豆、滑石各12克，知母、土炒焦白芍、延胡索、乌药、旋覆花、代赭石、炒香稻芽、炒香谷芽各9克，杏仁、桃仁、牡丹皮各5克，煨木香3克，川芎3克。

【用法】水煎服。

【主治】痛经。症见经行不畅，腹痛，口渴喜饮，纳食不香，舌苔白腻，脉弦滑数。

甲石止痛汤：滋阴柔肝，清心和化

【组成】石决明30克，生滑石12克，黄柏、知母、旋覆花、郁金、牛膝、瞿麦、萹蓄各9克，生鳖甲5克，莲子心、地骨皮各6克，甘草梢3克，犀黄丸（吞服）1.8克。

【用法】水煎服。

【主治】痛经。症见因血虚肝家失养，经期脘腹疼痛，甚则厥闭，心热下移，小便频数，脉弦滑。

和血止痛汤：柔肝和化，通络止痛

【组成】赤小豆（包煎）24克，川芎、丝瓜络各3克，旋覆花、代赭石、土炒乌药、牛膝、当归、香橼、橘核、知母、黄柏、延胡索各9克，牡丹皮、大腹皮各5克，生牡蛎、草薢各12克，沙苑子6克。

【用法】水煎服。

【主治】痛经。症见因气血不和，导致月经先后无定期，痛发颇剧，脉左关为洪大而弦，右微滑，舌苔白腻。

醒化汤：平肝醒化，调气止痛

【组成】土炒当归3克，茯苓皮、鸡内金、土炒白芍、炒莪术、生牡蛎、乌药各9克，法半夏6克，生石决明15克，黄连、大腹皮各5克，藕节5枚，橘核、益元散各12克。

【用法】水煎服。

【主治】痛经。症见因血分为湿热所阻，每患痛经，兼周身酸疲，脾为湿困，兼为肝乘，晨起作泻，饮食不香，左关脉极洪大，右滑而濡，六脉皆数。

15. 罗元恺

罗氏认为，妇女以血为主，以血为用，经、孕、产、乳均与血有一定的关系，故因腑而致病者，亦较多。其中月经病之痛经，更多由于被阻而致，月经的宣泄，以畅利为顺，不通则痛，瘀血壅阻胞脉，经血不能畅下，故下腹疼痛，血之与气，相辅而行，血既壅阻而成瘀，必兼气滞，故治以化瘀行气止痛为大法。寒者，须温经散寒而化瘀；热着须清热凉血而化瘀，虚者，宜补气血以缓图；壮盛者，可急攻以祛瘀，寒热虚实之不同，处方命药便有所差异，又瘀既为有形之邪，容易结成肿块，这更需于化瘀之中兼用软坚散结之品，才能根治。

田七痛经胶囊：活血化瘀止痛，行气温通

【组成】田七末、醋炒五灵脂、蒲黄、大梅片、广木香、小茴香、川芎、延胡索各适量。

【用法】上药共碾细末，每克药粉分装胶囊3粒，每次服3～6粒，连服3个月为1个疗程。

【主治】防治经期腹痛，并可治胃脘疼痛。

加味失笑汤：活血化瘀，行气止痛

【组成】山稔根30克，益母草25克，大蓟15克，台乌药12克，五灵脂、茜草根、九香虫、白芍各10克，蒲黄、木香、甘草各6克，田三七3克（冲服）。

【用法】水煎服。

【主治】痛经（子宫内膜异位症）。症见经前、经行中期腹痛剧烈时，有呕吐，出冷汗，腰酸，肛门坠痛难忍，经量多，有血块，块出痛减，便溏不爽，舌淡暗，边有小瘀点，苔薄白，脉细数。

16. 梅九如

经验方：活血化瘀，调和冲任

【组成】当归10克、川芎6克、香附10克、玄胡10克、桃仁10克、茺蔚子10克、丹参10克、失笑散15克、白芍15克。

【用法】水煎服。

【主治】血瘀痛经。

17. 蒲辅周

当归艾叶汤：温经散寒，行血止痛

【组成】当归30克、生艾叶15克、红糖60克。

【主治】经行腹痛，下肢及手足冰凉。

【用法】每日1剂，水煎2次，取液300毫升，分3次服，每于经期服。

茺蔚老姜汤：活血止痛

【组成】茺蔚子30克、煨老生姜30克、红糖60克。

【用法】水煎服。

【主治】经行腹痛。

18. 秦建章

舒肝理气活血汤：疏肝理气，和血活血

【组成】当归12克、醋白芍15～30克、丹参15～30克、炒川芎6～10克、乌药6～10克、陈皮6～12克、醋香附10克、醋玄胡10克、柴胡10克。

【用法】水煎服。

【主治】痛经。

【加减】腹痛喜热喜按者，加干姜、吴茱萸各6克，紫苏叶9克；腹痛拒按有血块者，加五灵脂、炒蒲黄、丹皮各10克；腹剧痛者，加川牛膝15克，乳香10克；月经量多者，加阿胶（烊化）10克，黑地榆、乌梅炭各30克，去丹参、川芎；月经量少者，加益母草、鸡血藤各20克；带下量多者，色白，加山药30克，焦白术20克，色黄者，加龙胆草、川柏各10克；恶心呕吐者，加姜半夏、藿香各10克；腰痛者，加黑杜仲30克，桑寄生24克，川续断10克；胃纳差者，加神曲、炒麦芽、炒山楂各10克；头晕头痛者，加熟地20克，山茱萸、枸杞各12克，黄精24克；倦怠乏力者，加太子参、焦白术各10克，黄芪15克。

复方益母草膏：益气补血，理气止痛，活血止血，健脾调经

【组成】益母草500克，当归、白芍、生地黄各130克，炒川芎、陈皮各60克，黄芪、党参各50克，醋香附90克，砂仁15克，红糖500克。

【用法】先将益母草作为第1份，用水9000毫升，煎煮3小时，以益母草稀烂为度；然后再把当归、白芍、生地黄、香附、党参、黄芪作为第2份放在煎过益母草的水里煮沸2小时；再把砂仁、川芎、陈皮放入，煎20分钟，压榨过滤去渣，再放锅内熬至1000毫升，最后把红糖放入溶化成膏，每日早晚各服1次，每次15克（约1汤匙），开水调化送下。

【主治】月经不调、崩漏、痛经、闭经、不孕症等。

19. 裘笑梅

调经定痛汤：活血疏肝，理气祛瘀

【组成】生地黄15克，当归、白芍、川楝子、延胡索、广木香、台乌药各9克，川芎、乳香、没药（去油）各5克。

【用法】水煎服。经前3～5日开始服，服至经行第二天或经净后止。

【主治】气滞型痛经。

【按】本方是裘氏治疗气滞血瘀痛经之验方，临床卓有疗效。

活血祛瘀化癥汤：活血祛瘀，软坚化癥

【组成】炙鳖甲（先煎）、花蕊石各12克，木香、台乌药、赤芍、当归、苏木屑、生蒲黄、三棱各9克，红花、五灵脂各6克，川芎、乳香、没药各3克。

【用法】水煎服。

【主治】膜样痛经，癥瘕积聚。

蒺麦散：疏肝理气消结

【组成】白蒺藜9克、八月扎9克、大麦芽12克、青皮3克、桔梗3克、蒲公英9克。

【用法】水煎服。

【主治】肝郁乳癖、闭经、痛经、不孕症等。

20. 钱伯煊

散寒止痛汤：温经散寒，调和肝胃

【组成】桑寄生15克，当归、木瓜、赤芍、白芍各9克，肉桂、吴茱萸各3克，川芎5克，乌药、青皮、陈皮、法半夏、木香各6克。

【用法】水煎服。

【主治】寒凝气滞，肝胃不和所致痛经。症见痛经，月经周期尚准，经前下腹疼痛，脘部亦痛，腹冷喜按，苔薄白，脉细滑。

21. 沈仲理

热性痛经方：消热消肿，行瘀止痛

【组成】红藤30克，败酱草20克，川芎、赤芍、大生地黄、炒五灵脂各12克，当归、金铃子各10克，制乳香、制没药各5克。

【用法】先将上药用清水浸泡30分钟，再煎煮30分钟，每剂煎2次，经行腹痛开始每日1剂，早晚各服1次。

【加减】如症见膜样痛经，腹痛剧烈兼见呕吐者，加服辅助方；川贝母粉10克，川黄连、公丁香各5克，肉桂3克，4味共研细末，分成5包，每日1包，分2次冲服，吐止即停服，平日可服逍遥丸，每次服6克，2次/日。热性痛经方系由四物汤，加红藤、败酱草、金铃子、五灵脂4味药而成。如属结核性附件炎而痛剧者，则加炙蜈蚣、地龙、全蝎等。

【主治】经行腹痛，往往于行经第1日腹痛剧甚，或见血块落下则痛减，舌质红，苔薄黄，脉弦数。

红酱金铃四物汤：清热消肿，行瘀止痛

【组成】当归10克、川芎10克、赤芍12克、生地12克、红藤30克、败酱草20克、金铃子10克、炒五灵脂12克、制乳香、制没药各5克。

【用法】水煎服。

【主治】痛经属热性者，经行腹痛，第1日痛甚，血块落下则痛减，舌质红，苔薄黄，脉弦或弦数。

【加减】若见膜样痛经，腹痛剧烈兼见呕吐者，加服川连5克、川贝粉10克、公丁香5克、肉桂3克，4味共研成细末，分成5包，每天1包，分两次化服，吐止停服，平日可加服逍遥丸，各服6克，2次/日。

22. 施今墨

二胡正元汤：疏肝理脾，调经止痛

【组成】酒白芍、酒当归、阿胶珠各10克，生地黄、熟地黄、香附、延胡索各6克，醋柴胡、春砂仁、酒川芎、醋艾叶、炒枳壳、厚朴花、紫苏梗、月季花、玫瑰花、枳壳花、枯梗各5克，炙甘草3克。

【用法】水煎服。每届经前均服3剂。待行经痛消后，每届经前1周，早晚各服艾附暖宫丸1丸以巩固疗效。

【主治】痛经。症见经来腹痛，两肋窜痛，情志不舒，时生烦躁，食欲减退，形体瘦弱，面色少华，舌苔腻，脉细数。

橘核温经汤：调冲散寒，化湿止痛

【组成】益母草12克，阿胶珠、延胡索、酒当归、白芍、醋香附、盐荔核、盐橘核各10克，生地黄、熟地黄、艾叶、台乌药、川楝子各6克，砂仁、酒川芎各5克，桂枝、柴胡、炙甘草各3克。

【用法】水煎服。每于月经前一周连服数剂，连续服几个周期。

【主治】痛经。症见月经初期，腹痛甚剧，量少色黑，舌苔正常，脉象沉迟。

23. 王潮宗

化痛汤：化瘀，理气，止痛

【组成】川芎20克，当归、益母草、佩兰、肉桂、延胡索、香附、五灵脂各15克，细辛5克。

【用法】每日1剂，水煎2次，早晚分服。

【主治】经前或经期腹痛，少腹及乳胀，血色紫黑，淋涩不畅，量少刺痛。

除瘤化积汤：散结除癥，行瘀止痛

【组成】夏枯草50克，瓦楞子30克，桂枝、赤芍、续断、茯苓、丹参、葫芦巴各20克，桃仁5克，水蛭3克。

【用法】水煎服。

【主治】经行腹痛，月经不调或前后不定期，子宫肌瘤或内膜增生。

24. 王渭川

银甲丸：清热解毒，化瘀止痛

【组成】银花15克、连翘15克、升麻6克、红藤20克、蒲公英12克、生鳖甲15克、紫花地丁12克、生蒲黄10克、椿皮10克、大青叶10克、茵陈10克、琥珀末1.5克、桔梗10克。

【加减】若痛连腰骶，加川续断、狗脊、秦艽；若月经量多者，加生地榆、马齿苋、茜草炭。

25. 王子喻

姜桂乌珀丸：温经散寒止痛

【组成】干姜100克、肉桂200克、制首乌60克、琥珀30克。上药共为细末，制成水泛为丸，每袋12克。

【主治】寒湿凝滞型痛经。经前或经期小腹冷痛，得热则减，按之痛甚，经量少，色黑有块，畏寒便溏或恶心呕吐，舌边紫，苔白腻，脉沉紧，临床应用时可用1～2味中药。

【用法】煎汤送服丸剂。

【加减】若小腹剧痛、呕吐，肢凉出冷汗者，加吴茱萸、高良姜；小腹胀甚，加乌药、炒小茴香；腰痛，加狗脊、石楠叶；经行不畅血块多者，加红花、益母草；腹泻者，加炒苍术、补骨脂，煎汤送服丸药。

香桂胡珀失笑散：散寒运气，化瘀止痛

【组成】沉香木（吞服）3克或广木香10克、肉桂10克、醋炒玄胡10克、琥珀末（吞服）1.5克、生蒲黄10克、五灵脂10克。

【主治】痛经。经前经期小腹冷痛作胀，月经量少色暗，伴有血块，舌质暗，脉沉弦，为寒凝气滞血瘀者。

【加减】若寒甚，小腹冷痛剧烈，呕吐出冷汗者，加干姜、吴茱萸；如胀甚于痛，加制香附、乌药。

26．王玉玲

调经1号方：养血调经，活血化瘀

【组成】当归、川芎、白芍、熟地、香附、丹参、五灵脂、白术、益母草各10克，甘草3克。

【用法】水煎服。

【主治】月经不调，痛经、闭经。

【加减】经前及经期第1～2日，以赤芍易白芍；月经渐净或经行5日以上，去川芎，加入阿胶；经后予以养血、调经、益肾；若经后带下，量多色黄，则予清利止带；气滞瘀血重者，加乌药、桃仁、红花、泽兰；经行胸乳胀痛者，加柴胡、郁金；经行腰痛，加杜仲、川续断、牛膝。以经前、经期、经后3个阶段为1个周期，3个周期为1个疗程。

27．吴培生

调冲痛经方：调气行血，疏达冲任

【组成】丹参15～30克，制香附10～15克，大安桂6～12克，泽兰15克，延胡索、赤芍、红花、广木香各10克，川芎5克。

【用法】每日1剂，水煎2次，早晚分服。在痛经发作期服药，坚持服3～5个月经周期。

【主治】各型痛经

【加减】小腹冷痛，经色淡褐者，加炮姜6克、台乌药12克；小腹两侧刺痛，经色鲜红者，去大安桂，加牡丹皮、焦山栀各10克；血量多者，去红花，加艾叶炭10克；有紫血块者，加莪术9克；经色淡者，加制附片5克；经后隐痛，量少质淡者，加炙黄芪、补骨脂各12克；空腹腰酸者，加巴戟天、菟丝子各10克；经血淋漓不畅者，加桃仁12克；肋痛乳胀者，加川郁金10克，柴胡8克，路路通12克。

28. 胥受天

暖宫汤：疏肝理气调脾，温宫散寒，通经止痛

【组成】当归10克、白芍15克、川芎6克、吴茱萸5克、肉桂3克、玄胡10克、徐长卿10克、香附10克、五灵脂10克、黑蒲黄10克、干姜2克、桃仁10克、红花5克、甘草3克。

【用法】水煎服。

【主治】子宫寒性痛经。

【加减】气滞血瘀型：症见经前或经行小腹胀痛拒按，伴乳房胀，经行不畅，经色紫暗，有血块，血块排出后痛轻或消失，舌紫或有瘀点，脉弦或弦滑，方用暖宫汤去干姜、肉桂，加枳壳、乌药、川楝子等疏肝理气止痛之品。寒凝型：症见经行及其前后小腹冷痛，喜按，得温则减，畏寒身痛，经量少，色黯淡，或有块。实寒者，暖宫汤去徐长卿、干姜、香附，加炮姜、小茴香；寒凝甚者，加附子。虚寒者，用暖宫汤，加补骨脂、巴戟天。气虚血弱型：症见经行或经后小腹隐隐作痛，伴有小腹下坠感，或肛门下坠感，喜按，月经量或少色红或淡，面色无华，或神疲乏力，暖宫汤去肉桂、五灵脂、蒲黄、干姜，加熟地、党参、黄芪。肝肾不足型：症见经行或经后小腹隐隐作痛，腰骶部酸痛，或有潮热，或腰膝酸软，或耳鸣，经量少，色淡，暖宫汤去吴茱萸、肉桂、五灵脂、黑蒲黄、干姜，加杜仲、巴戟天、川续断、怀山药。湿热下注型：症见经前及经行小腹疼痛拒按，下身有灼热感，经色黯红，质稠，经血有秽味，或伴有带下色黄，质粘，暖宫汤去吴茱萸、肉桂、干姜，加红藤、生薏苡仁等。

29. 夏桂成

补阳消癥汤：温补肾阳，消瘀化痰

【组成】怀山药10克、川续断10克、菟丝子10克、鹿角片10克、当归10克、赤芍10克、白芍10克、丹皮10克、茯苓10克、白芥子10克、石见穿15克、五灵脂9克、生山楂10克。

【用法】水煎服。

【主治】子宫内膜异位症、痛经。

【加减】若小腹与肛门坠痛、神疲乏力，大便易溏，加黄芪、党参、升麻；胸闷烦躁，乳房胀痛，大便艰者，加川楝子、栀子、薏苡仁。

逐瘀调经汤：逐瘀通脉，化脱子宫内膜

【组成】益母草15～30克，当归、赤芍、五灵脂、三棱、莪术各10克，肉桂（后下）3克。

【用法】水煎服。

【主治】临床上表现较重的血瘀性痛经，血瘀性出血痛经，如膜样性痛经、子宫内膜脱落不全性月经过多。

【加减】腰痛明显者，加续断、杜仲、狗脊各10克，必要时亦可加入制附片6～9克、艾叶10克，以加强温阳补肾的作用，而促进子宫内膜化解和脱落；神疲乏力，小腹作坠，大便溏稀者，加用白术10克，黄芪、党参各15克，煨木香5克，以健脾益气，温运中阳而有助于子宫内膜脱落；腹痛剧烈，腹痛拒按者，加入延胡索、景天三七各10克，制乳香、制没药各6克，以增强化瘀止痛之力；经量较多，头昏心慌者，加入炒蒲黄（包煎）、血竭粉（吞服）各6克，花蕊石15克，以增强化瘀止血的作用；胸闷烦躁，舌苔黄腻者，加入钩藤15克，制苍术、炒丹皮各10克，炒柴胡5克，以清肝经湿热；口苦烦热口渴，大便干燥者，加枳壳10克、大黄（后下）6克，以增强逐瘀脱膜的功能，而达到迅速缓解病情之目的。

【按】本方为夏桂成教授治疗血瘀性痛经、血瘀性出血性痛经之常用方。曾以上方治疗膜样痛经、子宫内膜脱落不全性月经过多，均取得显著疗效。

补肾促排卵汤：滋阴助阳，调气活血

【组成】当归10克，赤芍、白芍各10克，怀山药、山茱萸、熟地、丹皮、茯苓、川续断、菟丝子、紫石英（先煎）各10克，红花6克。

【用法】水煎服。

【主治】功能性痛经，经间排卵期交替发作疼痛。

痛经汤

【组成】钩藤15克，丹皮、丹参、赤芍、灵脂各10克，肉桂（后下）5

克，广木香6～9克，玄胡12～15克，川续断、杜仲各10克，益母草15克，茯苓10克。

【用法】水煎服。

30. 张良英

痛经1号：理气活血，通经止痛

【组成】当归、川芎、赤芍、丹参、台乌药、枳壳、延胡索、五灵脂、桂枝、甘草各适量。

【用法】水煎服。

【主治】气滞血瘀型痛经。

31. 朱南孙

化膜汤：化膜行滞，散瘀止痛

【组成】血竭末（吞服）3克、生蒲黄（包煎）15克、五灵脂10克、生山楂9克、刘寄奴12克、青皮6克、赤芍9克、大黄炭4.5克、参三七（吞服）3克。

【用法】水煎服。

【主治】膜样痛经，膜状脱落较甚者，加娑罗子、路路通、丝瓜络。

32. 朱小南

调经止痛方：经前疏肝和胃，经期健脾束带

【组成】经前有预兆时方药为：制香附、台乌药、焦山楂各9克，郁金、当归、白芍、延胡索、川楝子、乳香、没药、苏梗各6克，煨木香4克。经期中服方药为：当归、白术、陈皮、黄柏各6克，茯苓、黄芪、椿根皮、乌贼骨、仙鹤草各9克，薏苡仁、黑地榆各12克。

【用法】每日1剂，水煎2次，早晚分服。

【主治】经行腹痛（肝郁脾虚，带脉不固型）。症见经来腹痛，痛势逐年加剧，经来提早，临经前有预兆，出现精神不舒，胸闷肋胀，食欲不振，腰酸带下等症状；经来时有吐泻交作，有时痛极引起手足抽搐，昏厥不醒，经量尚正常，平素白带多，舌苔薄白，脉细弦。

缓带汤：疏气滞，缓带脉

【组成】巴戟天、台乌药、制香附、杭白菊各9克，紫苏梗、延胡索、焦白术、广郁金、全当归各6克，枳壳5克，炙甘草3克。

【用法】水煎服。

【主治】初潮开始即感经来腹痛，痛至经净，月经超早，量多，临经预感胸闷腰酸，小腹坠胀，绕腰一周有坚张感，舌苔薄白，脉弦细。

33. 章次公

桃仁止痛汤：温经散寒，解凝止痛

【组成】桃仁泥15克，延胡索、制香附、牡丹皮、旋覆花（包煎）各9克，羌活、香甘松各6克，生麻黄2.4克，六轴子1.5克，甘草3克。

【用法】水煎服。

【主治】痛经。症见经后凝痛，在腹之右侧，按之亦痛。

第十节 闭 经

闭经是指女子年逾16周岁，月经尚未来潮，或以往曾已建立正常月经周期，又因某种病理性原因而月经停止6个月以上者。前者称原发性闭经，后者称继发性闭经。本病不包括妇女青春期前、哺乳期及绝经期后的生理性闭经，亦不包括由于宫颈、阴道和处女膜的先天性缺陷或后天性损伤所引起的粘连闭锁，使月经不能外排的假性闭经。

闭经的原因主要是下丘脑—垂体—卵巢轴的神经内分泌调节和靶器官子宫内膜对性激素的周期反应，其中任何一个环节发生障碍都会导致闭经。另外，全身性疾病，如营养不良；慢性消耗性疾病，如贫血、糖尿病；内分泌腺功能障碍，如肾上腺皮质功能失调、甲状腺功能失调，以及环境骤变、精神因素亦可引起闭经。

中医学也称闭经，亦属于女子不月、月事不来、血枯、血隔等范畴。中医认为闭经发病多因脏腑功能失常，气血失调致精血不足，冲任不盈，血海空虚，无血可下；或邪气阻隔，冲任不通，经血不得下行而致。其病位主要在冲任、胞宫，与肝、肾、脾有关。其病性有虚实之别，虚证多以肝肾不足、气血虚弱、阴虚血燥为主；实证以气滞血瘀、痰湿阻滞为多。

本病治疗虚者，先以调补为主，不急于通经，待气血充足，如阴道分泌物增多、乳房胀满时再加和血通经之品。

一、西医治疗

治疗前应进行全身检查、妇科检查、子宫内膜检查、卵巢功能检查、B超、催乳激素检查、垂体功能检查和甲状腺、肾上腺功能测定、CT、磁共振检查、性激素检查、腹腔镜检查等，以便协助诊断，查明病因，指导临床。

（一）高促性腺素性闭经

1. 雌激素替代治疗

适用于无子宫者。结合雌激素0.625～2.5毫克/日（自低剂量开始）或戊酸雌二醇1～2毫克/日，连服21日，停药1周后重复使用。

2. 雌、孕激素序贯治疗

自出血第5日起，结合雌激素0.625毫克/日或戊酸雌二醇2毫克/日，连服20～22日，后10日配安宫黄体酮8～10毫克/日。

（二）低促性腺素性闭经

1. 无生育要求病例

采用周期性孕激素治疗、即安宫黄体酮10毫克/日，连服5日，每8周1次。或黄体酮针20毫克/日，共3日。

2. 要求生育病例

氯米芬、人绝经期促性腺激素、促性腺释放激素激动剂，可单用或联合应用。

3. 溴隐亭

适用于高催乳素血症伴正常垂体或垂体微腺瘤者。

根据血催乳素水平每日口服溴隐亭2.5～7.5毫克从小剂量开始。如出现头晕、恶心、呕吐等不良反应可加用维生素B_1或维生素B_6，不行可减量。

4. 甲状腺片

适用于甲状腺功能低下引起的闭经，用法为30～60毫克口服，每日

1～3次。

5. 肾上腺皮质激素

泼尼松10毫克，每日2～3次；地塞米松每次2毫克，每日2～3次，以抑制促肾上腺皮质激素的分泌。

二、中医治疗

闭经的治疗应根据病症的虚实。虚者，补而通之；实者，泻而通之；虚实夹杂者，当补中有通，攻中有养。切不可不分虚实概以活血理气而通之。

1. 肾气亏损

年逾16岁尚未行经，或月经初潮偏迟，有时月经停闭，或月经周期建立后，由月经延后，经量减少渐至月经停闭；或体质虚弱，发育欠佳，第二性征发育不良；或腰膝酸软，头晕耳鸣，夜尿频多，舌淡黯，苔薄白，脉沉弱。

加减苁蓉菟丝子丸：补肾益气，调理冲任

【组成】熟地、肉苁蓉、覆盆子、当归、枸杞、桑寄生、菟丝子、艾叶、淫羊藿、紫河车。

【加减】夜寐多梦，加夜交藤、五味子、煅牡蛎；畏寒肢冷、腰痛如折，大便溏薄或性欲淡漠，加巴戟天、仙茅、补骨脂。

四二五合方加味，以补肾养血调经

【组成】熟地15克、当归10克、白芍10克、川芎10克、菟丝子10克、枸杞10克、覆盆子10克、车前子10克、五味子10克、仙茅10克、淫羊藿10克、香附10克、川牛膝10克。

【用法】水煎服。

【加减】神疲乏力、少气懒言明显者，加党参、黄芪。若后期量少，色黯者，加紫河车、制首乌、丹参等补养精血；若阳虚明显表现为畏寒肢冷、小便清长、夜尿频多、带下量多、质清稀者，加鹿角霜、附子、芡实、金樱子，以温阳化气，固涩止带；病程较久者，可加肉桂以鼓舞血气生长，若兼有潮热、盗汗、心烦等阴虚者，去仙茅、淫羊藿，加女贞子、墨旱莲、地骨皮等养阴清热。

2. 气血虚弱

月经推后，经量渐少，色淡红，质薄，渐至经闭不行；神疲肢倦，头晕眼花，心悸气短、失眠多梦、面色萎黄，舌淡苔薄，脉沉缓或细弱。

人参养荣汤加味：益气养血调经

【组成】人参、黄芪、白术、茯苓、陈皮、甘草、熟地、当归、白芍、五味子、远志、肉桂。

【加减】若因产后大出血所致的闭经（即希恩综合征），除见上述症状外，尚伴有性欲淡漠，全身毛发脱落，阴道干涩，无白带，生殖器官萎缩。此为经血不足，营血亏损，冲任虚衰，加紫河车、鹿角霜、鹿茸等血肉有情之品；若见畏寒肢冷，加仙茅、炮姜；失眠多梦，加夜交藤、五味子。

或归脾汤：益气养血，调补冲任

【组成】人参10克、黄芪15克、白术12克、茯苓10克、远志10克、陈皮10克、五味子10克、菟丝子15克、当归10克、白芍10克、熟地12克、制首乌15克、肉桂3克、炙甘草6克。

【用法】水煎服。

3. 阴虚血燥

月经后期，经量少，色红质稠，渐至闭经不行，五心烦热，颧赤唇红，咽干舌燥，盗汗甚至骨蒸劳热，形体消瘦，干咳或咳嗽唾血，舌红苔少，脉细数。

一阴煎加减：养阴清热调经

【组成】生地、熟地、白芍、麦冬、知母、地骨皮、炙甘草、丹参、黄精、女贞子。

【用法】水煎服。

【加减】心烦、心悸，加柏子仁、珍珠母；汗多，加沙参、浮小麦、煅龙牡；失眠，加五味子、夜交藤；虚烦潮热甚者，加青蒿、鳖甲；咳嗽咯唾血者，加五味子、百合、阿胶。

4. 气滞血瘀

既往月经正常，突然闭经不行，胸肋、乳房胀痛，精神抑郁，少腹胀拒按，烦躁易怒，舌紫黯有瘀点，脉沉弦而涩。

血府逐瘀汤加减：理气活血，祛瘀通络

【组成】桃仁、红花、当归、生地黄、川芎、赤芍、牛膝、桔梗、柴胡、枳壳、甘草。

【用法】水煎服。

【加减】若少腹疼痛拒按者，加姜黄、三棱、莪术；烦躁易怒、胁痛，加栀子、川楝子；若因实热滞涩而症见小腹疼痛灼热，带下色黄、脉数、苔黄，佐以清热化瘀，加黄柏、败酱草、丹皮。

5. 痰湿阻滞

月经延后，经量少，色淡，质黏腻，渐至停闭，或带下量多，色白，或形体肥胖，胸闷泛恶，神疲倦怠，纳少痰多，苔腻，脉滑。

四君子汤合苍术导痰丸加减：健脾燥湿化痰，活血调经

【组成】党参、白术、茯苓、陈皮、法半夏、甘草、苍术、香附、南星、枳壳、生姜、神曲、当归、川芎、菟丝子、丹参、鸡血藤。或茯苓15克、半夏10克、陈皮10克、甘草6克、苍术10克、香附10克、胆南星6克、枳壳10克、生姜10克、神曲10克、当归10克、川芎10克。

【加减】若呕恶胸闷明显者，加佩兰、川朴；若以湿热为主症见小腹隐痛、带下黄白、质黏腻、有臭味，苔黄腻，脉滑数者，宜于四妙散（苍术、黄柏、薏苡仁、怀牛膝、丹皮、茯苓、败酱草、丹参、泽兰）。

6. 寒凝血瘀

月经后延，量少，或停闭数月，小腹冷痛拒按，得热则减，或形寒肢冷，面色青白，舌紫黯，苔白，脉沉紧或沉涩。

温经汤加减：温经散寒，活血通经

【组成】人参10克、当归10克、肉桂6克、川芎10克、白芍10克、莪术10克、丹皮10克、牛膝10克、制香附10克、甘草3克。

【加减】若小腹冷痛较剧者，加艾叶、小茴香；形寒肢冷者，加制附子、淫羊藿。

【用法】水煎服。

三、中成药

1. 妇科通经丸

【主治】痛经、闭经。

【用法】口服3克/次，1～2次/日。

2. 妇科养坤丸

【主治】血虚肝郁而致月经不调，闭经、痛经、经期头痛等。

【用法】口服1丸/次，2次/日。

3. 薯蓣丸

【主治】气血两虚，肺脾不足所致之虚劳，胃脘痛、闭经、月经不调。

【用法】口服2丸/次，2次/日。

4. 甲鱼软煎膏

【主治】瘀血阻络引起癥瘕痞块，经闭不通，脘腹疼痛，小儿疳积。

【用法】本品为摊于布上的黑膏药，加温软化，贴于脐腹。

5. 通经甘露

【主治】血瘀阻滞所致的经闭不通，小腹疼痛或经血量少，少腹疼痛拒按及癥瘕积块。

【用法】6克/次，2次/日，黄酒或温开水送服。

四、名医验方

1. 白安宁

调经堕胎方

【组成】当归、川芎、赤芍、泽兰各12克，桃仁、红花、益母草、冬葵子各15克，木香、三棱、莪术、牛膝、苏木、土鳖虫、水蛭各10克。

【用法】水煎服。

【主治】适血瘀型闭经，早孕50日之内堕胎。

2. 陈苍雨

闭经方：疏肝养血，活血通经

【组成】柴胡6克、郁金9克、香附9克、丹参9克、当归6克、赤芍9克、牛膝9克、川芎6克、益母草12克。

【用法】水煎服。

【主治】气滞血瘀型闭经。

【加减】若寒凝血瘀，经闭不行，可加桂枝、吴茱萸；血虚闭经，可加鸡血藤、白芍、首乌、熟地等。

3. 蔡连香

养血补肾片：补肾益精，养血调经

【组成】菟丝子20克、覆盆子15克、枸杞12克、当归10克、黄芪10克、巴戟天10克、鸡血藤12克。

【用法】月经周期第5日开始服药，连服20日，停10日，未来月经再服1个疗程。

【主治】肾虚闭经，月经后期。

4. 蔡小荪

龟鹿培元方：育肾培元，温补冲任

【组成】熟地12克、当归9克、龟板9克、鹿角霜9克、肉苁蓉9克、巴戟天9克、人参3克、白茯苓12克、红花4.5克。

【用法】水煎服。

【主治】肾气不足，冲任虚损而致闭经，腰脊酸楚，心悸恍惚，脉沉微细。

【加减】小腹冷痛，加吴茱萸3克、煨木香3克、紫石英9克；面目浮肿，加葫芦巴9克、淡附块9克；小便不禁，加煨益智仁4.5克、刺蒺藜9克；眩晕心悸，加柏子仁9克、珍珠母15克、潞党参12克；腰酸如断，加杜仲9克、狗脊9克、石楠叶9克；纳谷不馨，加青皮4.5克、陈皮4.5克、玫瑰花2克；痰涎壅滞，加法半夏6克、制胆星4.5克、白芥子3克。

滋肝补益方：柔肝养血，调补冲任

【组成】生地12克、熟地12克、当归9克、白芍9克、制首乌9克、女贞子9克、制黄精12克、红花4.5克、茺蔚子9克、柏子仁9克、潞党参12克。

【用法】水煎服。

【主治】营血不足，冲任亏损，而经闭不通，眩晕心悸，烦热神疲，体弱瘦羸，面色无华，脉细或虚。

【加减】血不养肝，头目胀痛，加枸杞9克、稽豆衣9克、夜明砂（包煎）9克；心悸少寐，去首乌，加合欢花9克、茯神9克、夜交藤12克；烦热盗汗，加地骨皮9克、炙鳖甲9克、酸枣仁9克；血虚指麻，加秦艽6克、鸡血藤12克。

导痰顺气方：化痰导滞，行血通经

【组成】川芎4.5克、当归9克、制香附9克、川牛膝9克、石菖蒲4.5克、制胆星4.5克、白芥子3克、法半夏4.5克、枳壳4.5克、白茯苓12克、焦白术9克、青皮4.5克、陈皮4.5克。

【用法】水煎服。

【主治】积痰下流胞门，闭塞不行，或肥人脂满，痰涎壅盛，月事不行。

【加减】气郁胸闷，加广木香3克、瓜蒌皮9克；血瘀腹疼，加元胡9克、丹参9克；血虚眩晕，加柏子仁9克、枸杞9克、鸡血藤9克；纳谷不馨，加谷芽12克、麦芽12克、焦神曲9克；肝郁乳胀，加柴胡4.5克、广郁金9克、穿山甲9克；面热升火，加炒知母6克、炒黄柏6克、生牡蛎30克；烦躁易怒，加焦小麦15克、川芎4.5克、生甘草4.5克。

六郁舒解方：舒气解郁，活血调经

【组成】川芎4.5克、当归6克、制香附9克、枳实4.5克、郁金9克、红花4.5克、生山楂9克、瞿麦9克。

【用法】水煎服。

【主治】七情郁结，经水不通，纳少嗳气，脘腹胀闷，脉弦略滑，苔薄黄腻。

【加减】气滞腹痛，加金铃子9克、乌药6克；喉间痰滞，加白芥子3克、莱菔子9克；湿郁小便不利，加卷柏9克、益母草9克；食滞胀满，加焦神曲9克、谷芽12克；热结便秘，加生大黄9克、全瓜蒌12克。

强精还春方：益肾强精，滋补冲任

【组成】熟地12克、当归9克、白芍9克、枸杞9克、肉苁蓉9克、制首乌9克、鹿角霜9克、炙黄芪12克、核桃肉9克、紫河车9克、炮山甲9克。

【用法】水煎服。

【主治】产期出血过多，继发闭经，形体羸瘦，畏寒肢清，腰酸神疲，心悸健忘，眩晕纳少，性欲低下，毛发易落，脉细无力等。

【加减】气虚甚，加潞党参12克、制黄精9克；肾阳虚衰，加淡附片9克、淫羊藿12克、仙茅9克；眩晕少寐，加煅龙骨15克、煅牡蛎12克、龙眼肉9克、朱茯神9克；纳谷不馨，加陈皮4.5克、玫瑰花2克。

化脂调经方：理气消痰，化脂调经

【组成】全当归10克、川芎6克、苍术5克、制香附10克、云茯苓12克、制南星6克、焦枳壳5克、白芥子3克，青、陈皮各5克，生山楂15克。

【用法】水煎服。

【主治】因痰湿阻滞而引起的月经失调，或经量减少，甚至闭经；体型逐渐肥胖，喉间多痰，肢体倦怠，胸闷脘胀，或不孕者，苔多白腻或薄腻，脉弦滑或濡或缓。

【加减】痰涎多而欲呕者，可加姜半夏；经前头晕如蒙，或语无伦次，或情绪异常者，加菖蒲、郁金；大便不通者，枳壳易枳实，或加全瓜蒌；经闭不行者，可加牛膝、泽兰叶；痰湿壅滞、络道阻塞者，可加皂角刺、路路通、山甲片、王不留行等。

育阴养血方：滋肾养血

【组成】炒当归9克、生地9克、熟地9克、川芎9克、熟女贞9克、淫羊藿12克、肉苁蓉9克、狗脊9克、山茱萸9克、制黄精12克、河车大造丸（吞服）6克。

【用法】水煎服。1个月为1个疗程，通常观察3个月，最好能同时测基础体温，经治疗后体温如能呈现双向，即预示病情好转，继用。

【主治】原发性闭经。

调经方：活血调气通经

【组成】炒当归9克、熟地9克、川芎4.5克、怀牛膝9克、丹参9克、制香附9克、桂枝3克、红花4.5克、泽兰9克。

【用法】水煎服。

【主治】原发性闭经。

5. 戴德英

温肾通经方：温肾填精通络

【组成】肉苁蓉10克、巴戟天10克、黄芪20克、熟地15克、当归12克、川芎10克、鸡血藤20克、白芍10克、磁石（先煎）30克、阿胶（烊化）10克、鹿角片（先煎）10克、泽兰叶12克、紫河车粉（吞服）6克。

【用法】水煎服。

【加减】经本方治疗后，如觉下腹胀痛，有行经之感，可改服桃红四物汤，加淫羊藿、巴戟天、益母草、香附、王不留行；如果服桃红四物汤后腹胀甚而经血不下，闭经，可再服本方。

【主治】希恩综合征，闭经。

6. 金梦贤

补肾通络汤：补肾扶脾

【组成】党参15克、白术10克、茯苓10克、生熟地各15克、丹参30克、首乌30克、砂仁10克、香附10克、山茱萸10克、当归10克、白芍10克、鸡血藤30克、牛膝30克、益母草30克、丹皮10克。

【用法】水煎服。

【主治】虚性闭经。

破瘀通经汤：破瘀通经

【组成】柴胡10克、当归10克、赤白芍各10克、川芎10克、益母草10克、山楂10克、鸡内金10克、香附10克、桃仁10克、红花10克、牛膝30克、玄胡10克。

【用法】水煎服。

【主治】瘀阻（含寒凝、痰阻、血瘀）闭经。

【加减】寒凝者，加附子15克、炮姜10克、肉桂5克；热结者，加大黄5克、土鳖虫15克、牡丹皮10克；痰阻者，加苍术10克、桔红10克、泽兰10克；气郁甚者，加乌药10克；血瘀腹部，按之块多者，加三棱10克、莪术10克、麝香（吞服）1克。

7. 刘奉五

瓜石汤：适用于阴虚胃热引起的血固闭经

【组成】瓜蒌15克，石斛、生地、瞿麦、牛膝、益母草各12克，玄参、麦冬、车前子各9克，马尾连6克。

【用法】水煎服。

四二五合方：适用于血虚、肾亏所引起的闭经或希恩综合征

【组成】熟地、牛膝、仙灵脾各12克，枸杞15克，白芍、覆盆子、菟丝子、五味子、仙茅各9克。

【用法】水煎服。

8. 刘敏如

自拟方：补肾养血填精

【组成】女贞子20克、肉苁蓉20克、制乌药20克、山茱萸15克、黄精15克。

【用法】上药煎汤，将紫河车粉3克分3次用中药煎剂冲服，每日1剂，分3次口服，1个月为1疗程，连续治疗3个疗程。

【主治】血虚肾亏所引起的经闭或希恩综合征。

9. 李春华

化痰破瘀通经汤

【组成】当归、柴胡、白芍、茯苓、白术、益母草、鸡血藤各15克，川芎、陈皮、法半夏各10克。

【用法】水煎服。

【主治】痰瘀型闭经。

10. 李竹兰

痰湿闭经方

【组成】苍术15克、茯苓18克、川芎、神曲、半夏、陈皮、香附、桃仁、车前子、王不留行各12克，鸡内金、仙灵脾、川续断各30克，当归、牛膝各15克，肉桂6克。

【用法】水煎服。

【主治】痰湿不净，月经后期量少，多囊卵巢综合征。

11. 裘笑梅

养血补肾助阳饮：补督肾，壮元阳，养血液，生精髓

【组成】当归12克、丹参15克、白芍9克、熟地30克、菟丝子9克、肉苁蓉9克、巴戟天9克、淫羊藿12克、仙茅9克、鹿角胶（烊化）12克、紫河车粉（吞服）3克。

【用法】水煎服。

【主治】产后脱血，肾阳虚损致闭经或希恩综合征。

12. 孙一民

活血汤：活血理气

【组成】当归9克、桃仁9克、红花9克、泽兰9克、益母草12克、丹参30克、白芍9克、柴胡6克、香附9克、广皮9克、牛膝9克、甘草3克。

【用法】水煎服。

【主治】闭经气滞血瘀型，症见月经数月不行，小腹硬痛，乳房胀痛，脉沉涩，舌质紫，苔白。

13. 沈丽君

三味通经方：散瘀通经

【组成】生山楂30～45克、鸡内金5～9克、刘寄奴12克。

【用法】水煎服。

【主治】闭经。

【加减】肝脾失调者，合归芍六君子汤以养血益气，调理肝脾，加党参、白术、茯苓、陈皮、当归、白芍、制半夏、甘草各9克；冲任不足者，合调肝汤以补肝肾，益冲任，加枸杞、肉苁蓉、川续断、淫羊藿、巴戟天、菟丝子、黄芪各9克，肉桂3克，石楠叶12克，紫石英15克；阴虚津枯者，合瓜石汤以滋阴清热通络，加瓜蒌15克，玄参、麦冬、车前子各9克，石斛、生地、瞿麦、牛膝、益母草各12克，黄连3克；血滞经闭者，合桃红四物汤以活血调经，加桃仁12克，红花5～6克，当归、川芎、生地、赤芍各9克；肝郁气滞者，合逍遥散以疏肝解郁，加柴胡5～6克，当归、白芍、茯苓、郁金各9克，香附、王不留行各9～12克，鹿角霜9克，石决明30克，经讯见后，可用乌鸡白凤丸和河车大造丸巩固效果。

14. 三晋平遥道虎璧王氏妇科经验方

王氏养经汤：健脾益肾

【组成】熟地30克、土白术30克、当归身15克、炒山药15克、炒白芍10克、炒酸枣仁10克、麦冬10克、醋香附3克、炒杜仲3克、紫河车15克、巴戟天10克、黄精15克、党参6克、丹皮6克、甘草3克。

【用法】水煎服。

【主治】妇女闭经，尤其是子宫偏小，子宫内膜较薄的闭经，平素经水量少，色淡，腰酸乏力之闭经。

15. 吴　熙

当归四逆汤

【组成】当归15克、桂枝10克、芍药12克、细辛15克、甘草6克、通草10克、大枣5枚。

【用法】水煎服。

【主治】闭经、多囊卵巢综合征。

16. 翁光辉

八物汤：补血行气，调补冲任

【组成】熟地15克、当归12克、川芎12克、赤芍12克、三棱9克、茯苓9克、桃仁12克、红花12克。

【用法】水煎服。

【主治】气滞血瘀闭经。

【加减】如果经闭时间较久，可加水蛭8克，烘干，研细末，装胶囊，吞服。

化湿通经汤：化湿通经

【组成】山楂30克、山药15克、白术12克、苍术12克、茯苓12克、香附9克、丹参12克、甘草9克、益母草30克、川芎9克。

【用法】水煎服。

【主治】痰湿阻滞，胞络闭经。

17. 王渭川

桑螵四物汤：活血理气，化瘀调经

【组成】全当归9克、丹参9克、赤芍9克、细生地9克、川芎6克、螵虫9克、炒蒲黄9克、桑寄生15克、菟丝子15克、炒川楝9克、艾叶9克、鸡内金9克、三七粉（冲服）3克。

【用法】水煎服。

【主治】原发性无月经，气血凝滞经闭，肝郁气滞经闭，肾气不足经闭，属气血凝结，冲任瘀阻者。

18. 王大增

归芪调经汤：补肾，益气，养血

【组成】当归30克、炙黄芪30克、生姜3片、大枣10枚、淫羊藿15克、菟丝子30克。

【用法】上药水煎后制成糖浆500毫升。

【主治】气血两虚型闭经，症见月经周期延后，量少质薄，渐至月经停闭，神疲肢倦，头晕眼花，心悸气短，面色萎黄，舌质淡、苔薄，脉沉缓或细弱。

19. 许润三

鹿角露饮：温阳，利水，通经

【组成】鹿角霜20克、白术20克、生黄芪25克、当归20克、川芎10克、香附10克、半夏10克、枳壳20克、昆布15克、益母草15克。

【用法】水煎服。

【主治】闭经属肾虚痰湿者，症见闭经时间较久，形体肥胖或有浮肿，胸胁满闷，恶心痰多，神疲倦怠，怕冷，性欲淡漠；舌质淡或胖嫩，苔薄白，脉沉弱。于月经10~15日，加桂枝，桃仁；若服后感觉头晕可将鹿角霜量减少。

补肾养血汤：补肾养血

【组成】淫羊藿10克、仙茅10克、紫河车10克、女贞子25克、枸杞20克、菟丝子30克、当归20克、白芍10克、党参20克、香附10克。

【用法】水煎服。

【主治】闭经等肝肾亏损者，症见月经闭止，腰膝酸软，脉细弱。月经期停止服药，月经第10~15日，加丹参、茺蔚子；第16~23日，加鹿角霜、紫石英；第24~28日，加生艾叶、月季花。

20. 徐子华

通经散：活血化瘀，温经理气

【组成】当归、赤芍、红花、桃仁、炮山甲、乌药、刘寄奴、川牛膝、三棱、莪术各10克，肉桂3克，川芎5克，丹参12克。

【用法】水煎服。

【主治】月经后期、闭经。

【加减】有热象者，去肉桂，加丹皮10克，以凉血祛瘀；久瘀者，加土鳖虫10克，以攻逐瘀血。

21. 谢海洲

席汉氏综合征经验方：温肾壮阳，填精养血

【组成】当归10克、川芎5克、大熟地15克、枸杞15克、怀牛膝15克、女贞子10克、炙黄芪10克、沙苑子10克、山茱萸10克。

【用法】水煎服。

【主治】产后大出血后无乳，乳房萎缩，经闭不行，甚至脱发，腋毛、阴毛相继脱落，性欲全无，兼见气短，心悸，失眠，健忘，手足逆冷，全身萎软，纳食不佳。

22. 姚寓晨

三紫调心汤：润燥宁心，活血调经

【组成】紫石英（先）15克、紫丹参15克、紫参15克、琥珀末5克、淮小麦30克、合欢花10克、柏子仁12克、广郁金12克、生卷柏12克。

【用法】水煎服。

【主治】继发生闭经，月经停闭3个月，且为明显的精神因素所至者，症见性情忧郁，心烦易躁，口干咽燥，大便干结，夜寐不安，苔薄，舌质黯红，脉细涩。

【加减】心火旺者，加焦山栀12克、麦冬10克；心肾失济者，加交泰丸（包煎）30克。

23. 朱南孙

朱氏认为，月经体现了肾—冲任—胞宫轴的生理功能，其中任何一个环节发生故障，均可导致闭经。血枯者，为虚证闭经的主要病机，临证时宜先补后攻，寓通于补，补乃助其蓄积，通是因势利导。

凡气血不足型，第一阶段治疗用健脾醒胃之剂调理，方用香砂六君子丸加减，待脾胃功能恢复予调补气血兼填补奇经，予十全大补汤加减。

凡肝肾不足型，治以滋补肝肾，养血调经；偏阴虚者，左归丸加减；偏阳虚者，右归丸加减；血瘀者，治以理气化瘀，导痰泻火。凡气滞血瘀者，宜气血并调。气滞为主，治宜行气，方用四物汤合逍遥散加减；血瘀为主，方用通瘀煎。

凡痰湿阻滞型，治宜行气导痰化湿，方用二陈汤合豁痰药加减。

凡心火偏旺型，治宜清心泻火通经，方用三黄四物汤加减。

用药上常有以下药对。党参与黄芪、当归与熟地、桂枝与鸡血藤、鹿角片与巴戟天、枸杞与菟丝子、怀山药与山茱萸、香附与川楝子、川牛膝与川续断、当归与丹参、赤芍与丹皮、苍术与白术、柴胡与郁金、泽兰与益母草、菖蒲与胆南星、大黄与黄芩、大黄与月季花等配对使用。

24. 朱祥麟

调元通经汤：温肾调元，补任通经

【组成】淫羊藿15克、仙茅10克、制首乌12克、当归10克、鹿角霜10克、黄芪10克、桂枝10克、白芍10克、茯苓10克。

【用法】每日煎服1剂，分3次口服，空腹服，连服5～7日。

【主治】妇女刮宫，或引产，或病后，或先天不足，见月经闭止不行，以致不孕者；或注射黄体酮即行经，不注射则经不行；或见腰背酸痛，足膝酸软，或头昏，面黄不华；或闭经而无明显不适症状等。亦可月经后期，督脉阳虚带下清稀者。

【加减】若精血虚者，可加菟丝子15克、枸杞10克、熟地黄10克；阳明不足者，可加党参15克、炙甘草10克；气滞血瘀者，可加香附子10克、川牛膝10克、海螵蛸10克、茜草10克、茺蔚子6克，白芍易赤芍；内有虚热者，可加生地10克、白薇6克、地骨皮10克，减淫羊藿、仙茅、桂枝用量。

25. 赵松泉

排卵汤

【组成】补肾方和活血补肾方。

补肾方

【组成】熟地、制首乌、菟丝子、肉苁蓉、仙茅、淫羊藿、女贞子、墨旱莲、枸杞、当归、川续断各9克，准山药15克，阿胶12克。

活血补肾方

【组成】柴胡9克，赤、白芍各9克，泽兰9克，益母草9克，刘寄奴9克，生蒲黄9克，牛膝9克，鸡血藤15克，女贞子15克，覆盆子15克，菟丝子9克，枸杞9克，肉苁蓉9克，仙茅9克，淫羊藿9克。

【用法】水煎服。无周期者，服3剂停7日；有周期者，氤氲期口服。

26. 卓雨农

益气补冲汤：气血双补，兼滋肝肾

【组成】党参15克、白术12克、云茯神12克、当归9克、熟地12克、黄芪9克、枸杞9克、菟丝子9克、炙甘草9克。

【用法】水煎服。

【主治】气血亏甚，表现为经闭数月，皮肤干燥，形体消瘦，心累气短，动测喘逆，头晕目眩，腰酸无力，食少，舌质淡红苔薄，脉缓无力。

滋肝养血汤：滋阴养血柔肝

【组成】熟地12克、柏子仁9克、枸杞12克、山茱萸12克、菟丝子12克、怀山药12克、当归6克、红泽兰12克、生谷芽12克。

【用法】水煎、空腹服。作丸剂，加重药量5倍，研末炼蜜为丸，每次服4.5克，每天2次。

【主治】气血亏甚，闭经数月，夜眠多梦，胸肋胀满，呼吸短促，血亏肝失所养等证。

参术饮：补脾和胃，益气调血

【组成】党参12克、炒白术12克、茯苓12克、怀山药15克、砂仁3克、当归（酒洗）1.5克、川芎1.5克。

【用法】水煎服。

【主治】经闭数月，面色苍黄，精神疲倦，四肢不温或浮肿，心悸气短，时有腹胀，饮食少，大便溏，口淡，舌苔白腻，脉缓弱。

鳖甲养阴煎：滋肾养肝润肺

【组成】鳖甲12克、龟板12克、干地黄12克、枸杞12克、麦冬12克、杭芍12克，首乌藤15克、地骨皮3克、茯神3克、丹皮6克。

【用法】水煎服。

【主治】月经不行，面色苍白，两颧发赤，手足心热，午后潮热，皮肤枯燥，或有微咳，咯痰不爽，口干心烦，气短，甚则喘促不安，心悸不寐，唇红而干，舌淡红，苔薄微黄，或光滑无苔，脉虚细而数。

解郁活血汤：解郁活血

【组成】当归6克、白芍6克、柴胡6克、茯苓9克、薄荷3克、丹皮6克、山栀仁6克、白术9克、泽兰12克、郁金6克。

【用法】水煎服。

【主治】经闭不行，面色青黄，精神抑郁，性急烦躁，胸肋作胀，食少嗳气，舌尖红，苔微黄而燥，脉弦数或弦紧。

【加减】若有汗者，去薄荷、丹皮；胸痞者，加厚朴6克；潮热者，加青蒿6克、鳖甲12克。

独活通经汤：祛风散寒，温经行滞

【组成】桑寄生15克、秦艽9克、独活6克、川芎6克、香附9克、姜黄6克、焦艾9克、防风6克。

【用法】水煎服。

【主治】月经数月不行，面青，四肢痛，关节不利，少腹冷痛，恶风怕冷，腰酸背寒，或有头痛，或胸闷泛恶，舌淡口和，苔白润，脉多浮紧。

27. 曾络裳

加味柏子仁丸：补益心脾，滋养肝肾，活血通经

【组成】柏子仁12克、熟地12克、怀牛膝10克、卷柏10克、五灵脂10克、全当归15克、北丹参15克、川续断10克、制僵蚕9克、川芎10克、泽兰10克、白术12克、鸡内金6克。

【用法】须服7剂以上月经方能通畅。

【主治】心脾气虚、肝肾阴亏，胞络瘀阻所致闭经。

第十一节 经前期综合征

经前期综合征是指月经来潮前7～10日，部分妇女伴有生理上、精神上及行为的改变，如头痛、乳房胀痛、全身乏力、紧张、压抑或易怒、烦躁失眠、腹痛水肿、腹泻等一系列症状，影响正常生活和工作，月经来潮后，症状自然消失。临床以20～30岁的妇女最为常见，约占89%，但亦可见于30岁以上的妇女。目前认为经前期综合征是一种心理、神经、内分泌疾患，尚无确切的病因，可能与雌激素、孕激素比例失调β-内啡肽释放异常，维生素B₆缺乏以及精神因素有关。

本病属中医学的经行头痛、经行乳房胀痛、经行发热、经行身痛、经行泄泻、经行浮肿等范畴。中医认为月经的产生与肾、肝、脾的关系尤为密切。肝、脾、肾功能失调，气血、经络受阻是导致经前期紧张综合征的重要因素。

治疗前应作妇科常规检查，雌激素测定、孕激素测定、催乳素测定、阴道细胞学检查以及血常规、尿常规、肝肾功能等检查，排除其他疾病。

一、西医治疗

主要采用对症治疗。

1. 抗抑郁治疗

氟西汀20毫克/日，整个月经周期服用，无明显副作用；氯丙咪嗪25～75毫克/日。

2. 抗焦虑

阿普唑仑，经前至月经来潮的第2～3日用药，起始剂量0.25毫克，2次/日或3次/日，逐渐递增最大不超过4毫克/日。

3. 头痛及痛经

吲哚美辛25毫克，3次/日。

4. 乳房疼痛

溴隐亭1.25～2.5毫克，2次/日，经前14日开始服用，月经来潮就停药；达那唑200毫克/日。

5. 水钠潴留

螺内酯25毫克，2次/日或3次/日。

6. 镇静

谷维素20毫克3次/日，或安定2次/日或3次/日。

7. 其他

促性腺激素释方激素类似物，可以缓解症状：氯米芬50毫克/日，月经5～9日服用，连用3个月经周期。维生素$B_6$100毫克可改善症状，碳酸钙300毫克/日。

二、中医治疗

1. 肝郁气滞

经前乳房肿胀疼痛，甚则不能触摸。精神抑郁或烦躁易怒，胸闷胁胀，或小腹胀痛，或肢体肿胀，月经周期紊乱，量或多或少，色紫红或有小血块，舌质多正常，苔薄白，脉弦或弦滑

柴胡疏肝散加味：疏肝解郁

【组成】柴胡15克、枳壳10克、白芍10克、川芎10克、香附10克、陈皮10克、甘草6克、郁金15克。

【用法】水煎服。

【加减】乳房胀痛明显，触痛有结节者，加夏枯草、桔梗，散结止痛；肢体肿胀明显者，加泽泻、泽兰、茯苓等。

2. 气滞血瘀

经前或经期头痛剧烈；或经行时腰膝关节疼痛，得热痛减；或行经时肢体肿胀，按之随按随起；月经量少，色黯，有血块；或经期发热，酸痛，舌黯或边尖有瘀点或瘀斑，舌下脉络迂曲，脉细涩或弦涩。

血府逐瘀汤加减：理气活血

【组成】桃仁15克、红花15克、川芎10克、赤芍15克、牛膝10克、柴胡12克、枳壳10克、甘草6克、地龙15克、丹参15克。

【用法】水煎服。

【加减】头痛剧烈者，加藁本、白芷以辛散定痛；腰膝关节疼痛者，加桂枝、细辛、鸡血藤、桑寄生等以祛风散寒，活血通络；头面肢体肿胀者，加泽兰、益母草、泽泻、茯苓皮等以化瘀利水；经行发热者，加生地、牡丹皮以清热凉血。

3. 肝郁化热

经前乳房胀痛拒按，或经前、经期发热，或经行吐血，衄血，或经前头痛头晕，或经行情志异常，烦躁易怒，抑郁不乐，两胁胀痛，口苦咽干，不思饮食，经量或多或少，色深红，小便短赤，大便秘结，舌红，苔黄，脉弦数。

丹栀逍遥散加减：清肝泄热

【组成】丹皮10克、栀子10克、生地黄10克、柴胡12克、黄芩10克、当归10克、茯苓10克、白术10克、白芍10克。

【用法】水煎服。

【加减】经行吐衄者，可去软柴胡之升散，加白茅根以清热凉血、牛膝以引血下行；肝火上炎头痛剧烈，甚至巅顶挚痛者，加夏枯草、刺蒺藜以清肝息风。

4. 肝肾阴虚

经前乳房作胀，或午后潮热，或舌口糜烂，或头晕目眩，经行量或多或少，经色淡，伴见五心烦热，烦躁少寐，口干咽燥，舌红而干，苔少或黄，脉弦细数。

一贯煎合知柏地黄丸加减：滋肾养肝

【组成】沙参15克、麦冬12克、生地15克、山药10克、山茱萸10克、枸杞15克、丹皮10克、知母10克、黄柏10克、茯苓10克、泽泻10克。

【加减】发热明显者，加地骨皮、玄参、青蒿、鳖甲等以养阴清热；阴虚阳亢者，加天麻、钩藤、枸杞、黄芩、牛膝以平肝潜阳，清热泻火，经量多者，加女贞子、墨旱莲。

5. 脾肾阳虚

月经将潮或行经之期，大便溏泄，或五更泄泻，或经行面浮肢肿，或经行前后头晕沉重，胸闷泛恶，伴有脘腹胀满，腰膝酸软，畏寒肢冷，月经后期，色淡，质清稀，舌淡苔白或白腻，脉沉缓，或濡滑。

温土毓麟汤加减：健脾温肾

【组成】党参15克、炒白术15克、茯苓10克、巴戟天15克、山药10克、川续断10克、神曲10克、菟丝子10克、陈皮10克。

【用法】水煎服。

【加减】泄泻明显或五更泻者，加补骨脂、肉豆蔻、五味子以温肾扶阳、涩肠止泻；经行浮肿者，加桂枝以化气行水；经行眩晕者，加半夏、天麻以合半夏、白术、天麻之意。

6. 气血虚弱

经行头痛眩晕，或肢体麻木疼痛，或经行风疹团块，瘙痒难忍，或经行发热，形寒，动则汗出，行经量少，色淡红质稀，伴见心悸少寐，神疲乏力，舌淡苔薄脉虚细。

归脾汤加减：补气养血

【组成】党参15克、炒白术10克、炙黄芪15克、茯神15克、当归10克、远志10克、炒酸枣仁15克、白芍10克、木香10克、制首乌10克。

【用法】水煎服。

【加减】肢体麻木疼痛，加鸡血藤、桂枝以舒筋活血；风疹团块瘙痒难忍者，加荆芥、防风、刺蒺藜等以祛风止痒。

三、中成药

1. 逍遥丸、经前平颗粒

【主治】经前期综合征（肝气郁结）。

2. 血府逐瘀口服液或血府逐瘀胶囊

【主治】经前期综合征（气滞血瘀）。

3. 丹栀逍遥丸

【主治】经前期综合征（肝郁化热）。

4. 杞菊地黄丸、知柏地黄丸

【主治】经前期综合征（肝肾阴虚）。

5. 济生肾气丸、附桂理中丸

【主治】经前期综合征（脾肾阳虚）。

6. 八珍益母丸

【主治】经前期综合征（气血虚弱）。

四、名医验方

1. 哈荔田

疏肝止狂汤：导痰开窍，养心安神

【组成】浮小麦30克，生龙骨、生牡蛎、夜交藤各15克，清半夏、九节菖蒲、郁金、炙甘草、龙眼肉、茯苓、枳壳各9克，淡竹茹、陈皮各6克，朱砂（冲服）、琥珀（冲服）各1克。

【用法】水煎服。

【主治】肝郁失志，心营暗耗，痰气互结，蒙蔽心窍所致经期癫狂。症见经前数天开始，精神呆滞，语多怪诞，或怒目瞠视，或自责自怒，或多言兴奋，或向隅独泣，而经后则渐趋平静，一如平常。并伴有痰多口黏，不食不寐，惕然易惊，胸闷呕恶，舌边尖红，苔白腻，脉沉弦略滑。

钩藤丹皮饮

【组成】天麻、薄荷各5克，钩藤、牡丹皮各15克，当归、赤芍各12克，茯苓、郁金、栀子各9克，龙胆草、白僵蚕、天竺黄各6克，白附子、白矾各3克。

【用法】水煎服。

【主治】肝郁化火，内风夹痰，上蒙清窍，所致经期痫证。症见经前一周常感头晕肢麻，目赤视昏，烦躁易怒，抽搐神昏，口噤切齿，角弓反张，二目窜视，口吐涎沫，喉中痰鸣，口渴喜冷饮，纳差，便干，溲黄，舌边红，苔薄腻少津。

2. 何子淮

疏肝调冲汤：疏肝调冲

【组成】八月札、乌辣草、青皮、川芎、生麦芽、娑罗子、合欢皮、路路通、香附、当归。

【用法】水煎服。

【加减】经前5～7日（严重者，经前10～15日），胸肋间胀满，乳胀作痛，或有结块，经转缓解（亦有经后硬块仍不消散的）经前乳胀时间长，加羊乳、老鹳草；口干、胸闷，加蒲公英、忍冬藤；乳胀块硬不消，可选，加昆布、海藻、浙贝母、皂角刺、夏枯草、王不留行、炙穿山甲；乳头作痛明显，加橘叶、佛手等。

理气调冲汤：理气调冲

【组成】乌药、香附、广木香、枳壳、川芎、大腹皮、白叩花、虎杖、鸡血藤、丹参、川楝子、月季花、代代花、陈香橼。

【用法】水煎服。

【主治】经前下腹胀痛，胀甚于痛，经来不畅。

【加减】下腹胀甚、经来量多者，去川芎、虎杖，加藕节炭、益母草。

育阴解郁验方：育阴解育

【组成】生地、枸杞、生白芍、地骨皮、朱麦冬、合欢皮、北沙参、玉竹、八月札、川楝子、绿梅花、淮小麦。

【用法】水煎服。

【主治】经行早期，量多，经期乳胀，胸宇烦闷，或五心灼热，夜寐少安，或大便干结，舌尖红，脉象弦细，或带数象等，诸如经前期紧张征、更年期综合征等。

3. 何秀川

加味麦冬汤：补肾调冲，降逆和中

【组成】麦冬20～30克、半夏10～15克、党参15克、川牛膝10～15克、代赭石15～20克、甘草6～9克、粳米少许。

【用法】水煎服。

【主治】妇女月经来潮前出现眩晕、呕吐、头痛、咳喘、吐血、衄血等症。

4. 韩百灵

清热除烦汤：理气化痰，清热除烦

【组成】竹茹、陈皮、枳实、茯苓、麦冬、竹沥、黄芩、知母、石菖蒲。

【用法】水煎服。

【主治】痰热内扰所致的头晕目眩、心烦、胆怯、胸肋胀满、时吐痰涎，甚则猝然昏倒、不省人事等，舌质红，苔黄腻，脉滑或滑数。

【加减】①素体痰湿内盛，积久化热，行经之际，冲脉气盛，挟痰上蒙清窍而致经行眩晕者，加半夏、胆南星；经行头痛者，加川芎、藁本、白芷；痰涎壅盛者，加胆南星、瓜蒌。②素体痰湿内盛，积久化热，经行之际，冲脉气盛，痰火上逆，扰乱心神而致经行情志异常，加牡丹皮、栀子。③素体痰湿壅盛，值孕期阳气偏盛，阳盛则热，痰热相搏而致妊娠恶阻者，去枳实、石菖蒲，加芦根；妊娠心烦者，去枳实、石菖蒲，加栀子、莲子心；妊娠眩晕者，去枳实，加石决明、钩藤；妊娠痫症者，加钩藤、羚羊角。④素体痰湿内盛，遇情志异常，七情化火，痰火郁结而致癫、狂、痫等，临证酌加石决明、钩藤、胆南星、半夏。

5. 罗元恺

疏肝解郁汤：疏肝解郁，健脾宁心

【组成】郁金12克、佛手12克、刺蒺藜12克、丹参15克、泽泻15克、白芍15克、茯苓25克、夜交藤30克、香附10克。

【用法】水煎服。

【主治】经前烦躁失眠症。经前期紧张综合征与体质因素或生活环境有关。由于月经将届，阴血渐次下注于血海，偏于阴血不足之体，此时阴血更感虚弱，阴虚见阳亢，以致机体阴阳气血平衡失调；亦有素体脾肾阳虚者，当经血瘀聚于血海而将外泄之际，则下焦之阳气更虚所致，临床可分三型。①肝郁气滞，治宜疏肝理气，用逍遥散加味。②阴虚肝旺，治宜育阴平肝，可用二至丸合杞菊地黄丸加味。③脾肾阳虚，治疗宜温运脾肾，以升发阳气，佐以燥湿，可用健固汤，重者可用真武汤加减。并提出除药物治疗外，精神心理调治和起居饮食调摄也很重要。

6. 刘云鹏

调经1号方：疏肝开郁，理气活血

【组成】柴胡9克、当归9克、白芍9克、甘草3克、香附12克、郁金9克、川芎9克、益母草15克。

【用法】水煎服。

【加减】肝郁化火，加炒栀子、丹皮；脘腹胀满，食少，加苍术、川朴、陈皮；恶心呕吐，加法半夏、陈皮、茯苓；腰胀痛者，加乌药、牛膝。

调经2号方：理气活血调经

【组成】乌药9克、木香9克、香附12克、槟榔12克、甘草3克、当归9克、川芎9克、牛膝9克、益母草15克。

【用法】水煎服。

【加减】经前腹部胀痛，舌质红，舌苔薄，脉沉弦，兼小腹痛者，可选，加延胡索、五灵脂；小腹冷痛者，加高良姜；气郁化火者，可加炒栀子、丹皮；气虚者，加党参。

7. 刘奉五

清眩平肝汤：滋肾养肝，清热平肝，活血调经

【组成】当归3克、川芎4.5克、白芍12克、生地12克、桑叶9克、菊花9克、黄芩9克、女贞子9克、墨旱莲9克、红花9克、牛膝9克。

【用法】水煎服。

【主治】经前期紧张症等，属于肝肾阴虚、肝阳亢盛。

【加减】头晕、头痛（或血压高）、烦躁、热重者，去当归、川芎，加黄连；肝阳亢盛者，加龙齿。

经验方：健脾抑肝，清热除湿

【组成】焦白术9克、茯苓15克、防风6克、陈皮6克、白芍12克、黄芩9克、甘草6克、川续断9克、菟丝子9克。

【用法】水煎服。

【主治】经前期紧张症，经前5～7日，出现腹泻下痢，腹痛必泻，泻后痛减，属脾虚肝旺，湿热内蕴。

8. 李丽芸

益真2号汤：清虚热，滋肝肾

【组成】熟地15克、菟丝子20克、女贞子20克、淫羊藿6克、墨旱莲12克、续断10克、山茱萸9克、白芍15克、牡丹皮15克。

【用法】水煎服。

【主治】肝肾阴虚经行情志异常。

【加减】阴虚火旺，症见头晕耳鸣，午后潮热，口咽干苦，大便干结，去淫羊藿，加地骨皮，珍珠母以清泻肝火，但应注意，以养育肝阴为主，清热抑肝为辅，不宜过用苦寒之品，以免化燥伤阴；胃火赤盛见口舌糜烂，加黄芩、石斛、石膏。

9. 裘笑梅

二齿安神汤：镇惊安神，涤痰开窍

【组成】紫贝齿15克、青龙齿15克、灸磁石30克、朱砂12克、琥珀末（冲服）1.2～1.5克、丹参15克、菖蒲2.6克、半夏6克。

【用法】水煎服。

【主治】经前期紧张症，更年期综合征。

10. 唐吉父

唐氏疏解方

方一：柴胡9克、当归9克、白芍12克、夏枯草12克、娑罗子12克、露蜂房12克、广郁金9克、香附9克、川楝子12克、王不留行12克。

方二：柴胡9克、当归9克、白芍12克、炒丹皮6克、黑山栀12克、夏枯草12克、川芎9克、香附9克、预知子12克、玫瑰花6克。

方三：川连6克、枳实9克、夏枯草12克、制大黄6克、朱茯苓12克、姜半夏9克、礞石12克、胆南星12克、石菖蒲12克、远志9克、钩藤12克、白金丸（包煎）12克。

方四：党参12克、白术9克、朱茯苓12克、猪苓12克、扁豆12克、泽泻12克、车前子（包煎）12克、当归9克、川芎9克、夏枯草12克、柴胡9克。

【用法】水煎服。

【主治】月经前期综合征。

【功效】疏肝解郁，清泄心肝，健脾分运，涤痰宣窍，调理冲脉。方一以疏肝理气为主；方二以清肝解郁为主；方三以涤痰宣窍为主；方四以健脾分运为主。

【加减】经行前后，头痛，加刺蒺藜、蔓荆子、藁本；无故悲伤，甚则哭泣，加淮小麦、炙甘草、大枣；心肝火炽，大便干结，加当归龙荟丸。

11. 徐志华

二丹四物汤：和血调经

【组成】丹参、生地各12克，丹皮、当归、白芍、茺蔚子、元胡、怀牛膝、郁金、香附、玫瑰花、月季花各10克，川芎5克。

【用法】水煎服。

【主治】月经失调、行经期综合征、不孕症。

12. 胥真理

疏肝滋肾月舒汤：调节激素，疏肝活血，补肾调经

【组成】当归12克、川芎6克、生白芍30克、生甘草6克、泽兰10克、香附12克、益母草30克、茺蔚子10克、郁金10克、栀子10克、夏枯草15克、茯苓12克、枸杞10克、肉苁蓉15克、生蒲黄10克、土鳖虫10克、佩兰6克。

【用法】水煎服。

【加减】乳房胀痛有块，僵蚕10克、桔梗10克、浙贝10克；胸闷抑郁，加苏梗8克、合欢皮15克、佛手6克；痰多，加半夏10克、陈皮6

克；经行情志异常，加炙甘草6克、浮小麦30克、大枣10克、远志6克、石菖蒲10克；痰火上扰，远志6克、石菖蒲10克、郁金12克；失眠多梦，加柏子仁10克、炒酸枣仁10克、夜交藤30克；腰膝酸软，加杜仲10克、狗脊12克、怀牛膝12克；便血，加槐花炭12克、地榆15克、花蕊石30克；血尿，加大小蓟各12克、茜草12克；口舌生疮，加生地12克、丹皮10克、淡竹叶6克、琥珀末（包煎）6克。

13. 夏雨田

疏肝解郁汤：疏肝解郁，理气止痛

【组成】柴胡、制香附、海藻、八月札、娑罗子、合欢皮、路路通、橘叶、橘核、广郁金、白蒺藜。

【用法】水煎服。

【主治】经前期综合征，属肝气郁结者，症见经前3～4日或10～15日感觉胸肋闷胀，乳部作胀，小腹饱胀，胀甚则疼痛，经来后2～3日自行消失，常规律性发作，如见乳部结块作痛，加王不留行、夏枯草、川楝子，消肿散结。

14. 夏桂成

（1）肝郁气滞证

逍遥散加味：疏肝理气，活血和络

月经紊乱，先后不一，量或多或少，质紫红有小血块，经前胸闷烦躁，乳房胀痛，烦躁易怒，小腹胀痛，纳食较差，神疲乏力，舌质偏红，舌苔色黄白微腻，脉象细弦。

【组成】当归、赤白芍、炒白术、茯苓各10克，炒柴胡6克，青皮、陈皮各6克，广郁金6克，制香附9克，丹参10克。

【用法】经前期水煎分服，每日1剂。

【加减】经行量偏少时，加泽兰叶、川牛膝各10克，益母草15克；经行量多者，去丹参，加钩藤15克、大小蓟各10克、地榆炭9克；头昏、头痛颇甚者，加钩藤、白蒺藜各10克，杭菊6克；夜寐甚差，心烦颇著者，加莲子心5克、炙远志6克、合欢皮9克、龙齿（先煎）10克；纳欠脘痞，神疲乏力者，加娑罗子10克、炒谷芽、炒麦芽各12克，佛手6克；乳房胀痛，胸肋不舒者，加路路通5克、八月札16克、绿萼梅3克。

肝郁化火证：除上述症状外，尚有头痛头晕，口苦烦热，乳头作痛，大便艰行，小便黄赤，脉象弦数，舌质红，苔黄腻。

丹栀逍遥散：清肝解郁

【组成】栀子9克，炒丹皮、当归、赤白芍、山楂、茯苓各10克，炒柴胡5克，钩藤15克，金铃子9克，绿萼梅3克。

肝郁致瘀证：除上述症状外，尚有经行腹痛，经量或多或少，色紫黑，有血块，血块较多、较大，口干不欲饮水，脉细弦或涩，舌质边有紫瘀点。

血府逐瘀汤：调气化瘀

【组成】桃仁、红花各9克，当归、赤白芍、熟地、川牛膝、炒枳壳各10克，川芎5克，炒柴胡5克，桔梗9克，五灵脂10克，益母草15克。

肝郁凝痰证：除上述症状外，尚可见形体肥胖，且越来越胖，胸闷口腻多痰，带下或多或少，色黄白，质黏腻，脉象细滑，舌苔黄白、腻厚。

苍附导痰汤：理气化痰

【组成】制苍术、制香附各9克，广皮、制半夏各6克，炒枳壳9克，广郁金9克，陈胆星、茯苓、川续断各10克，丹参、赤白芍各12克。

（2）血虚肝旺证

月经先期，经量偏多，色红有小血块，经前头晕头痛，烦躁失眠，乳头作痛，腰俞酸楚，或则经后头晕耳鸣，眼花心慌，急躁易怒，脉象弦细带数，舌红质裂，舌苔黄躁。

杞菊地黄汤：滋阴柔肝

【组成】栀子、钩藤、山药、山茱萸、熟地、丹皮、茯苓各10克，杭菊6克，白蒺藜12克，白芍10克，牛膝12克，桑椹、桑寄生各9克

【用法】经后开始，水煎分服，每日1剂。

【加减】心火偏亢，失眠口糜者，加黄连、莲子心各5克，黛灯心草1米，夜交藤15克；脘腹作胀，大便偏溏者，去熟地、桑椹，加入煨木香9克、砂仁（后下）5克、炒白术12克、陈皮6克；胸闷叹气、情怀不畅者，加广郁金9克、合欢皮10克、婆罗子12克。

（3）脾肾两虚证

月经大多后期经量或多或少，色淡红，无血块，经前浮肿，纳食不香，脘腹胀满，矢气频作，大便溏泄，身困神疲，腰膝酸软，神疲乏力，胸闷烦躁，或有乳胀，舌苔白腻，脉象细弱

温上毓麟汤：健脾补肾

【组成】炒白术、党参、茯苓、巴戟天、川续断各10克，炮姜、煨木香、六神曲各6克，菟丝子12克，陈皮、荆芥各6克，肉桂（后下）3克，砂仁（后下）5克。

【用法】经前期水煎分服，每日1剂加减

【加减】经行量少，去菟丝子，加丹参、泽兰各10克，益母草15克；经行量多，色淡红，无血块者，去肉桂，加黄芪15克，艾叶炭6克，赤石脂、禹余粮各9克；若经行量多，色紫红，有血块，去菟丝子、炮姜，加入炒五灵脂、炒蒲黄各9克，补骨脂10克，三七粉（吞服）5克；若腰俞酸楚，小便频数者，加杜仲、覆盆子各10克，鹿角霜9克；若胸闷烦躁、夜寐甚差者，上方，加入广郁金、合欢皮各10克，炙远志6克、钩藤15克、炒丹皮10克；若浮肿明显，小便偏少者，加黄芪15克、防己10克、连皮苓10克。

15. 朱小南

行气开郁汤：行气开郁，健脾和胃

【组成】香附、合欢皮、娑罗子、路路通各9克，郁金、焦白术、炒乌药、陈皮各3克，炒枳壳3克。

【用法】于临经前有胸闷乳胀开始服用，直至胀痛消失为一个月疗程，如此连续服用三四个月，可获确效。

【主治】经前期乳房胀痛，食欲不振，泛泛欲吐，伴小腹胀痛，属于肝郁脾虚者。

【加减】乳胀甚者，加青橘叶、桔梗；乳胀痛者，加川楝子、蒲公英；乳胀有块者，加王不留行、穿山甲（代）；乳胀有块，兼有灼热感者，加海藻、昆布；兼有肾虚者，加杜仲、川续断；兼有血虚者，加当归、熟地；兼有冲任虚寒者，加鹿角霜、肉桂；兼有火旺者，加川柏、青蒿；小腹两

旁掣痛者，加红藤、白头翁。

甘松香汤：养血解郁，兼清内热

【组成】生地黄、石斛、制何首乌、制香附、炒酸枣仁、合欢皮、枸杞、稽豆衣、青蒿各9克，白芍6克，甘松香3克。

【用法】水煎服。

【主治】经行心烦（肝木郁结，阴虚火动型）。症见经期尚准，经来时胸襟不宽，夜寐不安，心烦易激动，头晕胸闷纳呆，舌质绛，苔薄黄，脉细数。

16. 章次公

养肝汤：滋肝阴，补肝阳

【组成】牡蛎（先煎）30克，制何首乌、柏子仁、桑麻丸（包煎）、生地黄、熟地黄各12克，冬青子、墨旱莲、石斛各9克，牛膝、麦门冬各6克。

【用法】水煎服。

【主治】经前诸症。症见月经将行，口腔破溃，急躁易怒等。

第十二节　围绝经期综合征

围绝经期综合征是指妇女绝经期前后因性激素减少所致的一系列躯体、精神心理症状。围绝经期是指围绕绝经的一段时期，包括从接近绝经出现于绝经有关的内分泌，生物学和临床特征起至最后一次月经后一年，即绝经过渡期至最后一次月经后一年。我国城市妇女的平均绝经年龄为49.5岁，农村妇女为47.5岁。绝经过渡期多逐渐发生，历时约4年，偶可突然发生，约1/3围绝经期妇女能通过神经内分泌的自我调节达到新的平衡而无自觉症状，约2/3则可出现一系列性激素减少所致的症状。进入围绝经期，卵巢功能衰退，渐趋停止排卵，雌激素分泌减少，导致内分泌失调、自主神经失调、代谢紊乱等是发生围绝经期综合征的主要原因，因手术切除双侧卵巢或使卵巢功能永久丧失所致绝经亦可发生此病。此外，本病是否发生及其严重程度与个人体质、健康状况、社会家庭环境变化以及精神、神经因素等密切相关。中医认为本病的发生多因肾气渐衰，天癸已竭，冲任失调，其病位主要在心、肝、脾、肾。其病性以肾虚为本，虚多实少，即便有实证，亦多为虚中夹实，纯实证者不多见。

治疗前做妇科阴道细胞学涂片，激素测定等检查，协助诊断。

一、西药治疗

1. 镇静催眠药

（1）谷维素片：10～20毫克/次，3次/日，口服，可调节自主神经功能，缓解围绝经期的症状。

（2）三合胶囊剂：每胶囊剂含维生素 E 100 毫克，维生素 B₂ 10 毫克，谷维素 10 毫克，早、晚饭后 30 分钟各服 1 粒，可减轻自主神经功能紊乱引起的症状，有抗衰老作用。

（3）地西泮片：2.5～5 毫克/次，口服，每晚睡前 1 次，可镇静、催眠、抗焦虑。

2. 雌激素类药物

（1）炔雌醇片：0.02～0.025 毫克/日，口服，睡前 1 次，每月用 20 日；后 5～7 日，加服甲羟孕酮 8 毫克/日，可补充雌激素，改善围绝经期症状，延缓骨质丢失，改善血脂状态，有雌激素依赖性肿瘤或严重肝、肾功能障碍者，禁用；安眠药、抗结核药，口服抗生素可能影响药物的吸收、利用和代谢。

（2）雌二醇皮肤贴剂：每片含雌二醇 2.2 毫克，1 片/周，3 片/月，贴最后 1 片时，加服甲羟孕酮 8 毫克/日，共 7 日，作用同炔雌醇，但效果更佳。

（3）雌三醇：片剂 1 毫克/片、2 毫克/片或 5 毫克/片；栓剂 2 毫克/粒。1～2 毫克/月，口服，分 1～2 次服。阴道给药 2 毫克/次，1 次/周，每 3～6 周，加服甲羟孕酮 10 日，8 毫克/日，改善围绝经期症状，控制骨质丢失，栓剂对改善泌尿、生殖道症状效果好。

（4）乙炔雌三醇环戊醚片：每月口服 1～2 毫克，分 1～2 次服用，每 3～6 个月，加服甲羟孕酮 10 日，8 毫克/日。作用同雌二醇。

（5）结合型雌二醇（结合雌激素）：片剂 0.3 毫克/片或 0.625 毫克/片；胶囊剂 1.25 毫克/粒；软膏每克含雌二醇 0.625 毫克。口服 0.3～0.625 毫克/日，或每晚阴道内放入软膏 1 克，每月连用 21 日，后半期或每 3～6 个月，加服甲羟孕酮或其他孕激素类药物 5～10 日。作用同雌二醇，但效果更佳。

3. 孕激素类药物

（1）黄体酮：油溶剂 10 毫克/支或 20 毫克/支，肌肉注射；10～20 毫克，每日/1 支或隔日 1 支。可促使子宫内膜的分泌期转化，对抗雌激素作用，保护子宫内膜。口服无效或肝功能不良者，慎用。

（2）甲羟孕酮：片剂 2 毫克/片、4 毫克/片、10 毫克/片或 100 毫克/片；注射剂 150 毫克/支。口服 2～12 毫克/日，分 1～2 次服用，单独应用或与雌激素联合应用。作用为促进子宫内膜转化，减少子宫内膜增生，防止子宫内膜癌变，长期大量应用可致水钠潴留，体重增加。使用方法为10毫克/日于周期第16~25日服用，或2毫克/日于周期第1~25日服用。

（3）7-甲基异炔诺酮（利维爱）：片剂2.2毫克/片，口服2.2毫克/日，具有类孕激素、雌激素、雄激素样作用，能有效缓解潮热、出汗和失眠等症状，可单独长期服用，不需加服其他药物，严重肝、肾疾病患者，慎用。

4. 复合制剂

（1）复方炔诺酮：片剂每片含炔诺酮0.625毫克、炔雌醇0.035毫克，从月经第5日起，1片／日，连服22日，为1个周期。作用为调经、避孕、改善围绝经期症状。肝、肾功能严重损害者及雌激素依赖性肿瘤者，禁用；血栓性疾病患者、严重心血管疾病患者，慎用；用药后可出现撤退性出血，绝经年限长者，不宜选用。

（2）复方甲地孕酮：片剂每片含甲地孕酮1毫克、炔雌醇0.035毫克。剂量、用法和作用同复方炔诺酮。

（3）左炔诺孕酮炔雌醇（三相）片：片剂，6片（黄色）每片含左旋炔诺孕酮0.05毫克、炔雌醇0.03毫克；5片（白色）每片含左旋炔诺酮0.075毫克、炔雌醇0.04毫克；10片（棕色）每片含左旋炔诺孕酮0.125毫克、炔雌醇0.03毫克。从月经第5日起，每晚1片，连服21日，先服黄色片6日，继服白色片5日，最后服棕色片10日。作用同复方炔诺酮。

（4）复方八维甲睾酮（盖福润）：片剂，每片含炔雌醇0.025毫克、甲睾酮0.625毫克。每晚口服1片，连服20日，停药10日后开始服1个周期，对失眠、多梦、疲乏，记忆力下降等脑功能减退症状效果良好。严重肝、肾疾病者，禁用。

5. 用药方案

方案一：结合型雌二醇0.3~0.625毫克/日，每月22日；后7~10日，加服甲炔孕酮8毫克/日，分2次服用。有条件者，同时服用维生素E 100毫克/日，钙尔奇D 600毫克/日。

方案二：尼尔雌醇（维尼安）1~2毫克/日，分1~2次服用，每3个月，加服甲炔孕酮10日，1次/日，4毫克/次。

方案三：7-甲基异炔诺酮2.5毫克/日，可长期服用。

方案四：以月经紊乱为主要表现者，可选用复方炔诺酮、复方甲地孕酮或三相避孕片，同时，加服维生素C和维生素B$_6$。

方案五：以阴道萎缩症为主者，可选用雌二醇软膏0.5～1克/日，或雌三醇栓剂，1～2次/周，2毫克/次。

二、中医治疗

本病以肾虚为本，治疗应注重平调肾中阴阳，清热不宜过于苦寒，去寒不宜过于温燥，更不可妄用克伐之品。

1. 肾阴虚

绝经前后，月经紊乱，月经提前，量少或多，或崩或漏，血色鲜红，头晕目眩，耳鸣，头部面颊阵发性烘热，汗出，五心烦热，失眠，腰膝酸疼，或皮肤干燥，瘙痒，口干便结，尿少色黄，舌红苔少，脉细数。

左归丸合二至丸加减：滋肾养阴，佐以潜阳

【组成】熟地、山药、枸杞、山茱萸、菟丝子、鹿角胶、龟板胶、川牛膝、女贞子、墨旱莲、制首乌、龟甲。

【加减】若头痛眩晕较甚者，加天麻、钩藤，珍珠母；若心肾不交，并见心烦不宁，失眠多梦，甚至情志异常，舌红少苔或薄苔，脉细数，用百合地黄汤合甘麦大枣汤和黄连阿胶汤。

2. 肾阳虚

经断前后，月经紊乱，经行量多，色淡黯，或崩中漏下、精神萎靡，面色晦暗，腰背冷痛，或面浮肢肿，大便溏薄，小便清长，夜尿频数，带下清稀，舌淡，或胖嫩边有齿痕，苔薄白，脉沉细弱

右归丸加减：温肾扶阳

【组成】熟地、山药、山茱萸、枸杞、鹿角胶（烊化）、菟丝子、杜仲、当归、肉桂、制附子。

【加减】若便溏者，去当归，加煨玉果以温涩止泻；浮肿者，加茯苓、泽泻；月经量多或崩漏者，加赤石脂、补骨脂；若腰膝背冷者，加川椒、

鹿角片。

3. 肾阴阳俱虚

经断前后，月经紊乱，量少或多，乍寒乍热，烘热汗出，头晕耳鸣，健忘，畏寒怕风，浮肿，腰背冷痛，舌淡，苔薄，脉沉弱。

二仙汤合二至丸加减：阴阳双补

【组成】仙茅、仙灵脾、巴戟天、当归、知母、川柏、女贞子、墨旱莲、菟丝子、何首乌、龙骨、牡蛎。

【加减】若便溏者，去润肠之当归，加茯苓、炒白术以健脾止泻。

三、中成药

1. 更年安片（胶囊）：滋阴清热，除烦安神

【主治】围绝经期出现的潮热汗出、眩晕、耳鸣、失眠、烦躁不安、血压不稳等症。

【用法】口服片剂6片/次，2～3次/日。胶囊3粒/次，3次/日。

2. 妇宁康片：补肾助阳，调整冲任，益气养血，安神解郁

【主治】妇女围绝经期综合征、月经不调、阴道干燥、精神抑郁不安等症。

【用法】口服，4片/次，3次/日。

3. 更年乐片：养心安神，调补冲任

【主治】围绝经期出现的夜寐不安，心悸、耳鸣，多疑善感，烘热汗出，烦躁易怒，腰背酸痛等症。

【用法】口服，4片/次，3次/日。

4. 更年舒片：滋补肝肾，养阴补血，化瘀调经，调气温肾，营养神经，调节代谢

【主治】围绝经期障碍引起的月经不调、头晕、心悸、失眠等。

【用法】口服5片/次，3次/日。

5. 六味地黄丸：滋阴补肾

【主治】肾阴亏损，头晕耳鸣，腰膝酸软，骨蒸潮热，盗汗等围绝经期

综合征；也可治疗神经衰弱、高血压等属于肾阴不足者。

【用法】口服5克/次，2次/日。

6. 龙凤宝胶囊：补肾壮阳，健脾益气，宁神益智

【主治】围绝经期综合征及神经衰弱。

【用法】口服2粒/次，3次/日。

7. 更年宁心胶囊

【主治】心肾不交型围绝经期综合征。

【用法】口服4粒/次，3次/日。

8. 坤宝丸

【主治】肝肾阴虚型围绝经期综合征。

【用法】口服50粒/次，2次/日。

四、名医验方

1. 蔡小荪

坎离既济方：滋水益肾，清心降火

【组成】生地12克、川连2克、柏子仁9克、朱茯苓12克、淡远志4.5克、九节菖蒲4.5克、龙齿12克、天冬9克、麦冬9克、淮小麦30克、五味子3克。

【用法】水煎服。

【主治】更年期心烦意乱，时悲时怒，悲则欲哭，怒则欲狂，夜不安寐，梦多纷纷，烘热潮汗，心悸眩晕等。

【加减】失寐梦多，加灯心草3克、合欢皮9克、琥珀多寐丸（吞服）3克；潮热盗汗，加酸枣仁9克、地骨皮9克、炙鳖甲9克；健忘心悸，加制胆星4.5克、丹参9克、孔圣枕中丹（吞服）9克；眩晕耳鸣，加枸杞9克、桑椹9克、泽泻9克；痰热神昏胸闷，加淡竹茹9克、莲子心3克、礞石滚痰丸（吞服）9克；狂躁不安，加川大黄9克、磁石（先煎）15克、西珀末1.5克、白金丸（吞服）9克。

疏肝开郁方：疏肝理气，缓急开郁

【组成】炒当归10克、炒白术10克、云茯苓12克、柴胡5克、白芍10克、广郁金10克、淮小麦30克、青陈皮各5克，金铃子10克，生甘草3克。

【用法】水煎服。

【主治】更年期综合征，或经前乳房作胀或胀痛，或乳头触痛，或烦躁欠安，易怒易郁，有时乳胀结块，经来即胀痛渐消，结块变软，苔薄、质边红，脉弦。

【加减】如兼头痛或胀者，加生石决明、白蒺藜；有低热者，加黑山栀、丹皮；乳房胀痛结块明显者，加蒲公英、夏枯草、山甲片、橘叶、橘核选用；大便秘结者，加全瓜蒌、元明粉；兼痰滞者，加制胆星、白芥子、海藻、枳壳等。

滋润镇泄方：滋阴潜阳，平肝泻火

【组成】生地12克、女贞子9克、滁菊花6克、怀牛膝9克、煅龙骨15克、炙龟板9克、炒丹皮6克、天冬9克、麦冬9克、羚羊角粉（吞服）0.3克（或山羊角12克代用）。

【用法】水煎服。

【主治】更年期经事紊乱，头痛眩晕，心烦失寐，潮热汗出，口干溲赤，脉弦数，舌边尖红。

【加减】经行量多，去牛膝，加墨旱莲15克、阿胶珠9克、三七末（吞服）3克；头痛肢麻，加全蝎3克、蔓荆子9克、钩藤（后下）9克；夜不安寐，加合欢皮9克、夜交藤9克、酸枣仁9克；心悸怔忡，加茯神9克、柏子仁9克、朱远志4.5克；烘热汗出，加地骨皮9克、浮小麦15克、坎炁2条。

2. 丁蔚然

甘麦大枣汤

【组成】夏枯草10克、白芍10克、石菖蒲10克、远志10克、浮小麦30克、甘草3克、大枣5克、丹皮10克、龙齿15克、茺蔚子10克、白蒺藜10克。

【用法】水煎服。

【主治】更年期综合征，断经前后，头晕心烦，失眠口干，烘热汗出，腰痛，便秘，血压波动，舌红，苔少，脉细数，或细弦等。

【加减】阴虚较重，可加生地、玄参、麦冬；心悸失眠甚，加枣仁、柏子仁。

3. 傅森生

滋肾养肝汤：补肾养肝，滋阴敛阳

【组成】生地 12 克、枸杞 12 克、制首乌 12 克、白芍 9 克、当归 9 克、女贞子 9 克、墨旱莲 9 克、白蒺藜 9 克、菟丝子 9 克、北沙参 9 克、龙齿 20 克、白蔻仁（后下）3 克。

【用法】水煎服。

【主治】妇女更年期综合征，月经紊乱，经期延后或提前，经量忽多忽少，常感头晕眩，精神疲怠，四肢乏力，忧郁易怒，心悸不寐，腰酸耳鸣，手心灼热，口干多汗，食纳不振。

4. 郭士魁

加味桂附八味丸：温补肾阳

【组成】附子片 10 克、肉桂 6 克、熟地 12 克、山茱萸 10 克、丹皮 12 克、茯苓 12 克、菟丝子 15 克、枸杞 12 克、女贞子 12 克、杜仲 10 克、桑寄生 12 克、补骨脂 12 克。

【用法】水煎服。

【主治】肾阳虚型围绝经期综合征。症见畏寒喜暖，腰膝酸软，四肢怕冷，舌苔薄，脉沉细无力。

5. 胡玉荃

更年除躁汤：疏肝清热，宁心安神，止汗除烦

【组成】当归 15 克、白蒺藜 18 克、炒栀子 12 克、生龙牡 15 克、珍珠母 30 克、青葙子 15 克，香附 10 克。

【用法】水煎服。

【主治】更年期综合征、脏躁。对心烦、躁扰不宁或哭笑无常、失眠、头晕、耳鸣、时时面红身热汗出者，效果好。

6. 何子淮

欢乐宁糖浆：养血安神，宁心定志

【组成】合欢皮9克、枸杞9克、红枣12枚、党参12克、远志5克、首乌10克、焦白术6克、生地12克。

【用法】上药3剂，煎汁浓缩至400毫升，加糖浆100毫升，共500毫升，每日服2次，每次服40毫升。

【主治】更年期综合征、神经官能症及衰退性疾病。

阴虚肝旺经验方：养血潜阳

【组成】枸杞、炙甘草、生白芍、酸枣仁、生地、首乌、百合、麦冬、当归、白蒺藜、淮小麦、红枣。

【用法】水煎服。

【主治】阴虚肝旺引起的病症，如头昏目眩，心悸怔忡，失眠烦躁等症，或经前头痛，脏躁，子烦及更年期综合征等。

7. 何少山

养血清肝方：养血清肝，宁心安神

【组成】石决明18克、杭白芍10克、归身10克、茯苓（后下）10克、青龙齿15克、绿萼梅5克、炒酸枣仁10克、木蝴蝶5克、砂仁3克、合欢花5克、甘菊5克、桑叶10克。

【用法】水煎服。每日1剂。

【主治】更年期综合征，心烦不寐。

8. 柯利民

坤宁安：疏肝解郁，养心安神

【组成】柴胡、党参、半夏、当归各15克，大黄5克，桂枝7.5克，生龙骨、生牡蛎、代赭石、夜交藤、炒酸枣仁各20克，朱砂2.5克。

【用法】水煎服。

【主治】神经衰弱，神经官能症，男女更年期综合征，症见头晕、健忘、失眠、心悸、气短、胸满、胁痛、口苦、咽干、眼花、目涩、耳鸣，月经不调等。

9. 梁剑波

更年康汤：养心益阴，安神镇潜

【组成】玄参10克、丹参10克、党参10克、天冬5克、麦冬5克、生地12克、熟地12克、柏子仁10克、枣仁10克、远志5克、当归3克、茯苓10克、浮小麦10克、白芍10克、玄胡6克、龙骨15克、牡蛎15克、五味子5克、桔梗5克。

【用法】水煎服。

【主治】心肾不交型围绝经期综合征，症见头晕头痛、焦虑抑郁、失眠多梦、精神疲乏、心悸怔忡、健忘多汗、食欲减退、腹肋腰酸诸痛、舌红苔少、脉弦细等。若自汗不已，加麻黄根；面颊潮红，加丹皮、地骨皮；带下过多，加海螵蛸、芡实；头眩晕，加天麻。

10. 李振华

安神润燥汤

【组成】全当归12克、杭白芍15克、天麦冬各12克、女贞子15克、龟甲15克、玄参15克、茯神15克、竹茹10克、浮小麦30克、生地12克、甘草5克。

【用法】水煎服。

【主治】更年期综合征。

【加减】若烦躁甚者，加磁石、栀子、丹皮；心神不宁者，加朱砂、琥珀为末冲服；睡眠不佳者，加炒酸枣仁、柏子仁；汗多者，加煅龙牡、麻黄根；大便秘结者，加火麻子仁、郁李仁；胸闷者，加陈皮、枳壳。

11. 吕承全

开瘀消胀汤：开郁散结，消肿除胀

【组成】郁金10克、三棱10克、莪术10克、丹参30克、大黄10克、肉苁蓉10克、巴戟天10克。

【用法】水煎服。每周6剂，一般服用1个月可明显见效，治疗3个月左右瘀胀即可消退。同时要调情志，使之心情舒畅，并忌食辛辣，油腻食物，宜食清淡食品。

【主治】围绝经期综合征。特发性水肿，高脂血症，甲状腺功效减退，冠心病等。症见全身瘀肿、胀满等。

12. 刘奉五

清眩平肝汤

【组成】麦冬、生地、白芍、桑叶、菊花、黄芩、女贞子、墨旱莲各9克，牛膝12克，瓜蒌30克。

【用法】水煎服。

【主治】阴虚肝旺之绝经综合征，症见头痛恶心，胃脘胀痛，大便干，舌质暗红，脉眩滑。

13. 罗元恺

自拟方

【组成】制附子6克、炮姜5克、炙甘草9克、党参30克、白术18克、制首乌30克、岗稔根30克。

【用法】水煎服。

【主治】脾肾阳虚致绝经前月经过多，血块多，面色苍黄晦暗，舌质淡暗，脉沉微弱

14. 凌绥石

益肾汤：益肝补阴，养血安神，滋水涵木，平肝潜阳

【组成】沙参20克、熟地20克、山药20克、枸杞20克、菟丝子20克、五味子15克、女贞子15克、桑椹15克、当归10克、茺蔚子20克、柏子仁12克、夜交藤30克。

【用法】水煎服。

【主治】妇女更年期综合征，月经异常（经期、量不规律），精神倦怠，头昏耳鸣，健忘失眠，情志不舒，烦躁易怒，心悸多梦，面部浮肿，手足心热，汗多口干，尿频，便溏等。

【加减】偏肾阴虚，去当归，加麦冬、知母各15克，龟甲20克；偏阳虚，去茺蔚子、柏子仁，加山茱萸、附子各10克，肉桂5克；心肾不交，加远志、朱砂各10克；肝肾阴虚去当归、五味子、菟丝子，加石决明、墨旱莲、夏枯草、珍珠母各15克。

15. 毛秋芝

更年健方：滋肾养肝，清泻心火

【组成】生地黄15克、白芍12克、枸杞12克、菟丝子12克、龟甲15克、淫羊藿12克、巴戟天12克、肉苁蓉12克、知母15克、黄柏9克、黄

连3克、茯苓9克。

【用法】水煎服。

【主治】更年期综合张，属肾虚者。

16. 庞泮池

蒺藜钩藤汤：平肝补肾

【组成】白蒺藜、珍珠母、生熟地、山茱萸、首乌、菟丝子、女贞子、墨旱莲、丹皮、茯苓、钩藤。

【用法】水煎服。

【主治】更年期综合征，见月经失调，烘热自汗，头晕心悸，夜寐不安，烦躁易怒，咽燥口干，腰酸神疲，或高血压，或情绪波动，悲不自胜，或多疑善感，无端猜忌，或喉头痰凝，吐之不出等症状。

17. 裘笑梅

二齿安神汤：镇惊安神，涤痰开窍

【组成】紫贝齿15克、青龙齿15克、磁石30克、朱砂12克、琥珀（冲服）1.2克、丹参15克、菖蒲2.4克、仙半夏6克。

【用法】水煎服。

【主治】经前期紧张症、更年期综合征。

清心平肝汤：清心，平肝

【组成】龙骨15克，酸枣仁、丹参、白薇、白芍、麦冬各9克，川黄连3克。

【用法】水煎服。

【主治】妇女更年期综合征，症见烘热汗出、心烦易怒、口咽燥、失眠多梦、心悸心慌。

养血宁心安神汤

【组成】丹参24克、琥珀末（冲服）1.2克、茯神12克、磁石30克、青龙齿15克、紫贝齿30克、菖蒲13克、淮小麦30克、红枣15克、炙草6克。

【用法】水煎服。

【主治】阴亏火盛，心肾失养，致心悸失眠，情绪烦躁，善怒盛则悲伤啼哭等。

18. 施今墨

加味瓜蒌散：活血通络，疏肝理气

【组成】桂枝 1.5 克、薤白 10 克、酒川芎 5 克、柴胡 5 克、全瓜蒌 20 克、酒当归 10 克、杭白芍 6 克、生鹿角 12 克、炮穿山甲 10 克、片姜黄 6 克、白蒺藜 12 克、白僵蚕 5 克、山慈菇 10 克、制乳香 6 克、没药 6 克、炙甘草 3 克、蔓荆子 6 克。

【用法】水煎服。

【主治】围绝经期综合征。症见月经闭止，周身酸楚，倦怠不适，头痛乳胀，脉弦滑。

19. 王大增

滋肾平肝汤：滋肾平肝安神

【组成】生地 15 克、玄参 9 克、知母 9 克、黄柏 6 克、白芍 15 克、枸杞 9 克、菊花 9 克，

【用法】水煎服。

【主治】围绝经期综合征等肾虚肝旺者，症见头晕耳鸣、烦躁易怒、腰酸乏力、大便干燥，舌红、苔少，脉细数或弦数。

清心平肝汤：养阴清火，平肝安神

【组成】黄连 3 克、麦冬 9 克、白芍 9 克、浮小麦 30 克、丹参 9 克、炒酸枣仁 9 克、龙骨（先煎）15 克。

【用法】水煎服。

【主治】围绝经期综合征等心肝火旺者，症见心烦易怒、口苦、心悸失眠、舌红、苔薄黄、脉弦或弦细数。

20. 王智贤

自拟方

【组成】熟地 20 克、山茱萸 10 克、枸杞 10 克、山药 10 克、炙草 9 克、杜仲 8 克、菟丝子 10 克、当归 15 克、巴戟天 15 克、仙茅 6 克、淫羊藿 10 克、川柏 3 克、知母 3 克。

【用法】水煎服。

【主治】面色晦暗，精神萎靡，形寒肢冷，腰膝酸软，纳差腹胀，面

浮肢肿，或经行量多，或崩冲暴下，色淡或黯，有血块，或带下清稀，夜尿多，或尿失禁，大便溏薄，舌淡、舌胖嫩，边有齿痕，苔薄白，脉沉细无力。

21. 王敏之

滋肾疏肝饮：养心滋肾，疏肝安神

【组成】夜交藤30克、远志10克、石菖蒲6克、炒酸枣仁15克、茯苓15克、合欢皮10克、龙齿12克、柴胡6克、陈皮10克、紫贝齿10克、香附15克、生地12克、当归12克、白芍15克、橘络10克。

【用法】水煎服。

【主治】更年期综合征，症见月经失调，烘热汗出，情绪不够稳定，忧思易怒，失眠健忘，心悸眩晕，腰酸肢软等。

【加减】肝郁甚者，加青皮以破郁疏肝；脾虚，加山药以健脾益肾；肾虚甚，加淫羊藿、桑椹、桑寄生以固肾；肺阴虚，加百合以润肺定胆，益志养脏；心阴虚甚，加沙参、麦冬、石斛以养阴安神；气虚甚加人参须益气扶正；眩晕、手颤，加石决明、刺蒺藜、钩藤，潜阳镇肝止晕；耳聋耳鸣，加磁珠丸重镇潜阳；失眠、易激动，加琥珀粉、明玳瑁以疏肝安神镇惊；虚汗，加浮小麦以救五脏之偏；痰湿盛者，合温胆汤化痰利湿。

22. 王秀霞

益肝宁心方：补益肝肾，清火宁心，兼以活血化瘀

【组成】山茱萸15克、山药15克、枸杞15克、熟地15克、生地50克、淡竹叶15克、麦冬15克、黄连10克、夏枯草15克、生龙牡各20克，丹皮15克、桃仁10克、炙甘草15克、浮小麦15克、大枣5枚。

【用法】水煎服。

【主治】围绝经期综合征因肾虚血瘀，心肝火旺者。

23. 徐志华

百合甘麦大枣汤：养心安神，平肝潜阳

【组成】百合12克，炙甘草、麦冬、合欢皮、炒酸枣仁、茯神各10克，生地、生龙齿、生牡蛎、珍珠母各15克，五味子5克，大枣5枚。

【用法】水煎服。

【主治】脏躁、更年期综合征。

24. 胥真理

自拟方：滋阴补肾，调养气血，清心平肝

【组成】当归10克、生地15克、白芍15克、生甘草5克、覆盆子15克、川续断15克、菟丝子15克、桑寄生15克、女贞子15克、淫羊藿15克、香附15克、生麦芽15克、钩藤10克、丹参15克、栀子10克，紫草10克、莲子心3克。

【用法】水煎服。

【主治】更年期综合征。

【加减】虚热，加银柴胡10克、地骨皮10克、知母10克；骨蒸潮热，加丹皮10克、地骨皮10克、胡黄连10克；失眠多梦，加白蒺藜15克、夜交藤30克、合欢皮10克；皮肤瘙痒、阴痒，加地肤子15克、白鲜皮15克；烘热汗出，加浮小麦30克、麻黄根10克、煅龙牡各30克；血压高，加夏枯草30克、黄芩10克、野菊花10克；崩漏，加三七6克、炒蒲黄10克、茜草10克；心悸，加炒北五味10克、苦参12克。

25. 夏桂成

清心补肾汤

【组成】钩藤15克、川连3～5克，丹皮、紫贝齿（先煎）、山药、山茱萸、茯苓各10克，莲子心5克，紫草、合欢皮各10克，浮小麦30克。

【用法】水煎服。

【主治】肾阴虚绝经综合征。月经先期，量少或先期量多，或崩漏，或闭经，经色鲜红，或紫红，无血块，烘热汗出，头目眩晕，五心烦热，焦虑急躁，腰背酸楚，心悸失眠，便干燥，舌红少苔，脉细弦数。

温肾宁心汤

【组成】党参、仙灵脾、仙茅、炒白术各10克，钩藤15克，莲子心5克，连皮茯苓、防己各12克，山药9克，合欢皮、补骨脂各10克。

【用法】水煎服。

【主治】更年期综合征偏阳虚者。症见月经量少或量多，色淡无血块，面色晦暗，浮肿，神疲乏力，形寒肢冷，头昏烦躁，烘热汗出，情绪忧郁，沉默寡言，腰膝酸冷，纳差腹胀，大便溏薄，小便清长，带下清稀，舌质淡红，边有齿痕，苔薄白，脉沉细。

26. 姚富晨

痰瘀雪消饮：疏通气血，化痰散结

【组成】黄芪15克、莪术12克、川芎10克、炮山甲12克、全瓜蒌15克、海藻15克、山楂20克、茯苓12克、泽泻12克。

【用法】水煎服。

【主治】围绝经期综合征。症见形体肥胖，少动懒言，面部色素沉着、浮肿，四肢有蚁行感，或兼有月经紊乱，色暗红，夹有血块。

益肾菟地汤：培育肾气，燮理阴阳

【组成】菟丝子12克、生熟地各12克、淫羊藿12克、炒白芍12克、炒知柏各12克、巴戟天12克、紫丹参12克。

【用法】水煎服。

【主治】更年期综合征，属冲任虚衰者。

【加减】肝肾阴虚偏于肝旺阳亢者，去淫羊藿、巴戟天，加女贞子12克、墨旱莲15克、生牡蛎30克，甘草、枸杞、菊花各12克，嫩钩藤（后下）15克，紫草30克，以滋阴潜阳、镇肝息风；脾肾阳虚偏于气不行水者，去知母、黄柏，加黄芪20克、党参15克、白术12克、茯苓12克、肉桂6克、泽泻12克，以益气运脾、温阳行水；如心阳偏盛，心阴日耗，心肾失交，出现精神失常，悲伤欲哭不能自主者，去淫羊藿、巴戟天，加炙甘草10克、淮小麦30克、大枣10克、熟枣仁12克、麦冬12克、龙齿15克、菖蒲6克、紫草30克，以养心滋肾、镇惊润脏。

27. 岳美中

都气丸加柴芍桂：滋肾调肝，平抑阴阳

【组成】生地24克，山药、茯苓、白芍各15克，枣皮、泽泻、丹皮、柴胡、桂枝各10克，五味子6克。

【主治】更年期综合征，属肾虚肝郁者。

【加减】头晕耳鸣，加枸杞、菊花；骨蒸劳热，加知母、黄柏；心悸失眠，加夜交藤、龙齿、枣仁；多愁善感，加郁金、石菖蒲、合欢皮；腰腿酸痛，加杜仲、川续断、牛膝；夜尿多，加益智仁、桑椹；汗多，加龙骨、牡蛎。

28. 祝谌予

更年期综合征基本方：养血柔肝，滋阴潜阳

【组成】黄芩10克、川连3克、生地黄10克、熟地10克、当归10克、白芍10克、川芎10克、墨旱莲15克、女贞子10克、桑叶10克、菊花10克、生牡蛎30克。

【用法】水煎服。

【主治】更年期综合征，属肝旺者。症见经期先后不定，经量或多或少，或恶寒或发热，心烦易怒，面红目赤，头晕目眩，烘热汗出，手足心热，口干失眠，舌红脉弦。

【加减】下肢及面部浮肿者，加石韦、茯苓；血压升高，头晕者，加夏枯草、葛根、牛膝、钩藤、桑寄生；失眠者，加夜交藤、酸枣仁；腰酸腰痛者，加川续断、狗脊；自汗过多乏力者，加党参、麦冬、五味子；胸胁不适、口苦者，加柴胡、龙胆草。

29. 周子芳

更年期燮理汤：补益肾气，坚阴潜阳

【组成】附子10克、桂枝10克、黄柏10克、知母10克，生龙骨、牡蛎各20克，黄芪15克、当归10克、巴戟天10克、山茱萸10克、白薇10克、白芍15克。

【用法】水煎服。

【主治】更年期综合征。

【加减】心烦寐差，加枣仁、朱茯神；易怒多虑，加甘松、合欢皮；胸脘闷满，加陈皮、清半夏或枳壳、青皮。

第十三节　多囊卵巢综合征

多囊卵巢综合征是一种生殖功能障碍与糖代谢异常并存的内分泌紊乱综合征，其病因不明，以持续性无排卵、高雄激素血症、胰岛素抵抗为重要特征，临床表现多样化，典型的表现为不同程度的月经异常（稀发、量少、闭经、功效失调性子宫出血），不孕、多毛、痤疮、肥胖等；B超检查可见卵巢大于正常，或正常大小，一侧和（或）双侧卵巢有多个卵泡，但无成熟卵泡；血睾酮、雄烯二酮水平高于正常；黄体生成素/促卵泡激素比值增高（＞2.5～3.0）；雌激素处于卵泡中期水平，孕激素水平低下；患者可伴有泌乳素升高；并常伴有胰岛素抵抗、胰岛素血症、糖耐减退，甚至2型糖尿病、高脂血症。生育期妇女的发病率为5%～10%，属中医"闭经""月经失调""崩漏""不孕"等范畴。本病发生的主要病机是先天肾气不足，后天脾气虚弱，痰湿阻滞，肝经郁热，气滞血瘀，壅阻冲任、胞宫。

诊断时需结合B超检查、性激素检查、胰岛素刺激试验、耐糖量试验、血脂检查。中医治疗采用辨证施治同时结合辨病论治，中医在多囊卵巢综合征调治、助孕、改善多毛方面有一定的优势。

一、西医治疗

1. 维持月经

口服避孕药，可防止子宫内膜增生，适用于月经稀发者。

（1）炔雌醇环丙孕酮片（达因-35）：每天1片，共21日。

（2）去氧孕烯炔雌醇片：每天1片，共21日。

（3）复方孕二烯酮：每天1片，共21日。

2. 对抗雄激素增多症

（1）口服避孕药达因-35、去氧孕烯炔雌醇、复方孕二烯酮，其中达因-35抗雄效果最强。

（2）阿尔达克通（安体舒通）：每次20～30毫克，3次/日，疗程3～6个月。

（3）糖皮质激素：地塞米松0.5毫克/日。

3. 诱发排卵，氯米芬为一线促排卵药，50～150毫克/日，月经第5日起连续5日，共三个周期。

4. 其他对症治疗，如多毛、黑棘皮症，可按抗雄方案治疗。胰岛素抵抗可用二甲双胍，250毫克，3次/日。

二、中医治疗

1. 肾 虚

月经后期，量少，色淡，质稀，渐至闭经，或月经周期紊乱，经量多或淋漓不净；或久婚不孕，或头昏耳鸣，腰膝酸软，形寒肢冷，大便不实，性欲淡漠，多毛，舌淡，苔白，脉细无力。

右归丸加减：补肾，调冲任

【组成】熟地24克、山药12克、山茱萸9克、枸杞12克、鹿角胶12克、菟丝子12克、杜仲12克、当归9克、肉桂6克、制附子6克。

【加减】经量少者，加泽兰、丹参、川牛膝；出血量多者，去附子、肉桂、当归温阳活血之品，酌加黄芪、党参、炮姜炭、艾叶、仙灵脾、补骨脂等；性欲淡漠者，加紫河车、覆盆子、肉苁蓉、淫羊藿、巴戟天。

2. 痰湿阻滞

经行延后，经量少，色淡，质黏稠，甚或闭经，或久婚不孕，或带下量多，头昏头重，胸闷泛恶，四肢倦怠，形体肥胖，多毛，苔白腻，脉滑或濡。

苍附导痰丸合佛手散加减：燥湿化痰，活血调经

【组成】茯苓12克、半夏12克、陈皮10克、甘草6克、苍术12克、香附9克、胆南星9克、枳壳9克、神曲10克、生姜6克、当归10克、川芎10克。

【加减】痰多湿盛，形体肥胖，多毛者，加皂角刺、石菖蒲、山慈姑、山甲以化痰通络；腰膝酸软，加淫羊藿、杜仲、牛膝；胸脘满闷者，加瓜蒌、木香；若小腹结块、卵巢增大，胞膜厚者，加昆布、海藻、夏枯草；若月经量少，错后或闭经者，加泽兰、牛膝；月经量多去当归，加益母草、茜草、贯众；面部痤疮，加桑叶、黄芩、地龙；乳房胀痛，加川楝子、青皮、路路通。

3. 肝经郁热

闭经，或月经稀发量少，或先后无定期，或崩漏，久婚不孕；形体肥胖壮实，毛发浓密；面部痤疮，经前乳胀，胸胁胀痛，或有溢乳，口干喜冷饮，大便秘结，舌红，苔薄黄，脉弦数。

丹栀逍遥散加减：疏肝解郁，清热泻火

【组成】丹皮10克、炒山栀10克、当归15克、白芍15克、柴胡15克、白术15克、茯苓15克、甘草6克。

【用法】水煎服。

【加减】若大便秘结明显者，加生大黄、炒枳实；溢乳者，酌加牛膝、炒麦芽、山楂、夏枯草；胸胁乳房胀甚者，加郁金、王不留行、路路通。

4. 气滞血瘀

膈下逐瘀汤：行气活血，化瘀通络

月经延后，量少不畅，色暗红，质稠或有血块，渐至闭经，或经行腹痛，拒按，或婚后不孕，精神抑郁，胸胁胀满，舌质暗紫，或舌边尖有瘀点，脉弦或沉涩。

【组成】当归12克、赤芍9克、川芎9克、桃仁9克、红花9克、枳壳9克、玄胡12克、五灵脂9克、丹皮9克、制香附12克、甘草6克。

【用法】水煎服。

【加减】若腹内有瘕块，加三棱、莪术、穿山甲；若心烦易怒者，加青皮、木香、柴胡；若乳房胀痛，加川楝子、郁金。

三、中成药

1. 右归丸

【主治】肾虚型多囊卵巢综合征。

【用法】每次8粒，2次/日。

2. 二陈丸

【主治】痰湿阻滞型多囊卵巢综合征。

【用法】每次8粒，2次/日。

3. 防风通圣丸

【主治】痰湿阻滞型多囊卵巢综合征。

【用法】每次6克，3次/日。

4. 龙胆泻肝丸

【主治】肝经郁热。

【用法】每次6粒，2次/日。

5. 血府逐瘀丸

【主治】气滞血瘀。

【用法】每次8粒，2次/日。

6. 大黄䗪虫丸

【主治】月经干净后服用，血瘀症。

【用法】每次3克，3次/日。

四、名医验方

1. 蔡小荪

滋源开流方：益肾补心，化痰调经

【组成】全当归9克、制黄精12克、淫羊藿12克、巴戟天9克、石菖蒲4.5克、朱远志4.5克、茯苓12克、怀牛膝9克、红花4.5克、潞党参9克、穿山甲9克。

【用法】水煎服。

【主治】多囊卵巢综合征，精血不足，痰阻胞络而闭经，或月经稀少等。

【加减】兼阴虚便溏，畏寒肢清，去黄精，加补骨脂9克、仙茅9克，或淡附块9克；兼阴虚便艰、掌热盗汗，去淫羊藿，加生地12克、炙鳖甲9克、桑椹9克；兼血虚眩晕，四肢不仁，加枸杞9克、龙眼肉9克、鸡血藤12克；痰盛形肥，加制胆星4.5克、法半夏4.5克、白芥子3克；肝郁乳胀，去党参，加柴胡4.5克、皂角刺12克、路路通9克；肝火炽盛，便艰烦热，去党参、淫羊藿、巴戟天，加酒大黄9克、炒丹皮6克、焦知母6克、焦黄柏6克；带下黏稠，加椿根白皮12克，焦车前子（包煎）12克，卷柏9克。

2. 柴松岩

治多囊卵巢综合征自拟经验方：温补脾肾，散结消滞

【组成】菟丝子、车前子、淫羊藿、杜仲、当归、桃仁、生薏苡仁、川芎等。

【用法】水煎服，每剂2煎，水煎取汁约200毫升，早晚各服药1次，连续用药6个月为1个疗程，根据病情轻重程度服药1～3个疗程。

【主治】多囊卵巢综合征脾肾阳虚型。

3.《当代妇科名方验方大全》

（1）多囊卵巢综合征方一

【组成】炮山甲100克、生水蛭60克、三棱30克、莪术30克、白芥子30克、肉桂20克。

【用法】诸药研粉，黄蜡为丸，每次4.5～6克，早晚温开水送服。1个月为1个疗程，疗程间隔7日，再开始下1个疗程。

【主治】多囊卵巢综合征。

（2）多囊卵巢综合征方二

【组成】茯苓10克、法半夏10克、陈皮10克、苍术10克、香附10克、天南星10克、枳壳10克、皂角刺10克、川芎10克、当归15克、夏枯草15克、海藻15克、石菖蒲15克。

【用法】上药，加水煎2次，两煎相合，早晚分服，每日1剂。

【主治】多囊卵巢综合征，症见月经后期，月经量少或闭经、不孕，体形肥胖，多毛，头晕胸闷，喉间多痰，四肢倦怠，舌清质淡，苔腻，脉沉细。

【加减】形寒肢冷，腰膝酸软，加淫羊藿10克、巴戟天10克、补骨脂10克。

（3）多囊卵巢综合征方三

【组成】当归10克、川芎10克、赤芍10克、桃仁10克、红花10克、枳壳10克、延胡索10克、五灵脂10克、香附10克、巴戟天12克、淫羊藿12克、王不留行12克。

【用法】上药，加水煎煮2次，两煎相合，早晚分服，每日1剂。

【主治】多囊卵巢综合征。症见月经后期，月经量少不畅，或闭经、不孕，精神抑郁，烦躁易怒，小腹胀满拒按，或胸肋乳房胀痛，舌质暗或有瘀斑，脉沉弦。

【加减】胸肋乳房胀痛，加郁金10克、荔枝核10克。少腹痞块，加桂枝茯苓丸桂枝10克、茯苓10克、赤芍10克、牡丹皮10克、桃仁10克、当归10克、川芎10克、三棱9克、枳壳9克、鳖甲15克。

（4）多囊卵巢综合征方四

【组成】熟地黄15克、山药15克、山茱萸10克、当归10克、枸杞10克、鹿角胶10克、补骨脂10克、续断10克、桑寄生10克、菟丝子10克、制何首乌10克、丹参10克、川芎10克。

【用法】上药，加水煎煮2次，两煎相合，早晚分服，每日1剂。

【主治】多囊卵巢综合征。症见月经后期量少，色淡质稀，渐致闭经，体形消瘦，头晕耳鸣，腰膝酸软，神疲乏力，舌质淡，苔薄白，脉沉弱。

【加减】偏阴虚，闭经，腰膝酸软，头晕心烦，手足心热，脉细数，用右归饮（熟地12克、山药12克、山茱萸12克、枸杞12克、菟丝子12克、鹿角胶12克、川牛膝12克、知母9克、天冬9克、牡丹皮9克）。

（5）多囊卵巢综合征方五

【组成】苍术10克、桃仁10克、白术10克、猪苓10克、香附10克、茯苓10克、三棱12克、莪术12克、黄芪15克、薏苡仁30克、桂枝6克、川芎6克。

【用法】上药，加水煎煮2次，两煎相合，早晚分服，每日1剂。

【主治】多囊卵巢综合征，症见月经量少，经行延后甚或闭经，婚久不孕，或带下量多，头晕头重，胸闷泛恶，四肢倦怠，形体肥胖，多毛，大便不实，舌苔白腻，脉滑或濡。

【加减】神疲乏力，动则气喘者，加党参15克、黄芪15克、白术12克。

（6）多囊卵巢综合征方六

【组成】全当归12克、丹参12克、益母草12克、牡丹皮12克、生地黄12克、熟地黄12克

赤芍9克、白芍9克、炙土鳖虫9克、绿萼梅9克、失笑散（包煎）15克，夏枯草21克、炙甘草5克、大枣7枚。

【用法】上药，加水煎煮2次，两煎相合，早晚分服，每日1剂，经期停服。

【主治】多囊卵巢综合征。

（7）多囊卵巢综合征方七

【组成】覆盆子15克、当归15克、焦白术15克、香附15克、泽兰15克、枸杞15克、益母草30克、王不留行10克、蒲黄10克、柴胡10克、菟丝子10克、五灵脂9克、乌药12克、黄芪20克、沉香8克。

【用法】上药，加水煎煮2次，两煎相合，早晚分服，每日1剂，治疗2～6个月。

【主治】多囊卵巢综合征。症见月经延后，稀发，月经量少或闭经，多毛，体形胖，腰膝酸软，畏寒，头晕耳鸣，舌淡或见瘀斑，脉细涩。

【加减】腰膝酸软者，加杜仲15克、续断15克；畏寒肢冷者，加小茴香6克、肉桂9克、制附子（先煎）6克。

（8）多囊卵巢综合征方八

方一：当归10克、丹参10克、茺蔚子10克、桃仁10克、红花10克、鸡血藤10克、续断10克、香附5克、桂枝5克。

方二：阿胶10克、龟甲10克、当归10克、熟地黄10克、菟丝子10克、制何首乌10克、续断10克、山药15克。

方三：当归10克、熟地黄10克、丹参10克、赤芍10克、泽兰10克、

川芎4克、制香附6克、茺蔚子15克。

方四：仙茅10克、淫羊藿10克、当归10克、山药10克、菟丝子10克、肉苁蓉10克、巴戟天10克、熟地黄10克。

【用法】均每日1剂，水煎，分2次服。方一于排卵前服用4剂；方二于排卵后服用6～9剂；方三于月经前服用3～5剂；方四于月经干净后服用4～6剂。

【主治】多囊卵巢综合征。属肾阳虚衰，冲任虚寒者。

(9) 多囊卵巢综合征方九

方一：丹参10克、赤芍10克、泽兰10克、熟地黄10克、桃仁4克、红花4克、薏苡仁15克、制香附6克。

方二：丹参10克、龟甲10克、枸杞10克、女贞子10克、墨旱莲10克、熟地黄10克、何首乌10克、肉苁蓉10克、菟丝子10克。

方三：丹参10克、赤芍10克、泽兰10克、熟地黄10克、茯苓10克、茺蔚子10克、当归6克、香附6克。

方四：女贞子10克、墨旱莲10克、丹参10克、山药10克、熟地黄10克、肉苁蓉10克、制何首乌10克。

【用法】上药水煎2次，药液混合均匀。早晚分服，每日1剂。方一于排卵前期服用4剂；方二于排卵后服用6～9剂；方三于月经前服3～5剂；方四于月经干净后服用4～6剂。

【主治】多囊卵巢综合征。属肾阴衰惫，冲任郁热者。

(10) 多囊卵巢综合征方十

月经周期第6～10日：山药15克、熟地黄12克、何首乌12克、菟丝子12克、当归10克、肉苁蓉10克、续断10克，服5剂。

月经周期第11～16日：当归10克、赤芍10克、熟地黄12克、菟丝子12克、川芎6克、桃仁6克、红花6克、香附6克，服6剂。

月经周期第17～25日：山药15克、熟地黄12克、何首乌12克、续断10克、阿胶10克、龟甲10克、枸杞10克、肉苁蓉6克，服5～7剂。

月经周期第25～27日：当归12克、菟丝子12克、赤芍10克、泽兰10克、茯苓10克、川芎6克、炒香附6克，服3剂。

【用法】各方用法均为，加水煎煮2次，两煎相合，早晚分服，每日1剂。

【主治】多囊卵巢综合征。

【加减】月经周期第6~10日，偏阳虚，加仙茅6克、淫羊藿6克；偏阴虚，加女贞子10克，墨旱莲12克。月经周期第11~16日，偏阴虚，加丹参12克、枸杞30克；偏阳虚，加桂枝6克、鸡血藤10克。月经周期第17~25日，偏阳虚，加菟丝子10克、当归10克；偏阴虚，加女贞子10克、丹参10克、墨旱莲12克。月经周期第25~27日，腹痛甚，加延胡索6~10克、生炒五灵脂6克；偏阳虚，加桂枝6克、鸡血藤10克；偏阴虚，加丹参12克。

（11）多囊卵巢综合征方十一

【组成】三棱9克、莪术9克、浙贝母9克、山慈菇9克、天南星6克、皂角刺12克、夏枯草15克。

【用法】从月经周期第9日开始服上方，每日1剂，连服至基础体温上升后2日，宫颈黏液典型羊齿状结晶消失，椭圆体出现时，改用健黄体汤加减，如果连续用药至月经周期第35日，仍未见排卵者，改用孕酮，撤药性出血后即开始下1周期治疗。

【主治】多囊卵巢综合征。

【加减】肾虚，加覆盆子12克、菟丝子12克、枸杞12克；血虚，加熟地黄20克、当归12克；阴虚，加玄参15克、栀子9克、龙胆草6克；雌二醇水平偏低或宫颈黏液检查见黏液减少，加氯烯雌醚滴丸，每日4毫克；睾酮或泌乳素水平偏高，加白芍12克、甘草12克，龙胆泻肝丸9克。

（12）多囊卵巢综合征方十二

促卵泡汤一：当归10克、山药10克、巴戟天10克、鹿角霜10克、淫羊藿10克、仙茅10克、肉苁蓉10克、熟地黄15克、小茴香9克。

促排卵汤二：泽兰10克、泽泻10克、当归10克、桃仁10克、皂角刺10克、鹿角霜10克、王不留行10克、路路通10克、莪术10克、三棱10克、木香10克、香附10克。

促黄体汤：当归10克、熟地黄10克、何首乌10克、菟丝子10克、香附10克、阿胶15克、牡丹皮15克、生地黄15克。

活血调经汤：当归10克、丹参10克、赤芍10克、泽兰10克、益母草10克、红花10克、桃仁10克。

【用法】上药，加水煎煮2次，两煎相合，早晚分服，每日1剂，于月经干净后服用。

【主治】多囊卵巢综合征高睾酮血症，肾阳虚型。

【加减】同时口服二甲双胍250毫克，3次/日（餐后服），1周后剂量增至500毫克，3次/日，持续3个月，有肠胃反应者，对症处理。

（13）多囊卵巢综合征方十三

促卵泡汤一：山药10克、山茱萸10克、女贞子10克、墨旱莲10克、丹参10克、鸡血藤20克、熟地黄20克、益母草20克。

促排卵汤二：红花10克、桃仁15克、泽兰15克、薏苡仁15克、香附15克、熟地黄15克、枸杞15克、女贞子15克。

促黄体汤：丹参15克、龟甲15克、枸杞15克、女贞子15克、墨旱莲15克、菟丝子15克、牡丹皮15克。

活血调经汤：当归10克、香附10克、丹参10克、赤芍10克、泽兰10克、熟地黄10克、茯苓10克、夏枯草10克。

【用法】上药，加水煎煮2次，两煎相合，早晚分服每日1剂，于月经干净后服用。

【主治】多囊卵巢综合征高睾酮血症，肾阴虚型。

【加减】同时口服二甲双胍250毫克，3次/日（餐后服），1周后剂量增至500毫克，每日3次，持续3个月，有肠胃反应者，对症处理。

（14）多囊卵巢综合征方十四

促卵泡汤一：巴戟天10克、苍术10克、香附10克、法半夏10克、当归10克、石菖蒲10克、胆南星10克、菟丝子15克、山药15克、淫羊藿15克、鹿角胶15克、陈皮6克。

促排卵汤二：路路通10克、当归10克、山药10克、肉苁蓉10克、石菖蒲10克、法半夏10克、苍术10克、皂角刺15克、王不留行15克、淫羊藿15克、鸡血藤20克。

促黄体汤：陈皮6克、当归10克、肉苁蓉10克、苍术10克、石菖蒲10

克、法半夏10克、茯苓10克、龟甲15克、何首乌15克、鸡血藤20克。

活血调经汤：丹参10克、赤芍10克、泽兰10克、当归10克、胆南星10克、香附10克、菟丝子10克、苍术10克、鸡血藤20克。

【用法】上药，加水煎煮2次，两煎相合，早晚分服，每日1剂，于月经干净后服用。

【主治】多囊卵巢综合征高睾酮血症，痰湿型。

【加减】同时口服二甲双胍250毫克，3次/日（餐后服），1周后剂量增至500毫克，每日3次，持续3个月，有肠胃反应者，对症处理。

4. 葛泰生

验方：**肾虚夹瘀血**

【组成】柴胡、赤芍、白芍、泽兰、益母草、刘寄奴、生蒲黄、牛膝、菟丝子、枸杞、肉苁蓉、仙茅、仙灵脾各9克，鸡血藤、女贞子、覆盆子各15克。

【用法】水煎服。

5. 胡章如

温肾涤痰汤

【组成】鹿角片、巴戟天、淫羊藿、穿山甲（代）各10克，生山楂、生黄芪、防己各30克，胆南星、姜半夏、浙贝母各15克，炙甘草5克。

【制用法】自经净后开始，每日1剂，水煎分2或3次内服；基础体温上升后，去浙贝母、穿山甲（代），加石楠叶、菟丝子、蛇床子，用10剂，3个月为1个疗程。

【主治】多囊卵巢综合征。

【加减】肥胖、便秘者，加生大黄；月经中期者，加石菖蒲；经前期者，加泽兰、桃仁；阳虚甚者，加附子、桂枝；乳胸胀痛者，加柴胡、香附。

6. 李祥云

自拟方：**补肾化痰法**

【组成】当归、熟地黄、山药、杜仲、黄肉、菟丝子、紫石英、淫羊藿、巴戟天、山慈菇、皂角刺、夏枯草、浙贝母。

【主治】肾亏痰阻型。临床表现为月经不调，闭经、带下多少不一，不孕、形体肥胖、多毛，精神萎靡，神疲乏力，形寒肢冷，小腹隐痛，腰膝酸软，舌苔薄腻，脉细，测基础体温多见单相，妇科检查：子宫偏小，卵巢增大，治用归肾慈皂汤。

《刘奉五医案》瓜石散加减：养阴清热

【组成】石斛、黄连、天花粉、瞿麦、麦冬、龟甲、生地、牛膝、车前子、益母草、知母。

【主治】阴亏内热型。临床表现为月经不调、月经稀发或淋漓不断或经闭，毛发增多，不孕，口干欲饮或不欲饮，大便干结，舌红苔薄，脉细数，测基础体温单相或上升不良，血激素测定，黄体生成素/尿促生素比值＞3，雄激素增多。

【加减】如经水不行加红花，泽兰，泽泻，月经淋漓加失笑散、参三七。

自拟方：补肾祛瘀

【组成】当归、熟地、萸肉、仙鹤草、苁蓉、锁阳、葫芦巴、泽兰、三棱、莪术、夏枯草、香附、玄胡、丹参。

【主治】肾亏瘀阻型。临床表现月经稀发，月经量多或闭经，小腹疼痛，经行腹痛，腰酸，有时腹胀，乳胀、皮肤粗糙、痤疮满布，舌质微紫，苔薄，脉细弦，测基础体温多为单相，治用补肾逐瘀汤。

龙胆泻肝汤：清肝泻火

【组成】龙胆、栀子、黄芩、柴胡、川楝子、白术、白芍、泽泻、木通、生地黄、生甘草。

【主治】肝郁化火型。临床表现为月经稀发或闭经，带下增多，色黄秽浊，胸肋胀痛，心烦易怒，口苦咽干，大便秘结，舌苔薄黄，脉细弦。

【加减】若大便秘结者加生大黄、芒硝；胸肋胀痛加郁金、全瓜蒌。

7. 林至君

林氏以"补肾—活血化瘀—补肾—活血调经"为中药人工周期的立法公式，根据患者的临床证候，可分为肾阳衰惫、冲任虚寒型和肾阴不足、冲任郁热型，并按人工假设月经周期分别选用不同方药，月经净后服促卵泡汤4～6剂，假设排卵前服促排卵汤4剂，假设排卵后服促黄体汤6～9

剂，假设月经前期服活血汤、调经汤3~5剂。

（1）肾阳衰惫，冲任虚寒

子宫发育不良，经期错后，量少色淡，甚至闭经，腰酸肢冷，面色暗黄，口淡无味，白带清稀，小便频数，舌质淡，舌苔薄白而润，脉沉细或沉弱。

促卵泡汤：仙茅、淫羊藿、当归、山药、菟丝子、巴戟天、肉苁蓉、熟地。

促排卵汤：当归、丹参、茺蔚子、桃仁、红花、鸡血藤、川续断、香附、桂枝。

促黄体汤：阿胶、龟甲胶、当归、熟地、制首乌、菟丝子、川续断、山药。

活血调经汤：当归、熟地、丹参、赤芍、泽兰、川芎、香附、茺蔚子。

（2）肾阴不足，冲任郁热

子宫发育不良或正常，月经有时先期经量多，质稠色暗，或淋漓不绝，唇红面赤，口苦咽干，夜寐多梦，腰酸腿软，小便短赤，大便燥结，舌净无苔，脉数无力。

促卵泡汤：女贞子、墨旱莲、丹参、山药、菟丝子、熟地、肉苁蓉、制首乌。

促排卵汤：丹参、赤芍、泽兰、熟地、肉苁蓉、红花、薏苡仁、香附。

促黄体汤：丹参、龟甲、枸杞、女贞子、墨旱莲、熟地、制首乌、肉苁蓉、菟丝子。

活血调经汤：丹参、赤芍、泽兰、熟地、茯苓、茺蔚子、当归、香附。

在服药过程中，观察卵泡发育，当卵泡发育良好时，以血瘀为主要病机，以活血化瘀为主，而卵泡发育不良时，应以肾虚为主要病机，以补肾调经为主，闭经在应用促卵汤提高性腺功效的基础上即阴道涂片细胞学检查，雌激素水平出现中度影响时才能使用促排卵汤。

8. 侣雪萍

益肾消囊饮

【组成】菟丝子、熟地黄、白芍、白术、党参、茯苓各25克，山茱萸、淫羊藿、陈皮、当归、甘草各15克，紫河车5克、柴胡10克、丹参20克。

【制用法】上药水煎后分3次内服，每日1剂。3个月为1个疗程，月经期停用。

【主治】青春期多囊卵巢综合征。

【加减】月经后期酌加女贞子、枸杞、何首乌；排卵前期酌加茺蔚子、泽兰、皂角刺、香附；排卵后期酌加川续断、桑寄生、巴戟天；月经前期酌加川牛膝、桃仁、红花。

9. 秦 满

多囊卵巢综合征自拟方：补肾健脾，淡渗利湿，佐以活血化瘀，软坚散结

【组成】覆盆子15克、菟丝子15克、桑寄生24克、川续断15克、茯苓15克、车前子（包煎）15克、炒枳壳10克、汉防己15克、生薏苡仁24克、三棱15克、莪术15克、川牛膝15克、香附12克、王不留行30克、路路通15克、牡丹皮15克、丹参15克、益母草24克。

【用法】水煎服。

【主治】多囊卵巢综合征。

【加减】如患者兼有盆腔炎，表现为带下黄稠，量多等症时，则在自拟方中，加入鱼腥草、蒲公英、白花蛇舌草、败酱草等清热解毒祛湿药物，并根据女性自身的生理周期在自拟方的基础上进行分期治疗。如在排卵前期配合应用山茱萸、鹿角霜等补肾助阳类药物；排卵期和排卵后期配合应用桑椹、通草等排卵助孕类药物；月经期配合应用刘寄奴、鬼箭羽等调理冲任类药物。

10. 王采文

化痰通经方

【组成】当归、丹参、川芎、石菖蒲、半夏、胆南星、夏枯草、巴戟天、川续断、仙灵脾。

11. 夏桂成

夏氏治疗肾虚血瘀型排卵功效不良不孕症的临床经验方用补肾排卵汤：炒当归、赤白芍、怀山药、山茱萸、熟地、粉丹皮、茯苓、川续断、菟丝子、鹿角片（先煎）、五灵脂、红花水煎分服，每日1剂，经间期服，连服3～7日，补肾助阳，活血化瘀，以促排卵。

根据夏桂成的体会，排卵期称为经间期，又称的候期，真机期。这一时期，具有两个显著的生理特点：第一是重阴或近重阴，也即是阴长至重，即高水平，阴精由经净后滋长，由低至中，由中至高，因此经间期必须具有高水平或近高水平的阴，临床表现有蛋清样的白带，这是排卵期的显著标志，排卵功效不良者，常缺乏这种现象或不明显，所以补养肾阴与补养肾阳必须并重，使之有高水平阴及阳的条件。第二是个氤氲的变化，即气血活动，由重阴转阳，经过显著的气血活动，阳气开始旺盛，使成熟的卵子突破卵巢表层而排出，所以排卵期的活血化瘀，有助于卵子从卵巢表层突破排出。补肾促排卵汤是在补肾的前提下，加入当归、赤芍、红花、五灵脂，有时尚可加入水蛭、虻虫，蟅虫等，以，加强活血化瘀而促排卵。

但根据体会，经间期所出现的蛋清样的白带，或称拉丝状带下偏少者，必须大补肾阴肾阳，增加白带，才能达到排卵的目的。现代药理研究证明，补肾药能调节下丘脑—垂体—卵巢轴之间的平衡，具有促性激素样作用，以之治疗女性激素紊乱的疾病，常能收到与性激素相同或更好而持久的疗效，多囊卵巢综合征以药物治疗为主，辅助治疗亦重要。

在饮食方面，有些患者善吃，不控制饮食，体型肥胖。肥胖者，应酌情控制饮食以减轻体重，可以纠正由肥胖而加剧的内分泌失调环境，减轻抗胰岛素和高血胰岛素的程度，使性激素球蛋白增多导致游离雄激素的水平下降，血胰岛素、胰岛素样生长因子浓度减低和胰岛素生长因结合蛋白增加，减轻体重可以使1/3以上的肥胖型多囊卵巢综合征患者，恢复排卵，适当的运动，通过增加消耗，可使胰岛素样生长因子结合蛋白增多和胰岛素样生长因子下降约20%，控制饮食和运动皆有助于提高囊卵巢综合征患者的疗效。

中药人工周期法

使用补肾调周法，按四期论治：

①经后期，或黄体酮撤退出血后，以滋阴养血补肾为主，促进卵泡发

育，常用方为归芍地黄汤。

【组成】炒当归、白芍、山药、山茱萸、熟地、丹皮、茯苓、泽泻、川续断、桑寄生、怀牛膝。

②经间期，即排卵期或排卵前期，以补肾调气血，促排卵为重点，常用方为补肾促排卵汤。

【组成】炒当归、赤白芍、山药、山茱萸、熟地、丹皮、茯苓、川续断、菟丝子、鹿角片、五灵脂、红花。

③经前期，以补肾阳为主，健全黄体功效，常用毓麟珠加减。

【组成】炒当归、赤白芍、山药、熟地、茯苓、白术、川续断、菟丝子、紫石英、炒丹皮、枸杞。

④行经期，应活血调经，促使月经正常来潮，常用方为五味调经汤。

【组成】丹参、赤芍、五灵脂、艾叶、益母草。

补肾化痰汤：肾虚，痰湿

【组成】炒当归、赤白芍、山药、山茱萸各10克，熟地12克，丹皮、茯苓各9克，川续断、菟丝子、郁金各10克，贝母、广皮各6克，制苍术12克。

12. 胥真理

滋肾散结消囊汤：调节激素，化痰软坚，活血利湿

【组成】当归尾10克、赤白芍10克、丹参15克、香附10克、益母草25克、川牛膝15克、泽兰10克、琥珀末（包煎）10克、夏枯草30克、海藻15克、昆布15克、浙贝15克、僵蚕15克、土鳖虫10克、杜仲10克、川续断30克、菟丝子15克、栀子10克。

【用法】水煎服。

【加减】血瘀证候明显，加桃仁10克、红花10克、生蒲黄10克、姜黄10克；肝郁气滞，胸肋乳房胀痛，加柴胡6克、郁金10克、青陈皮各6克；形寒肢冷，性欲淡漠，加巴戟天10克、肉苁蓉10克、补骨脂10克、紫河车10克；小腹包块，加山慈菇10克、生牡蛎30克、荔核10克；肥胖、多毛，加山慈菇15克、山楂10克、苍术10克、炒灵脂12克。

13. 尤昭玲

自拟方：补肾化瘀

【组成】紫石英、锁阳、覆盆子、菟丝子、萸肉、地龙、三七、泽泻、泽兰。

【主治】多囊卵巢综合征。

【加减】若腰痛甚者加杜仲、川断、桑寄生、狗脊；烦躁肋痛者加柴胡、郁金、玄胡、川楝子；肢体浮肿明显者，加益母草、泽泻、泽兰；小腹作痛、白带色黄者加红藤、败酱草、白芷、皂角刺；小腹冷痛、脉沉迟者，加桂枝、吴茱萸。此外，尚需根据月经周期分段施治；后期，血液空虚，为阴长阳消期，宜加滋阴养血药，如当归、白芍、女贞子、墨旱莲；经间排卵期，为重阴转阳期，应在补肾阳的同时，加重活血通络药以促进阴阳的顺利转化，如赤芍、丹参、泽兰等；经前期为阳长阴消期，应以补阳为主，以顺应生理变化，促使周期的正常演变；行经期胞脉充盛，血液由满而溢，治应理气调经，促进经血的顺利排泄，同时配合基础体温测量，若基础体温呈双相，预测排卵日，掌握受孕时间，临床上常可获得妊娠。

14. 俞　瑾

天癸方：补肾化痰

【组成】熟地、山药、补骨脂、仙灵脾、黄精、桃仁、皂角刺、冰球子，怕冷，加附子，肉桂。

【主治】肾阴虚型多囊卵巢综合征。

验方：肾虚夹湿

【组成】知母、龟板、麦冬、黄精、当归、补骨脂、石菖蒲、虎杖、马鞭草、仙灵脾、生地、桃仁等。

【主治】肾虚夹湿型多囊卵巢综合征。

15. 张蔚莉

益坤丸

【组成】法半夏、石菖蒲、神曲、茯苓、陈皮、菟丝子、枸杞、仙灵脾、益母草、泽兰、鸡血藤、蒲黄、香附。

16. 朱南孙

【组成】巴戟肉、菟丝子、山茱萸，肉苁蓉、仙茅、淫羊藿、熟地、当归、女贞子等。

【用法】运用此法于月经第1～10日，水煎服。

【组成】党参、黄芪、黄精、山药、砂仁、石楠叶、白术、莪术、皂角刺等。

【用法】运用此法于月经第10日，水煎服。

【按】益肾温煦助卵泡发育，温补肾阳与益肾阴相结合，以求阴阳相济，生化无穷泉源不竭、肾气化生，冲脉盛，血海盈，经水则能应月而溢泄。补气通络以促排卵，益气通络之法是继前肾温煦之后，以动运静，促动其排卵，助机体来完成卵泡成熟排出。

17. 张　帆

补肾化痰祛瘀方

【组成】熟地黄、何首乌各20克，菟丝子、续断、丹参各15克，当归、淫羊藿、胆南星、皂角刺、半夏、柴胡各10克。

【用法】于月经净后开始，每日1剂，水煎服。月经期停用。

【主治】多囊卵巢综合征。

【加减】月经前期者，加泽兰、川芎、香附；经净后，加女贞子、枸杞；排卵后，加巴戟天、肉苁蓉；子宫发育不良、月经量少者，加紫河车、鹿角胶；卵巢增大者，加夏枯草、海藻；肥胖体倦者，加茯苓、白术、陈皮；多毛、痤疮者，加牡丹皮、黄芩。

18. 曾庆琪

中药加针刺人工周期法

经后期： 熟地、枸杞、覆盆子、菟丝子、当归、女贞子、川续断、桑寄生、仙灵脾、党参、泽兰、丹参。偏阳虚者，加肉苁蓉、仙茅，从月经或黄体酮撤退性出血的第4日开始，每日一剂，共6～8剂。

排卵期： 桂枝、桃仁、红花、当归、川芎、丹参、香附、乌药、熟地、枸杞、菟丝子、仙灵脾，于月经周期第12～15日后，每日一剂，此期，加用针刺促排卵穴位选①中极、三阴交，②大赫、气海。月经周期第

12～15日，以上两组穴位交替针刺，1次/日，平补平泻，留针30分钟。

经前期：熟地、枸杞、菟丝子、覆盆子、巴戟天、肉苁蓉、川续断、仙灵脾、鹿角片、当归、党参、紫石英，于月经周期第16～28日，隔日1剂，后期可加入疏肝理气药。

行经期：当归、川芎、熟地、丹参、泽兰、茺蔚子、香附、川牛膝，月经1～3日服用，每日1剂。

第十四节　高泌乳血征

高泌乳血症是一种常见的下丘脑—垂体—性腺轴疾病，由各种原因导致的血清催乳素水平异常升高。

临床表现为溢乳、闭经或月经紊乱、不育、头痛、低雌激素状态。属中医学的闭经、乳泣、月经过少、不孕等范畴，主要病机是肾虚、肝郁、脾虚三者并存，且互相影响，临床常见肝郁化火，肝肾不足，脾肾虚弱。

治疗前做血清催乳激素测定、CT、磁共振检查等，以明确诊断，指导临床。

一、西医治疗

1. 甲磺酸溴隐亭 2.5~7.5 毫克，从小剂量开始，如 1.25 毫克/日逐渐增加至每次 2.5 毫克，每日 2~3 次，如出现头晕、恶心呕吐等不良反应可加用维生素 B_1 或维生素 B_6，不行可减量。

2. 甲磺酸培高利特，是一种新的长效麦角类多巴胺能受体激动剂，起始剂量为 25~50 毫克/日，酌情每 2 周调整 1 次剂量，极量为 150 毫克/日。

3. 喹高利特，是一种新的长效能麦角类多巴胺能受体激动剂，0.075 毫克/日。

4. 维生素 B_6 10 毫克，2 次/日或 3 次/日。

二、中医治疗

1. 肝郁化火

月经稀发，渐至闭经，乳汁自溢，色黄或黄白，质浓稠，乳房乳头刺痛，伴有头昏头痛，精神抑郁，或烦躁易怒，口干口苦，舌质偏红、苔黄、脉弦数。

丹栀逍遥散：清肝解郁，抑乳通经

【组成】赤芍10克、牛膝15克、钩藤15克、生麦芽30克、鸡内金15克、生山楂15克、丹皮12克、栀子12克、当归10克、白芍10克、柴胡6克、白术15克、茯苓12克、煨姜6克、薄荷6克、甘草6克。

【用法】水煎服。

【加减】乳房胀甚者，加郁金、路路通、橘叶；腋下淋巴结肿大疼痛者，加白芥子、夏枯草、皂角刺、贝母；头昏腰酸者，加生地、熟地、山茱萸、制龟甲。

2. 肝肾不足

月经量少，稀发，渐至闭经，闭经较长，乳汁自溢，或挤之而出，色黄质稀，腰膝酸楚，头昏目眩，带下少，阴部干燥，性欲低下，五心烦热，舌红，苔少，脉细数。

大补阴丸：滋肾养肝，降火平冲

【组成】生地15克、沙参12克、枸杞15克、女贞子15克、制龟甲15克、制鳖甲15克、知母12克、黄柏12克、当归10克、白芍15克、丹参15克、怀牛膝15克。

【加减】夜寐差者，加炒酸枣仁、夜交藤；潮热盗汗者，地骨皮、浮小麦、青蒿；阴虚病久损及肾阳，症见乳汁稀薄，四肢不温，畏寒喜暖，面色苍白，宜补肾阳，以毓麟珠加减人参、白术、茯苓、当归、熟地、白芍、菟丝子、鹿角霜、杜仲、丹参、生麦芽；胸胁胀闷，急躁易怒，加柴胡、金铃子、栀子。

3. 脾肾虚弱

月经稀发，或停闭日久，乳汁自出，或挤之有乳，色淡质清稀，乳房柔软不胀，头晕心悸，神疲乏力，气短懒言，纳差便溏，舌淡苔薄，脉细弱。

归脾汤：益气养心，健脾固肾

【组成】黄芪 30 克、党参 15 克、白术 15 克、茯苓 12 克、当归 10 克、陈皮 10 克、木香 6 克、炙远志 10 克、炒酸枣仁 10 克、龙眼肉 10 克、砂仁 6 克、生麦芽 30 克。

【用法】水煎服。

【加减】乳汁溢出较多者，加煅牡蛎、芡实、五味子；形寒便溏者，去当归，加补骨脂、煨姜、山药、淫羊藿。

三、中成药

1. 逍遥丸

【主治】肝郁气滞型。

【用法】9 克/次，2 次/日。

2. 丹栀逍遥丸

【主治】肝郁化火型。

【用法】6 克/次，2 次/日。

3. 六味地黄丸

【主治】肝肾不足型。

【用法】9 克/次，2 次/日。

4. 香砂六君子丸

【主治】脾虚痰阻型。

【用法】9 克/次，3 次/日。

5. 归肾丸

【主治】肝肾不足型。

【用法】9 克/次，3 次/日。

四、名医验方

1. 陈嘉玮

降乳汤

【组成】生麦芽50克，钩藤、丹参、茯苓各15克，绿萼梅、泽兰、枳壳各10克，金银花12克。

【用法】水煎服。

【加减】肝郁化热者，加柴胡6克，炒栀子、白芍各10克，丹皮12克；脾虚胃热痰阻者，加白术、黄芩、石菖蒲、陈皮各10克，冬瓜子30克；肾虚肝旺者，加淫羊藿6克，菟丝子15克，沙参20克，山药、枸杞、丹皮各10克。

【主治】高泌乳素血症。

2. 陈晓霞

自拟顺气汤

【组成】焦麦芽60克，夏枯草、白芍、山楂、蒲公英、牡蛎各30克，鳖甲、香附、乌药、川牛膝各10克，车前子、生地各20克，当归15克，红花、甘草各6克。

【用法】水煎服。

【主治】高泌乳血症。

3. 董淑君

抑乳调经汤

【组成】柴胡、香附、白芍、当归各9克，枳实、川椒、仙茅各10克，炒山楂、女贞子各12克，山茱萸、黄精、川牛膝、生地各15克，炒麦芽30克。

【用法】水煎服。

【主治】高泌乳血症。

4. 黄月玲

舒肝化痰敛乳汤

【组成】柴胡、法半夏各12克，白芍、薏苡仁各30克，神曲、佩兰、白术各10克，陈皮10克、茯苓15克、炒麦芽60克。

【用法】水煎服。

【主治】特发性高泌乳血症。

5. 蔡小荪

自拟方：清热泻火，活血调经

【组成】全当归9克、生地9克、白芍9克、川芎6克、生大黄（后下）6克、玄明粉（冲服）4.5克、怀牛膝9克、广郁金9克、鸡血藤12克、生麦芽30克。

【用法】水煎服。

自拟方：清热通闭，活血调经

【组成】全当归9克、生地9克、白芍9克、怀牛膝9克、玉竹9克、川郁金9克、生大黄（后下）6克、玄明粉（冲服）4.5克、石菖蒲4.5克、鸡血藤12克、穿山甲9克、生麦芽30克。

【用法】水煎服。

6. 董协栋

滋肾解郁丸

【组成】柴胡、枳壳、山茱萸、郁金各9克，白芍、生甘草各6克，山楂、淫羊藿各15克，麦芽30克，生地90克，枸杞、巴戟天、仙茅各10克，菟丝子、丹参各12克，制成丸剂，6.5克/30粒/次，3次/日，口服。

【主治】高泌乳血症。

7. 金维新

泌乳平

【组成】炒麦芽30克、女贞子15克、墨旱莲15克、生地15克、山茱萸12克、丹皮12克、茯苓12克、栀子9克、柴胡9克、白芍15克、当归15克、白术15克、山药30克、枸杞15克、制龟板15克、夏枯草9克、黄芩9克。

【用法】水煎服。

【主治】高泌乳素血症。

8. 李克勤

归肾定经汤：疏解肝郁，滋养肾精

【组成】熟地24克，山药、山茱萸、菟丝子、杜仲、枸杞各15克，当归、茯苓、柴胡、荆芥穗、白芍各12克。

【主治】高泌乳素血症。

【加减】对闭经或量少、稀发者，可加桃仁、红花、牛膝、泽兰各12克；溢乳者，加炒麦芽60克；肥胖经不调者，加苍术、香附、半夏、陈皮各12克；习惯性流产者，以归肾丸（《景岳全书》）合寿胎丸（《医学衷中参西录》）加减。

9. 刘奉五

瓜石汤

【组成】全瓜蒌15克、石斛12克、玄参、麦冬各9克，生地、瞿麦各12克，车前子（包煎）、益母草各9克，黄连6克，川牛膝12克。

【用法】水煎服。

【主治】阴虚胃燥型溢乳性闭经。

10. 申光辉

四逆散

【组成】柴胡12克，枳实、白芍各10克，甘草6克，紫河车、吴茱萸各15克。

【用法】水煎服。

【主治】高泌乳血症。

11. 王秀霞

自拟方：疏肝，健脾，化痰

【组成】当归20克、白芍15克、青皮15克、半夏10克、胆南星10克、茯苓15克、生甘草10克、蒲黄15克、陈皮15克、牡蛎30克、苍术15克、炒白术20克、龙骨30克、海螵蛸20克。

【用法】水煎服。

【加减】若乳房胀痛，加贝母15克、鳖甲10克，减海螵蛸。

12. 夏桂成

化肝煎：清肝解郁，抑乳调经

【组成】当归、赤白芍各10克，川贝5克，青皮、陈皮各6克，钩藤（后下）15克，生麦芽15～30克，川牛膝15克，生牡蛎（先煎）50克，广郁金6克，丹皮、山楂、泽泻各10克。

【用法】水煎服。

【加减】乳胀甚者，加橘叶6克、瓜蒌皮10克、娑罗子10克；腋下淋巴结肿大，呈周期性消长者，加白芥子6克、夏枯草10克、醋炒柴胡5克；大便偏溏者，去当归，加炒白术10克、建曲10克，适肝郁化火型高泌乳血症。

三甲复脉汤合六味地黄汤加减：滋阴降火，养血平冲

【组成】炙龟板（先煎）20克，炙鳖甲（先煎）15克，枸杞、钩藤（后下）、山药、干地黄、山茱萸、丹皮、茯苓、泽泻、怀牛膝各10克，甘草6克、赤白芍各20克，川续断15克。

【用法】水煎服。

【加减】夜寐甚差者，加炒酸枣仁9克，龙齿（先煎）10克，五味子6克；烦热口渴、大便干燥者，加炙知母6克、炒黄柏6克、全瓜蒌10克。

【主治】适肾虚火旺型高泌乳血证。

十全大补汤加味：益气养血，健脾固肾

【组成】黄芪、党参、白术、茯苓、补骨脂各10克，白芍15克，生谷麦芽各30克，当归、干地黄各10克，肉桂（后下）3克，炒白果（打碎）3克。

【用法】水煎服。

【加减】兼有胸闷烦躁者，加炒柴胡5克，青皮、陈皮各6克；睡眠甚差、心悸不宁者，加炒酸枣仁6克、炙远志6克、带心莲子肉10克；乳汁溢多者，加炒牡蛎（先煎）30克、炒芡实10克、煨诃子6克。

【按】夏桂成认为高泌乳素血症表现为闭经、溢乳，因此抑乳调经是治疗本病的首要措施。根据多年来的临床观察，泌乳素的升高与心肝气郁或郁火有关，而闭经又常与雌激素的水平低落有关，所以此病主要在于肝肾，即肝经气郁或郁火以及肾阴亏虚，癸水不足。抑乳者，首在于抑或疏肝也，以往常用逍遥散或化肝煎来治疗，症状虽有改善，但抑乳效果不理想，遂转从涵肝敛肝论治，药用芍药，甘草汤合麦芽，山甲片之类，临床疗效有所提高，如今所使用的抑乳汤即赤芍12克，甘草5克，炒麦芽30～60克，山甲片6～10克，随症加减，同时，常需结合滋养肾阴，用归芍地黄汤佐之。阳虚者，加仙灵脾，菟丝等品，肝火过旺者，加钩藤（后下）15克，丹皮10克，白蒺藜12克，川贝母6克；肝郁易戕伐脾胃，脾胃不和者，加白术、党参、陈皮、木香、砂仁（后下）等品，在治疗的同时，必须进行心理疏导，稳定情绪，谨防急躁，才能获效。如泌乳素过多，超过正常的5倍以上，或伴有脑垂体病者，则非单纯中药所能治。

13. 胥真理

补肾通经抑乳汤：调节激素，平肝活血，补肾调经

【组成】当归12克、川芎6克、生白芍30克、生甘草6克、香附12克、益母草25克、茺蔚子10克、泽兰10克、乌药10克、丹参15克、川牛膝12克、刘寄奴15克、生蒲黄10克、土鳖虫10克、覆盆子30克、川续断15克、菟丝子15克、夏枯草15克。

【用法】水煎服。

【加减】肝经郁火，心烦易怒，加丹皮15克、墨旱莲15克；肝郁不舒，加郁金10克、佛手6克；乳房发热，蒲公英30克、生牡蛎30克、制僵蚕10克；溢乳不止，加五味子10克、芡实15克；肥胖痰湿，加半夏10克、陈皮6克、胆星10克、海浮石15克；口苦大小便不畅，加竹茹6克、枳壳12克。

【按】临床常配合使用以下含雌激素的补肾药：覆盆子、川续断、菟丝子、杜仲、补骨脂、益智仁等。常配合使用以下药物调经：当归、香附、益母草、茺蔚子、泽兰。用以下药物通经：丹参、刘寄奴、生蒲黄、土鳖虫、牛膝、苏木、三棱、莪术等。用以下药物抑制泌乳分泌：生白芍、生甘草、夏枯草、黄芩、栀子。

14. 俞　瑾

清肝补肾汤：清肝泻火，解肝郁

【组成】丹皮9克、炒山栀12克、柴胡6克、当归12克、青皮6克、生地18克、黄精12克、仙灵脾12克、补骨脂12克、穿山甲9克。

【用法】水煎服。

15. 岳 瑛

加味化肝煎：疏肝理气，活血调经

【组成】当归10克、白芍10克、川贝5克、青皮6克、陈皮6克、钩藤（后下）15克、生麦芽15～30克、川牛膝15克、生牡蛎15～50克、广郁金6克、丹皮10克、山栀10克、泽泻10克。

【用法】水煎服。

二甲地黄汤：益肾养肝，降火平肝

【组成】炙龟甲（先煎）10克、炙鳖甲（先煎）15克、枸杞12克、钩藤15克、干地黄10克、山药10克、山茱萸10克、丹皮10克、茯苓10克、泽泻10克、甘草6克、赤芍20克、白芍20克、川续断9克。

【用法】水煎服。

异功散合开郁二陈汤：健脾燥湿，理气化痰

【组成】陈皮6克、党参15克、制苍术10克、白术10克、茯苓10克、制附子10克、炙甘草5克、广木香6克、白芥子6克、制半夏5克、神曲10克。

【用法】水煎服。

16. 袁悦明

疏肝解郁方

【组成】柴胡、泽兰各10克，白芍、丹参各20克，当归12克，茯苓、川续断、淫羊藿各15克，白术9克、生麦芽30克。

【用法】水煎服。

【加减】肝郁脾虚者，加黄芪、党参；肝郁化火者，加丹皮、栀子；肝郁血虚者，加党参、阿胶；肝气犯胃者，加苏叶、陈皮。

【主治】肝郁脾虚型高泌乳血症。

17. 杨晓翡

清肝降乳汤

【组成】生麦芽60克，丹参、益母草各30克，茯苓、当归、白芍、女贞子、墨旱莲、川续断各15克，泽兰、白术、香附、丹皮、栀子、柴胡、川牛膝、陈皮各9克，淫羊藿12克。

【用法】水煎服。

【主治】高泌乳血症。

18. 杨桂琴

从肝论治高泌乳血症

【组成】淫羊藿、怀牛膝各30克，枸杞、白芍各20克，山茱萸、当归各15克，柴胡10克，香附、丹皮各12克，生麦芽60克，甘草6克。

【用法】水煎服。

【主治】高泌乳血症。

【加减】腰膝酸软者，加桑寄生、川续断；烦躁者，加郁金、合欢皮；失眠者，加炒酸枣仁、合欢皮。

19. 张 挺

自拟清肝散

【组成】丹皮、栀子、当归、柴胡、云苓、白术各9克，白芍15克，甘草、薄荷、青皮、陈皮各6克，生麦芽60克。

【用法】水煎服。

【主治】高泌乳血症。

20. 张 帆

通经敛乳汤

【组成】枸杞、菟丝子、杜仲、仙茅各15克，麦芽30克，郁金12克，枳壳、当归、白芍各10克，川芎6克，

【用法】水煎服。

【主治】高泌乳血症。

【加减】月经前期，加淫羊藿、川牛膝、泽兰、茺蔚子；月经期以调经为主，月经后期，加党参、何首乌、熟地黄、女贞子；月经间期，加肉苁蓉、巴戟天、赤芍；肾阳虚者，加附子、肉桂；肾阴虚者，加龟甲、石斛；痰湿甚者，加陈皮、法半夏、胆南星；气血两虚者，加黄芪、熟地；性器官萎缩者，加黄精、鹿角胶、紫河车粉；乳汁清稀者，加芡实、五味子、牡蛎。

21. 张雪松

化痰泄浊

【组成】带皮茯苓、猪苓、泽泻、车前子、大腹皮各12克，瞿麦15克，番泻叶、远志各6克，青皮4.5克，生麦芽60克，枳实、生大黄各6克。

【用法】水煎服。

【主治】高泌乳血症。

22. 朱亦红

调经抑乳汤

【组成】柴胡、郁金、当归各9克，白芍15克、泽兰、牛膝各12克，仙茅、巴戟天各10克，麦芽30克，甘草6克。

【用法】水煎服。并用溴隐亭0.25毫克，1次/日，餐中服。

【主治】高泌乳血症。

第十五节 卵巢早衰

40岁以前由于卵巢内卵泡耗竭或被破坏而发生的卵巢功效衰竭，具有高促性腺素和低雌激素特征的一种妇科疾病称卵巢早衰，属中医闭经、血枯、血隔等范畴，导致月经失调，月经稀发，经期缩短，经量减少，渐至闭经，不孕不育，绝经期症候群，潮热、出汗、情绪变化、感觉异常、失眠、记忆力减退，老年性阴道炎，生殖器官萎缩，或伴有自身免疫性疾病的临床表现等。

治疗前做激素、B超、基础体温、病理等检查。

一、西医治疗

1. 激素替代治疗

（1）无生育要求者：对月经要求的生育妇女，服己烯雌酚0.5～1毫克，或炔雌醇0.05毫克/日，或结合雌激素0.625毫克/日连服21日，周期第16日，加服安宫黄体酮5毫克2次/日，连服7日，共服用4～6周期。

（2）有生育要求者：己烯雌酚1毫克，或炔雌醇0.05毫克/日，或结合雌激素0.625毫克/日，连服21日，周期第16日，加服安宫黄体酮5毫克2次/日，连服7日的周期疗法。也可从周期的第5日开始服氯米芬50毫克，连服5日，疗程根据卵巢功效衰退的疗程长短来决定，连续进行雌孕激素序贯疗法3个月，半年或一年后间歇停药一次，部分患者可恢复自然排卵。

2. 肾上腺素功效减退者

地塞米松0.25毫克，1次/日。

二、中医治疗

1. 肾阴虚：滋肾益阴，育阴潜阳

闭经或月经后期量少，色淡，头昏耳鸣，腰膝酸软，轰热汗出，五心烦热，失眠多梦，口燥咽干，舌红苔少，脉细数。

知柏六味地黄丸加生龟甲、生牡蛎、酸枣仁

【加减】若烦躁易怒，眩晕头痛者，加菊花、钩藤、石决明；胸闷胁胀，心情抑郁，时欲叹息者，加白芍、郁金、柴胡。

2. 肾阳虚：补肾助阳，填精养血

闭经，月经稀发或后期量少，色淡，性欲淡漠、头晕耳鸣腰膝冷痛、精神萎靡、面浮肿、形体畏寒，或时腹胀便溏、舌淡苔白、脉沉细而迟。

右归丸

【加减】若心烦失眠者，加炒酸枣仁、炒栀子；若时有烘热汗出者，加黄柏、知母；若腹胀便溏者，加炒白术、木香、山药。

二、中成药

1. 坤宝丸

【主治】肝肾阴虚证。

【用法】50粒/次，2次/日。

2. 六味地黄丸

【主治】肾阴虚证。

【用法】8粒/次，3次/日。

3. 妇科调经片

【主治】肾虚肝郁证。

【用法】4片/次，4次/日。

4. 参茸白凤丸

【主治】脾肾阳虚证。

【用法】6克/次，1次/日。

5. 调经促孕丸

【主治】脾肾阳虚证。

【用法】5克/次，2次/日。

6. 天王补心丹

【主治】心肾不交证。

【用法】6克/次，2次/日。

7. 定坤丸

【主治】肾虚血瘀证。

【用法】40粒/次，2次/日。

8. 女宝胶囊

【主治】肾虚血瘀证。

【用法】4粒/次，3次/日。

9. 复方阿胶浆

【主治】气血虚弱证。

【用法】20毫升/次，3次/日。

四、名医验方

1. 陈秀芳

辨证治疗卵巢早衰

方一：熟地、山药各20克，炒白芍、全当归、山茱萸各15克，紫河车、龟甲各10克，淫羊藿、丹参各12克，枸杞30克，炒大黄6克。

方二：生黄芪、党参各30克，白术、补骨脂、全当归、川牛膝各15克，鹿角片、仙茅、鸡内金、赤芍各10克，桃仁、川芎各12克。

方三：茯苓20克，桂枝、陈皮、半夏、车前子各10克，白术、党参、菟丝子、枸杞、丹参、牛膝各15克，甘草6克。腰痛者，加桑寄生；寒甚者，加桂心；胸肋胀痛者，加柴胡、郁金；性欲低下者，加鸡血藤。

【用法】肝肾阴虚者，用方一；气虚血瘀者，用方二；痰湿阻滞者，用方三。每日1剂，水煎分2或3次内服，3个月为1个疗程。

2. 韩 柳

中西医结合治疗卵巢早衰

【组成】知母、黄柏、龟甲、鳖甲、女贞子、淫羊藿、补骨脂、桃仁各12克，生地15克，赤芍、当归各9克。

【用法】每日1剂，水煎服，2周为1个疗程；并用己烯雌酚0.5毫克/日，顿服，用22日；第18日，加黄体酮10毫克/日，1次肌内注射，用5日；用六味地黄丸8粒/次，3次/日，口服。

3. 罗绍松

一贯煎

【组成】生地黄20～30克，沙参、枸杞各20克，麦冬15克，川楝子、当归、女贞子、北柴胡、丹皮各10克，白芍12克，甘草6克。

【用法】1～2日1剂，将上药水煎分2或3次内服，一个月经周期为1个疗程。

【主治】卵巢早衰

4. 梁雪雯

逍遥助卵煎治疗卵巢早衰

【组成】当归、熟地、山茱萸、柴胡、白芍、茯苓、炒白术、仙茅、红花、川芎各12克，菟丝子、枸杞、淫羊藿各15克，炙甘草6克。

【用法】将上药水煎分3次内服，每日1剂。

5. 秦 薇

中药人工调周法治疗卵巢早衰

【组成】生地、白芍、麦冬、黄精各15克，熟地20克，知母、地骨皮各12克，炙甘草6克。

虚热消失后，加杜仲、菟丝子。

【用法】先服用本方21日后，改用桃红四物汤，加丹参、牛膝，服用7日，两方交替使用28日为1个疗程。服用2～6个疗程。

6. 施艳秋

乌必口服液

【组成】含炙鳖甲、制首乌、川续断、白术、枸杞、茯苓等，每支10毫升，含生药14克。

【用法】乌必口服液10毫升，1支/次，2次/日，口服3个月为1个疗程。

7. 施丽洁

归肾汤加味

【组成】菟丝子20克，杜仲、吴茱萸、当归各12克，熟地、淫羊藿、龟甲各（先煎）15克，山药、茯苓各30克，阿胶（烊化）10克。

【用法】本方可随症加减，将上药水煎服，每日1剂。

8. 邢翠玲

中西医结合

方一：黄芪30克，党参、熟地、山药、牛膝各15克，菟丝子、当归各12克，枳壳、枸杞各10克，细辛3克。

方二：熟地、山药、茯苓各20克，山茱萸、当归、益母草各15克，丹皮10克，杜仲、丹参各12克，细辛3克。

方三：当归、川续断各15克，细辛3克、香附10克、牛膝9克痛经者，加玄胡、青陈皮；腰痛者，加桑寄生；体胖湿盛者，加陈皮、半夏；寒盛者，加桂心；经前胸肋胀痛者，加柴胡、郁金；性欲低下者，加鸡血藤。

【用法】经后期用方一，经前期用方二，行经期用方三，每日1剂，水煎后分2或3次内服，并用人工周期；已烯雌酚0.5～1毫克/次，1次/日，口服，用22日后，再加黄体酮10毫克/次，肌内注射，1次/日，用5日；3～6个月为1个疗程。

【主治】卵巢早衰症。

9. 邢红梅

中医综合疗法

【组成】仙茅、淫羊藿、巴戟天、葫芦巴、补骨脂、覆盆子各10克，熟地黄、山药、党参各15克，白术、当归各12克，炙甘草、丹皮、泽泻各6克。

【加减】面部烘热、潮红、汗出者，加女贞子、墨旱莲、龟甲；阴干者，加川牛膝、桑寄生；情志异常者，加茯神、枣仁、远志；便溏者，加肉豆蔻。

【用法】将上药水煎服，每日1剂；用贞芪扶正胶囊，4粒/次，2次/日，口服；足三里、三阴交穴，灸三壮，隔日一次，用10次，间隔1周。

【主治】卵巢早衰。

10. 徐 萍

巢衰汤治疗卵巢早衰

【组成】制黄精、大熟地、怀山药、覆盆子各15克，山茱萸、龟甲（先煎）、紫河车（分冲）各10克，女贞子30克，菟丝子20克，陈皮6克。

【加减】心烦易怒者，加合欢皮、白芍、莲子心；汗出沾衣者，加浮小麦、煅龙蛎；腰酸者，加杜仲、补骨脂。

【用法】将上药水煎3次后合并药液，分早、中、晚内服，每日1剂，1个月为1个疗程。

巢衰复原汤治疗卵巢早衰

【组成】制黄精、熟地、覆盆子各15克，山药、女贞子各30克，山茱萸、菟丝子各20克，龟甲（先煎）、紫河车各10克，陈皮6克，蜈蚣1条。

【加减】心烦易怒者，加合欢皮、白芍、莲子心；盗汗，加浮小麦、煅龙牡；腰酸肢软甚者，加杜仲、补骨脂。

【用法】每日1剂，水煎，空腹服，用上方后出现带多、乳胀、腹痛、改用桃红四物汤；阴道流血者，止后继用上方，用6个月。

第二章

妇科炎症

阴道炎是指病原体侵入阴道，使阴道黏膜产生炎症，白带出现量、色、质的异常改变者。临床常见的有滴虫性阴道炎、外阴阴道假丝酵母菌病、细菌性阴道炎、萎缩性阴道炎。阴道炎各年龄层次的妇女均可发生，为妇科生殖器炎症中最常见的疾病。妇女若不注意卫生，或分娩、流产、阴道手术、性交不洁、长期子宫出血、盆腔炎、白带的刺激以及腐蚀性药物的损伤等破坏阴道的自然防御功效，外界病原体如滴虫、假丝酵母菌等可相继侵入引起阴道炎症。此外，幼女和绝经后的妇女，由于雌激素缺乏，防御能力差，易患幼女阴道炎和老年性阴道炎。

本病属中医带下病、阴痒范畴。中医认为，本病的病因主要有内伤和外邪两类。内伤由脾虚肾亏，水湿化浊，流注带脉，带脉失约；或因肝郁侮脾，脾虚水湿内袭，蕴而化热，湿热下注所致；或因经期、性生活不洁，湿毒内侵，直伤带脉而致。

第一节 滴虫性阴道炎

滴虫性阴道炎是由阴道毛滴虫引起的常见的阴道炎。阴道毛滴虫生长的适宜温度为25℃～40℃，pH为5.2～6.6。阴道毛滴虫能在3℃～5℃的环境中生存21日，在46℃环境中生存20～60分钟，在半干燥环境中大约生存10小时，在普通肥皂水中生存45～120分钟，在pH<5.0或pH>7.5的环境中不生长。阴道pH在月经前后发生变化，经后接近中性，隐藏在腺体和阴道皱襞中的滴虫于月经后常得以繁殖，诱发炎症的发作。滴虫单独存在可不发病，但其能消耗或吞噬阴道细胞内糖原，影响乳酸的生成，改变阴道酸碱度和防御能力，继发细菌感染，使病情加重。滴虫除寄生于阴道外，还可侵入尿道或尿道旁腺、膀胱、肾盂及男性的包皮皱褶、尿道或前列腺中。

其传染途径，①直接传染：经性交直接传播；②间接传染：经公共浴池、浴巾、浴盆、游泳池、坐式便器、衣物、污染的器械盒敷料等间接传播。

本病属中医带下、阴痒范畴，多因湿热下注，肝经湿热，或摄生不慎，感染病虫所致。

治疗需做妇科检查，阴道分泌物、分泌物悬液中可找到阴道毛滴虫，必要时可进一步作滴虫培养，以明确诊断。

一、西医治疗

1. 全身治疗

初次治疗可选择甲硝唑或替硝唑2克，单次口服；或甲硝唑400毫克，2次/日，连服7日。

2. 局部治疗

增强阴道防御能力，用0.5%～1%乳酸或醋酸，或0.25克碘伏液冲洗阴道，1次/日，7日为一疗程。

3. 甲硝唑

阴道泡腾片200毫克，于阴道冲洗后，或每晚塞入阴道一次，7日为1个疗程。

二、中医治疗

以清热利湿，杀虫止痒为主要原则，并配合外治法。

龙胆泻肝汤加减：清热利湿，杀虫止痒

湿热下注，带下量多如泡沫状，色黄或黄绿，质稀，气味腥臭，阴部瘙痒灼痛，检查有滴虫，头晕目涨，心烦口苦，胸肋及少腹胀痛，大便干结，小便黄，苔黄，脉弦数。

【组成】龙胆草6克、栀子9克、黄芩9克、柴胡6克、车前子6克、生地6克、泽泻9克、当归3克、甘草6克。

【加减】痒甚者，加苦参、百部、蛇床子、燥湿杀虫止痒。

肾气丸合萆薢渗湿汤加减：补肾利腰，清热利湿

肾虚湿盛，带下量多，色白，呈泡沫状，外阴瘙痒，有滴虫；腰膝酸楚，神疲乏力；舌苔腻，脉细数。

【组成】熟地9克、山药12克、山茱萸9克、茯苓12克、丹皮9克、泽泻9克、桂枝6克、附子9克、萆薢9克、薏苡仁12克、黄柏10克、通草6克、滑石12克。

三、中成药

1. 当归龙荟丸

【用法】每次6～9克，2次/日。

【主治】肝经实火型。

2. 妇科止带片

【用法】每次5片，3次/日。

【主治】湿热蕴结型。

3. 四妙丸

【用法】每次6克，3次/日。

【主治】湿热型。

4. 治带丸

【用法】每次3～8片，2～3次/日。

【主治】肾虚湿热型。

5. 灭滴栓：杀虫，消炎

【组成】桃叶干浸膏。

【用法】阴道给药，1粒，每天1次。

【主治】滴虫性阴道炎。

6. 复方清带灌注液：清热除湿，杀虫止痒

【组成】熊胆粉、苦参、蛇床子、黄连、土荆皮、雄黄、丁香叶、儿茶、白矾。

【用法】阴道灌注用药，1次/日，1支/次，用药后卧床5～10分钟。

【主治】假丝酵母菌、滴虫性非特异性阴道炎。

7. 芩苓子阴道灌注液：清热解毒，除湿止带，杀虫止痒

【组成】黄芩、白鲜皮、土茯苓、五倍子。

【用法】阴道灌注用药，每日早、晚各一次，1支/次，用药后卧床休息5～10分钟。

【主治】妇女湿热下注所致之阴痒及带下异常，滴虫性阴道炎，外阴、阴道假丝酵母菌病。

8. 塌痒汤

【组成】鹤虱10克、苦参15克、威灵仙10克、当归12克、蛇床子10克、狼毒6克。

【用法】煎汤熏洗，1次/日，7～10日为一疗程。

四、名医验方

1. 班秀文

解毒止痒汤：清热燥湿，解毒杀虫止痒

【组成】土茯苓30克、槟榔10克、苦参15克、忍冬藤15克、车前草15克、地肤子12克、甘草6克。

【主治】滴虫性阴道炎。

【加减】如体质瘦弱，纳食不香，减苦参、地肤子，加炒山药、炒薏苡仁；如阴道灼热，痒痛，加黄柏、凌霄花、火炭母。

2.《当代妇科名方验方大全》

滴虫性阴道炎方

方一：白英15克，黄柏15克，炒薏苡仁30克，黄芩10克，白芷10克，白术10克，川楝子10克，香附10克，石菖蒲10克，椿皮10克。

方二：黄柏15克、川楝子30克、蒲公英30克、地槿皮30克、花椒10克、白矾10克、百部10克、苦参10克、地肤子10克、蛇床子10克。

【用法】方一上药，加水煎煮2次，将2煎药混合均匀，分为2次服用，每日1剂。方二水煎去渣坐浴，每日1剂，每晚坐浴1次，每次15分钟，6日为1个疗程。

【主治】滴虫性、真菌性阴道炎。

【加减】白带多，方一加苍术、牛膝、车前草；外阴瘙痒，方一去黄芩、石菖蒲，加皂角刺、地肤子。

滴虫性阴道炎方

【组成】萆薢10克、薏苡仁20克、黄柏10克、土茯苓20克、牡丹皮10克、泽泻15克、通草15克、滑石15克。

【用法】上药，加水煎煮，两煎相合，早晚分服，每日1剂。

【主治】滴虫性阴道炎

【加减】湿热、湿毒盛者，加苍术15克、鹤虱10克、芜荑10克、白鲜皮10克。

滴虫性阴道炎方

【组成】苦参30克、百部30克、蛇床子30克、土茯苓30克、鹤虱30克、白鲜皮30克、虎杖根30克、黄柏20克、川椒20克、地肤子20克、龙胆草20克、明矾20克、五倍子20克。

【用法】上药，加水3升，煮沸后10～15分钟，用干净纱布滤去药渣，将药液放在干净盆内，趁热熏蒸阴部后坐浴外洗，最好同时用干净纱布蘸药液轻轻擦洗外阴及阴道壁，每日1剂，早晚各1次，每次20～30分钟，10日为1个疗程。

【主治】滴虫性阴道炎，真菌性阴道炎，老年性阴道炎，细菌性阴道炎。

【按】治疗期间禁房事，勤换内裤，男方与女方应同时应用，防止交叉感染。

滴虫性阴道炎方

【组成】萆薢12克、薏苡仁12克、赤茯苓12克、白鲜皮12克、黄柏9克、牡丹皮9克、泽泻9克、鹤虱9克、贯众9克、川楝子9克、通草5克、滑石15克。

【用法】上药先用清水浸泡30分钟，煎煮2次，药液混合后分2次服，每日1剂。

【主治】滴虫性阴道炎。

滴虫性阴道炎方

方一：红藤20克、败酱草20克、蒲公英20克、白鲜皮20克、苍术10克、白术19克、黄柏10克、茯苓10克、车前子10克、薏苡仁30克、牡蛎30克。

方二：苦参30克、蛇床子30克、鱼腥草30克、虎杖30克、白矾10克。

【用法】将方一上药煎取250毫升，每日1剂，分2次服；方二煎汤熏洗坐浴30分钟，每日1剂，早晚各1次。

【主治】滴虫性阴道炎。

【加减】肾虚腰痛，方一加杜仲20克、菟丝子20克；气虚，方一加黄芪20克、党参10克；瘀血明显者，方一加泽兰10克、红花5克；白带夹血者，方一加地榆炭10克、荆芥炭10克。

【说明】同时阴道塞药：甲硝唑0.2克，每晚1粒，塞入阴道，经期停用以上方法，以3周为1个疗程，经期停止治疗，治疗期间禁止性生活，忌食辛辣刺激食品，每日换洗内裤。

滴虫性阴道炎方

【组成】龙胆草10克、栀子10克、黄芩10克、生地黄10克、柴胡6克、泽泻12克、车前子12克、木通6克、甘草6克、芡实10克。

【用法】上药，加水煎煮2次，分2次服，每日1剂。

【主治】湿热型滴虫性阴道炎，带下量多，色黄或染有血色，呈泡沫状，外阴瘙痒，心烦易怒，舌苔薄腻，脉弦数。

滴虫性阴道炎方

【组成】山药15克、白芍20克、人参15克、炙黄芪20克、鹿角胶30克、龟甲30克、五倍子15克、升麻3克、薏苡仁15克。

【用法】水煎2次，药液混合后分2次服，每日1剂。

【主治】肾虚湿盛型滴虫性阴道炎。

【加减】月经先期，加当归12克、黄芩9克、黄连9克；月经后期，加香附9克、丹参12克；有瘀血者，加桃仁6克，红花6克。

3. 何国兴

苦参熏洗剂：清热解毒，利湿收敛，杀虫止痒

【组成】苦参、生百部、蛇床子、木槿皮、土茯苓、鹤虱、白鲜皮、虎杖根各30克，川黄柏、地肤子、龙胆草、明矾、五倍子各20克。

【用法】上药，加水3000毫升，煮沸后15分钟，用干净纱布滤去药渣，将药液倒放在干净盆内，趁热气先熏蒸后洗阴道和坐浴外洗，每日1剂，早晚各熏洗1次，10日为1个疗程。

【主治】阴道炎。

【说明】治疗期间禁房事，勤换洗内裤；男方同时熏泡外阴。

【按】治疗700例（其中滴虫性220例，真菌性180例，老年性156例，细菌性144例），结果痊愈568例，好转95例，无效37例，总有效率为94.7%。

4. 裴笑梅

清解汤：清热解毒，祛湿止带

【组成】土茯苓、红藤各15克，紫花地丁草、黄芩各9克、凤尾草、栀子各6克，黄柏3克、白果10枚。

【用法】水煎服。

【主治】湿热带下，阴道炎症。

蛇床子洗剂：清热化湿，杀虫止痒

【组成】蛇床子、五倍子、苦参、黄柏各9克，苏叶3克。

【用法】煎汤，先熏后外洗。

【主治】滴虫性阴道炎，真菌性阴道炎。

5. 王朝阳、秦爱英

龙胆泻肝汤配合苦蛇洗剂：清热祛湿，杀虫止痒

内服方：龙胆草20克，黄芩、栀子、木通、当归、生地黄各15克，车前子12克，柴胡10克，甘草6克。

外用方：蛇床子30克，苦参、百部各15克，川椒、明矾各10克。

用法：①内服药：水煎早晚分服。滴虫性阴道炎，加服甲硝唑片，每次0.4克，3次/日；真菌性阴道炎，加服制霉菌素片，每次100万单位，3次/日；白带多者，加土茯苓、薏苡仁各30克；痒甚者，加白鲜皮15克、鹤虱12克。②外用药：每晚1次，每次熏洗20分钟，洗后对滴虫阴道炎可把甲硝唑片放入阴道；对真菌性阴道炎可把制霉菌素片100万单位放入阴道。

【主治】滴虫性和真菌性阴道炎。

【按】用本方治疗阴道炎100例，治愈84例，占84％，显效16例，占16％，有效率100％。

6. 夏桂成

滴虫熏洗方

【组成】蛇床子30克、土槿皮15克、黄柏15克、苦参15克、花椒10克、明矾6克。

【用法】煎汤熏洗坐浴。

【主治】滴虫性阴道炎。

7. 杨凡岗

蛇床子白头翁汤

【组成】蛇床子60克、白头翁30克、苦参30克、黄柏30克、银花30克、黄药子20克、百部20克、荜茇15克。

【用法】水煎去渣，熏洗阴部。

【主治】湿毒性滴虫性阴道炎。

8. 张兆智

加味二妙汤合苦参煎：清热燥湿，杀虫止痒

【组成】制苍术15克、黄柏10克、荆芥10克、银花15克、白鲜皮15克、蛇床子15克、白芷15克、苦参30克、百部5克、椒目10克、生甘草10克。

【主治】滴虫性阴道炎。

第二节 外阴阴道假丝酵母菌病

外阴阴道假丝酵母菌病，其病原体为假丝酵母菌。亦称念珠菌阴道炎、霉菌性阴道炎。此菌呈卵圆形，有芽孢和细胞发芽伸长形成的假菌丝。

假丝酵母菌属真菌，不耐热，加热至60℃1小时即可死亡；但对干燥、日光、紫外线及化学制剂的抵抗力较强。假丝酵母菌为条件致病菌，约10%非孕妇和30%孕妇阴道中有假丝酵母菌寄生，并不引发炎症。当阴道内糖原增多，酸度增加，局部细胞免疫力下降时，假丝酵母菌即会迅速繁殖而引起炎症，故临床多见于孕妇、糖尿病患者，以及接受大量雌激素治疗者。适宜其繁殖的阴道pH为4.0~4.7，一般pH<4.5。另外，若长期应用抗生素，可使阴道内菌群紊乱；长期口服肾上腺糖皮质激素或患免疫缺陷综合征，使机体抵抗力下降；肥胖、穿紧身化纤内裤，使会阴的温度和湿度增加，均可使假丝酵母菌得以繁殖而引发炎症。

其传染途径有①自身传播：假丝酵母菌除寄生于阴道外，还可寄生于人的口腔、肠道，这三个部位的假丝酵母菌可以互相自身传播；②直接传染：经性交直接传播；③间接传染：接触被感染的衣物或污染的器械和敷料等间接传染。

本病属中医带下、阴痒范畴。多因脾虚肝郁，湿浊下注，或肝经湿热，或感染邪毒，致虫蚀阴中所致。

治病前作妇科检查，阴道分泌物生理盐水悬液找到白色念珠菌、芽孢和假菌丝可确诊，染色和培养阳性率更高。

一、西医治疗

1. 消除诱因

若患者有糖尿病应给予积极治疗，及时停用广谱抗菌素、雌激素及皮质类固醇激素，勤换内裤，用过的内裤、盆及毛巾均用开水烫洗。

2. 单纯性外阴阴道假丝酵母菌病的治疗

（1）局部用药

①咪康唑栓剂：每晚1粒（200毫克），连用7日；或每晚1粒（400毫克）连用3日，或一粒（1200毫克）单次用药。

②克霉素栓剂：每晚一粒（150毫克）塞入阴道深部，连用7日；或每日早晚各1粒（150毫克），连用3日；或1粒（500毫克），单次用药。

③制霉菌素：每晚一粒（10万单位），连用10～14日。

（2）全身用药

常用药物氟康唑150毫克，顿服；也可选用伊曲康唑每次200毫克，1次/日，连用3～5日；或采用一日疗法，400毫克分两次口服。

3. 复杂性外阴阴道假丝酵母菌病的治疗

（1）一年内有症状并经真菌学证实，发作4次以上称复发性外阴阴道假丝酵母菌病，抗真菌治疗分为初始治疗和维持治疗。初始治疗若为局部治疗，延长时间为7～14日；若口服氟康唑150毫克，则第四日和第七日各加服1次。常用的维持治疗方案：克霉素栓500毫克，1次/日，连用6个月；或氟康唑150毫克，1次/日，共服6个月，在治疗前应作真菌培养确诊，治疗期间定期监测疗效及药物副作用，一旦发现副作用，立刻停药。

（2）严重外阴阴道假丝酵母菌病的治疗：局部治疗用药延长为7～14日，若口服氟康唑150毫克，则72小时后加服1次。

（3）妊娠合并外阴阴道假丝酵母菌病的治疗，局部治疗为主，7日疗法效果佳，禁用口服唑类药物。

（4）性伴侣治疗：无需对性伴侣进行常规治疗，对有症状的男性应进行假丝酵母菌治疗，预防女性重复感染。

二、中医治疗

1. 脾虚湿盛

白带增多，色白如乳块或豆渣样，外阴瘙痒；舌苔薄白，脉细濡。

完带汤加减：健脾燥湿，杀虫止痒

【组成】白术30克、山药30克、人参6克、白芍15克、苍术9克、车前子9克、甘草3克、陈皮6克、柴胡2克、荆芥穗2克、椿根皮10克、地肤子24克。

【加减】外阴瘙痒，加白鲜皮；灼痛，加木通、栀子、知母；尿频尿痛，加瞿麦、滑石；黄带，加黄柏、鱼腥草；腰痛，加续断、杜仲；病久，加补骨脂、五味子、肉豆蔻、吴茱萸。

2. 湿热下注

带下量多，色白，质黏稠，或呈豆腐渣状，阴痒剧烈，或灼痛；心烦失眠，神疲纳差；舌质淡红，苔黄白而腻，脉象细濡或细弦。

萆薢渗湿汤加减：利湿清热，杀虫止痒

【组成】制苍白术各12克、薏苡仁15克、丹皮15克、茯苓15克、泽泻10克、滑石20克、白芷15克、荆芥3克、炒柴胡5克、地肤子24克、车前子15克、萆薢10克。

【加减】阴痒明显者，加苦参、白鲜皮；心烦失眠，加山栀子、枣仁。

三、中成药

1. 妇科止带片

【用法】每次5片，3次/日。

【主治】湿热蕴结。

2. 四妙丸

【用法】每次6克，3次/日。

【主治】湿热症。

3. 白带丸

【用法】每次1丸，2次/日。

【主治】脾虚湿毒。

4. 保妇康栓

【用法】每晚一粒，塞入阴道深部，连用7日。

5. 复方清带散

【组成】熊胆粉、苦参、蛇床子、川连、土槿皮、雄黄、丁香叶、儿茶、白矾。

【功效】清热除湿，杀虫止痒。

【用法】将药粉装入阴道喷洒器，喷洒于患部，1袋/次，1次/日。

【主治】外阴阴道假丝酵母菌病，滴虫性阴道炎，非特异性阴道炎。

6. 参柏舒阴洗液

【组成】黄柏、苦参、蛇床子、重楼、白鲜皮、何首乌、玄参、赤芍、花椒。

【功效】清热燥湿，杀虫止痒。

【主治】外阴炎，外阴阴道假丝酵母菌病和滴虫性阴道炎。

【用法】10%浓度洗液，100毫升阴道灌洗，5分钟/次，1次/日。

7. 苦参软膏

【组成】苦参总碱

【功效】清热燥湿，杀虫止痒。

【主治】外阴阴道假丝酵母菌病和滴虫性阴道炎。

【用法】阴道用药，每晚1支，将软膏轻轻挤入阴道深处。

8. 苦参栓

【组成】半合成脂肪酸酯、苦参总碱、羊毛脂。

【功效】抗菌消炎。

【主治】宫颈糜烂，赤白带下，滴虫性阴道炎和阴道假丝酵母菌感染。

【用法】阴道用药，每晚一枚，塞入阴道深处。

9. 杀真菌方

【组成】萆薢12克、薏苡仁15克、土茯苓30克、藿香15克、白矾（后下）30克、薄荷5克。

【用法】煎水坐浴。

10. 制霉洗剂

【组成】苦参30克、蛇床子15克、寻骨风15克、土茯苓30克、黄柏15克、枯矾9克、雄黄9克。

【用法】煎水先熏后洗，2次/日。

四、名医验方

1. 班秀文

（1）土苓祛湿汤：健脾燥湿，解毒杀虫

【组成】党参9克、白术9克、苍术9克、白芍9克、车前子9克、玄胡9克、槟榔9克、乌药9克、陈皮6克、甘草5克、土茯苓18克。

【主治】外阴阴道假丝酵母菌病。

（2）三苓汤：清热利湿，杀虫止痒

【组成】茯苓9克、龙胆9克、槟榔9克、猪苓9克、泽泻9克、滑石18克、生地黄12克、土茯苓15克。

【主治】外阴阴道假丝酵母菌病。

2.《当代妇科名方验方大全》

真菌性阴道炎方一

【组成】龙胆草10克、栀子10克、黄芩10克、木通10克、泽泻10克、当归10克、车前子10克、川椒10克、苦参10克、白头翁10克、稀莶草10克、重楼30克，白花蛇舌草30克。

【用法】上药，加水煎煮2次，分为2次服用，每日1剂，第2、第3煎熏洗阴部20分钟，配合阴道内纳川椒粉3克（2日1次）。

【主治】真菌性阴道炎。

真菌性阴道炎方二

方一：熟地黄30克、山茱萸30克、党参15克、白术15克、桑螵蛸15克、补骨脂10克、淫羊藿10克、苦参10克、黄柏10克、制附子（先煎）6克；方二：苦参30克、白头翁30克、白矾30克、牡丹皮15克、赤芍15克、川椒15克。

【用法】方一：每日1剂，水煎，分2次服，7日为1个疗程，妊娠期月经期停用。方二：每日1剂，水煎去渣，趁热熏洗，待适温后坐浴15～30分钟，2次/日。

【主治】真菌性阴道炎。

【加减】带下色黄稠或呈脓状，方一加黄芩、白头翁；带下滑脱不禁，方一加芡实、金樱子；腰痛甚，方一加杜仲、菟丝子；瘙痒甚，方一加蛇床子，白鲜皮；体质极虚，方一加鹿茸、人参。

【说明】治疗期间禁止性交，忌食辛辣，煎炒刺激食物。

真菌性阴道炎方三

【组成】海螵蛸30克、煅龙骨30克、煅牡蛎30克、炒白果15克。

【用法】上药先用清水浸泡30分钟，煎煮2次，药液混合，分2次服，每日1剂。

【主治】各种阴道炎。

【加减】湿热型带下，加盐黄柏12克、盐知母12克、蒲公英30克、金银花30克；脾虚型，配补中益气汤；肾虚型，配六味地黄汤。

真菌性阴道炎方四

【组成】黄柏10克、车前子15克、芡实15克、银杏10克、苦参12克、地肤子15克、蛇床子15克、海螵蛸（去壳研末冲服）10克，甘草6克。

【用法】每日1剂，前3煎分3次口服，第4煎去渣留汁坐浴，1次/日。

【主治】真菌性阴道炎，症见外阴瘙痒，甚而外阴皮肤搔破，有浅溃疡引起疼痛，白带多，呈乳白色凝块（如豆腐渣样），舌苔黄白薄腻或厚腻，脉弦缓或弦数，白带中可找到真菌。

真菌性阴道炎方五

【组成】方一：补骨脂10克、淫羊藿10克、苦参10克、黄柏10克、熟地黄30克、山茱萸30克、党参15克、白术15克、桑螵蛸15克、制附子（先煎）6克。方二：苦参30克、白头翁30克、白矾30克、牡丹皮15克、川椒15克。

【用法】方一：上药先用清水浸泡30分钟，煎煮2次，药液混合后分2次服，每日1剂。方二：每日1剂，水煎去渣，熏洗坐浴，2次/日，每次

15～30分钟。

【主治】真菌性阴道炎

【说明】治疗期间忌性交，忌食刺激性食物，妊娠期及月经期停用。

真菌性阴道炎方六

【组成】萆薢12克、薏苡仁12克、赤茯苓12克、地肤子12克、白鲜皮12克、滑石12克、黄柏9克、牡丹皮9克、泽泻9克、苍术9克、通草6克。

【用法】上药，加水煎煮2次，将2煎药液混合均匀，分为2次服用，每日1剂。

【主治】真菌性阴道炎，外阴瘙痒灼痛，甚则坐卧不安，心烦不寐，带下量多，色白呈凝乳状或豆腐渣样，苔厚腻，脉滑。

【加减】纳差、腹胀，加白术9克、陈皮9克。

真菌性阴道炎方七

【组成】龙胆草9克、泽泻9克、车前子9克、黄芩9克、栀子9克、川楝子9克、白鲜皮9克、椿皮9克、木通6克、柴胡6克、甘草3克。

【用法】上药，加水煎煮2次，两煎相合，早晚分服，每日1剂。

【主治】真菌性阴道炎，阴部痒甚，红肿灼痛，带下量多，心烦易怒，口苦，大便干结，小便短黄而频，或有灼痛感，苔黄腻，脉弦滑数。

【加减】大便干结，加大黄9克。

真菌性阴道炎方八

【组成】党参15克、黄芪20克、麦芽30克、谷芽30克、鸡内金10克、土茯苓15克、枳壳6克、金樱子7克、芡实15克、莲须15克、桑螵蛸10克、甘草4克、制香附4克。

【用法】上药，加水煎煮2次，两煎相合，早晚分服，每日1剂。

【主治】真菌性阴道炎

【加减】乏力，有重坠感者，加升麻6克；头晕耳鸣、腰酸者，去枳壳，加何首乌15克、续断12克；兼有黄带着，加苍术6克、黄柏6克。

真菌性阴道炎方九

【组成】鹿茸10克、肉桂5克、菟丝子10克、黄芪30克、刺蒺藜10克、沙苑子10克、肉苁蓉10克、桑螵蛸10克、制附子（先煎）5克、茯苓10克。

【用法】上药，加水煎煮2次，两煎相合，早晚分服，每日1剂。

【主治】真菌性阴道炎，带下增多，色白如豆渣样，腰脊酸楚，神疲乏力，面色无华，外阴瘙痒，舌淡，苔薄白，脉细弱。

【加减】痒甚者，加苦参12克、黄柏10克、蛇床子10克、白鲜皮12克。

真菌性阴道炎方十

【组成】金银花30克、蒲公英30克、野菊花15克、紫花地丁15克、紫背天葵子10克、赤芍10克、牡丹皮10克、制乳香6克、制没药10克。

【用法】上药，加水煎煮2次，两煎相合，早晚分服，每日1剂。

【主治】真菌性阴道炎。

真菌性阴道炎方十一

【组成】太子参15克、鸡冠花15克、白术10克、苍术10克、茯苓10克、瓜蒌皮10克、陈皮10克、甘草10克、山药10克、芡实10克。

【用法】上药，加水煎煮2次，两煎相合，早晚分服，每日1剂。

【主治】真菌性阴道炎，白带增多，色白如乳块状或豆渣样，外阴瘙痒，舌苔薄白，脉细濡。

3. 刘云鹏

杀真菌胶囊：解毒杀虫

【组成】苦参、黄柏、草决明、雄黄各15克，冰片、硼砂各5克。

【用法】分别研细末，共混匀后装胶囊，每日用1粒塞阴道内，7日为1个疗程。

4. 刘敏如

验方：湿热下注的外阴阴道假丝酵母菌病

【组成】大黄、银花、百部、薄荷各30克，雄黄、硼砂各3克。

【用法】上药用布包煎水2000毫升，分三次坐浴。

5. 梅国强

白头翁洗方：湿热带下，阴痒

【组成】白头翁30克、秦皮15克、黄柏15克，苦参30克，明矾15克、大黄30克。

【用法】每剂药，加水半面盆，煎半小时，得药液至面盆略少，待较温

（以不烫皮肤为度）坐浴半小时，2次/日，一周为1个疗程。

6. 王成荣

湿痒洗剂：抗菌，杀虫，消炎

【组成】苦参30克、木槿皮30克、龙胆30克、生大黄30克、生艾叶15克、蛇床子30克、生石菖蒲30克。

【主治】外阴阴道假丝酵母菌病及细菌性阴道炎。

7. 徐志华

苓药芡苡汤：脾虚湿盛带下

【组成】土茯苓、山药、芡实、薏苡仁、莲须、橹豆衣、椿根皮（剂量可随证酌定）。

【用法】每日一剂，水煎分服。

8. 夏桂成

真菌熏洗方：解毒，杀虫，止痒

【组成】土槿皮、七叶一枝花各30克，黄柏、蛇床子、苦参各15克，明矾6克。

【用法】煎汤，先熏后洗再坐浴，2次/日。

【主治】湿热性真菌性阴道炎。

9. 刑继萱

灭霉煎：清热解毒，杀虫止痒

【组成】苦参、黄柏、草决明、雄黄（后下）各15克，冰片（后下）、硼砂各5克。

【用法】水煎，取汁，冲洗阴道，浸泡20分钟。

【主治】真菌性阴道炎。

10. 于载畿

验 方

【组成】苦参、蛇床子、土茯苓各30克，黄柏15克、川椒6克。

【用法】水煎后熏洗外阴并做阴道灌洗，然后向阴道涂布冰硼散，每次0.15克，每天1次，10～14日为一疗程。

【主治】湿热下注的外阴阴道假丝酵母菌病。

第三节　细菌性阴道炎

细菌性阴道炎是由正常寄生阴道内的菌群生态平衡失调引起的分泌物增多，有臭味，或伴有轻度外阴瘙痒或烧灼感的疾病。其发病与妇科手术、多次妊娠史和不洁性行为有关。发生细菌性阴道炎时，阴道内乳酸杆菌减少而其他细菌大量繁殖，主要有加德纳尔菌、动弯杆菌及其他厌氧菌，部分患者合并有支原体感染，其中以厌氧菌居多，其浓度可达正常妇女的100～1000倍。其中，加德纳尔菌具有厌氧性，最适合的生长温度为25℃～40℃，pH为6.0～6.5，pH≤4.5时不宜生长。厌氧菌繁殖时会产生胺类物质，碱化阴道，导致阴道分泌物增多，并有胺臭味。

细菌性阴道炎可引起宫颈上皮不典型增生、子宫内膜炎、输卵管炎、盆腔炎、异位妊娠与不孕；孕期BV感染可引起早产、胎膜早破、产褥感染及新生儿感染。

本病属中医"带下病""阴痒"范畴。多因脾虚生湿，湿蕴化热，湿热下注，或肝郁化热，肝经湿热所致。

治疗前作妇科检查。①阴道分泌物：均质、稀薄、灰白色。②阴道pH＞4.5。③氨臭味试验阳性。④线索细胞阳性。以上4条中有3条阳性即可诊断为细菌性阴道病。

一、西医治疗

治疗原则为选用抗厌氧菌药物，主要有甲硝唑、克林霉素。

1. 口服药物：首选甲硝唑400毫克，2次/日，口服，共7日；或克林霉素300毫克，2次/日，连服7日。

2. 局部治疗：甲硝唑栓剂，每晚一次，连用7日；或2%克林霉素软胶阴道涂布，每次5克，每晚一次，连用7日，口服药物与局部用药疗效相似，治愈率80%左右。

3. 妊娠期细菌性阴道炎的治疗：本病在妊娠期有合并上生殖道感染的可能，多选择口服用药，克林霉素300毫克，2次/日，连服7日。

二、中医治疗

1. 湿热证

带下量多，色黄呈脓性或浆液性，有臭气，阴部坠胀，灼热疼痛或瘙痒；或小腹疼痛，胸肋、乳房胀闷，口苦咽干，尿黄，大便不实；舌红苔黄腻，脉弦滑。

止带方：清热利湿止带

【组成】猪苓12克、茯苓12克、车前子12克、泽泻12克、茵陈12克、赤芍12克、栀子9克、丹皮12克、牛膝15克、黄柏12克。

【加减】阴部瘙痒者，加苦参、白藓皮；胸肋、乳房胀闷，口苦咽干、阴部灼热、溲黄者，加龙胆草、败酱草、车前草，以清肝胆湿热，或用龙胆泻肝汤加减。

2. 湿毒症

带下量多，色黄质稠如脓，气味臭秽，阴部坠胀灼痛或小腹疼痛坠胀；或发热，心烦口渴，小便短赤或黄少，大便干结；舌红苔黄干，脉滑数。

五味消毒饮：清热解毒，除湿止带

【组成】银花12克、野菊花12克、蒲公英12克、地丁12克、天葵子12克、薏苡仁15克、土茯苓15克、白花蛇舌草30克、败酱草15克

三、中成药

1. 紫金锭

【用法】1次/日，每次2片，7～10日为1个疗程。

2. 威喜丸

【用法】2次/日，每次4.5克。

3. 保妇康栓

【用法】每次1粒，每晚睡前1次，纳入阴道，7～10为1个疗程。

4. 康复灵栓

【用法】1次/日，每次1粒，睡前将栓剂放入阴道深处。

5. 皮肤康洗液

【用法】1次/日，每次10毫升，加水10倍稀释进行外阴阴道冲洗，7～10日为1个疗程。

6. 赛霉安散

【用法】将药粉直接涂撒阴道患处，1次/日。

7. 当归龙荟丸

【用法】每次6～9克，2次/日。

【主治】肝经实火证。

8. 妇科止带片

【用法】每次5片，3次/日。

【主治】湿热蕴结。

9. 四妙丸

【用法】每次6克，3次/日。

【主治】湿热证。

四、名医验方

1. 曹继新

中药内服外熏方：健脾助运，清热利湿

【组成】土茯苓30克，佛手、山楂曲、黄柏、芡实、苦参、蛇床子、地肤子、车前子、白鲜皮、泽泻各15克，广木香10克。

【用法】每剂先煎2次，取汁200毫升，早晚分服，剩下的药渣再加水煎取2500毫升，先熏外阴，待水温适宜后坐浴15～20分钟，1次/日。

【主治】阴道炎（脾失健运，湿热下注型）。

2. 董建华

止带汤：清热利湿，杀虫

【组成】黄柏10克、苍术10克、椿皮10克、茯苓15克、山药12克、泽泻12克、使君子12克、乌梅6克、胡黄连6克、刺猬皮6克、椒目9克。

【主治】细菌性阴道炎。

3.《妇科病验方集锦》

非特异性阴道炎内服方

【组成】熟地黄、山茱萸各30克，党参、白术、桑螵蛸各15克，补骨脂、淫羊藿、苦参、黄柏各10克，制附子6克。

【用法】每日1剂，水煎，分2次服。

【主治】阴道炎。带下黄稠者，加黄芩、白头翁；带下不禁者，加芡实、金樱子；腰痛者，加杜仲、菟丝子；阴痒者，加蛇床子、白鲜皮；体虚者，加人参、鹿茸。

非特异性阴道炎内服方：清热燥湿，祛风止痒

【组成】石膏15克，柴胡、黄芩、荆芥、前胡、升麻、桑白皮各9克，甘草6克。

【用法】每日1剂，水煎服，2次/日。

【主治】湿热下注型阴道炎。

非特异性阴道炎内服方：清热解郁，散火止痒

【组成】白芍12克，炒栀子、天花粉、柴胡各9克，甘草6克。

【用法】每日1剂，水煎服，口服2次。

【主治】阴虚火燥型阴道炎。

4. 哈孝贤

经验方：清热凉血，止血止痒

【组成】桑寄生18克，杭白菊、大生地、椿根白皮、侧柏叶各15克，粉丹皮、阿胶珠各12克，香附、川柏、鸡冠花各9克。

【用法】水煎服，每日1剂。

【主治】阴道炎。带下赤白相间，似血非血，淋漓不断。

5. 哈荔田

经验方：**散寒燥湿，消炎止痒**

【组成】蛇床子9克、黄柏6克、淡吴茱萸3克。

【用法】上药布包，煎沸，趁热先熏后洗，坐浴，早晚各1次，每次15分钟。

【主治】阴道炎属寒湿或湿热下注。症见带下阴痒，或阴部肿痛，或尿道感染，尿频、尿痛等。

【加减】带下量多、清稀、淋漓不止者，加石榴皮、桑螵蛸、诃子、小茴香；带下色黄，黏稠气秽者，加苍术、蒲公英、萹草、草河车；阴部瘙痒剧烈者，加枯矾、苦参、小茴香；阴部肿痛者，加香白芷、净苏木、刺猬皮、蒲公英、连翘、小茴香；阴部糜烂、溃疡、有脓性分泌物者，加白鲜皮、虎杖、金银花、蒲公英、桑螵蛸。

【按】本方适外阴炎、外阴湿疹、女阴溃疡、单纯外阴道炎、滴虫性阴道炎、慢性宫颈炎。

6. 刘奉五

清肝利湿汤

【组成】瞿麦、萹蓄各12克，木通3克，车前子、黄芩、牛膝、丹皮、川楝子各9克，柴胡5克，荆芥4.5克。

7. 梅国强

白头翁洗方

【组成】白头翁30克、秦皮15克、黄柏15克、苦参30克、明矾（溶化）15克、大黄30克。

【用法】每剂加水半脸盆，煎半小时，及药液半脸盆略少，待温（以不烫皮肤为度）后，坐浴半小时，2次/日，一周为一疗程。

【加减】湿热痒甚者，加蛇床子30克。

8. 王成荣

湿痒洗剂：外用抗菌杀虫，消炎

【组成】苦参30克、木槿皮30克、龙胆30克、生大黄30克、生艾叶15克、蛇床子30克、生石菖蒲30克。

【**主治**】细菌性阴道病及外阴阴道假丝酵母菌病

9. **徐志华**

苓药芡苡汤：补气健脾，渗湿化浊，收涩固脱止带

【**组成**】土茯苓 15 克、山药 15 克、薏苡仁 15 克、莲须 15 克、乌豆衣 15 克、椿皮 15 克。

【**主治**】细菌性阴道炎。

【**加减**】白带量多，可加党参、白术、鸡冠花、银杏；带下色黄者，可加苍术、黄柏、木通。

第四节　萎缩性阴道炎

萎缩性阴道炎又称老年性阴道炎。常见于绝经后以及卵巢早衰、人工绝经、长期闭经、长期哺乳的妇女。因卵巢功效衰退，雌激素水平降低，阴道壁萎缩而黏膜变薄，阴道上皮细胞内糖原减少，阴道内pH升高，局部抵抗力下降，同时血供不足，当局部损伤或受到刺激时，毛细血管易破损，致病菌容易入侵繁殖而引发炎症。

本病属中医"带下病""阴痒"范畴。多因肾阴不足，阴部失养，或脾肾两虚，肾虚阴部失养，脾虚湿浊下注所致。

治疗前作妇科检查，阴道分泌物检查，排除滴虫、假丝酵母菌、淋病奈氏菌，但清洁度Ⅱ°～Ⅲ°，并可见到大量脓细胞。如有血性白带须与子宫恶性肿瘤鉴别。

一、西医治疗

抑制细菌生长，阴道局部应用抗生素。如甲硝唑200毫克，或诺氟沙星100毫克，放于阴道深部，1次/日，7～10日为一疗程

增加阴道抵抗力，补充雌激素是萎缩性阴道炎的主要治疗方法。局部给药可用0.5%己烯雌酚软胶，或结合雌激素软胶局部涂抹，每日1～2次，连用14日。全身用药可口服尼尔雌醇，首次4毫克，以后每2～4周一次，每次2毫克，维持2～3个月，乳腺癌或子宫内膜癌患者，慎用雌激素制剂。

二、中医治疗

治以滋肾清热为主要原则，兼湿热者，佐清热利湿，并结合外治

1. 肾阴亏损

带下增多或不多，色白或黄，阴户干涩疼痛，灼热，腰酸膝软，头晕目眩，心慌心悸，潮热汗出，口干尿赤，舌红，苔薄，脉细软或细数。

知柏地黄汤加减：滋补肝肾，清热止带

【组成】熟地24克、山药12克、山芋肉12克、茯苓9克、泽泻9克、丹皮9克、黄柏6克、知母6克。

【加减】白带多者，加金樱子、龙骨、牡蛎、固涩止带；心悸心慌者，加茯苓、五味子、柏子仁、淮小麦以宁心安神，烘热潮红者，加柴胡、黄芩、黄柏。

2. 湿热下注

带下增多，色黄秽臭，甚则呈脓样，口干口苦，小便黄赤，大便干结；舌苔薄黄腻，脉弦数。

易黄汤合知柏地黄丸：清热利湿，滋阴补肾

【组成】山药30克、芡实30克、黄柏6克、车前子3克、白果12克、熟地24克、山茱萸12克、茯苓9克、泽泻9克、丹皮9克、知母6克

【加减】外阴瘙痒明显者，加白鲜皮、丹参；血性带下，加赤芍；腰酸痛明显，加桑寄生、杜仲；病程日久，加鹿角霜；伴尿频尿急，加金钱草；大便稀溏，加白术、山药、黄芪。

三、中成药

1. 知柏地黄丸

【用法】每次1～2丸，2次/日

【主治】肝肾不足。

2. 止带丸

【用法】每次5～8片，2次/日

【主治】肾虚湿热。

3. 乌鸡白凤丸

【用法】每次1粒，2次/日

【主治】阴血虚之带下。

四、名医验方

1. 陈克忠

玉屏风散加味：益气固表，清热化浊

【组成】生黄芪30克、生白术30克、白花蛇舌草30克、防风12克、淫羊藿30克。外阴瘙痒者，辅以黄柏30克、苦参30克、白鲜皮30克。

【用法】煎汤外洗。

【主治】老年性阴道炎。

2. **丛春雨**

阴道纳药法

【组成】黄柏3克、乙底酚0.125毫克

【用法】粉碎，每晚纳入阴道深部，10次为1个疗程。

3.《**当代妇科名方验方大全**》

老年性阴道炎方一

方一：山茱萸10克、生地黄10克、山药10克、泽泻10克、牡丹皮10克、茯苓10克、蒲公英20克、金银花20克。

方二：土茯苓20克、野菊花20克、苦参20克、败酱草20克、紫花地丁20克。

【用法】方一：上药，加水煎煮2次，两煎相合，早晚分服，每日1剂。方二：每日1剂，煎水熏洗坐浴，每次15分钟，2次/日，均10日为1个疗程。

【主治】老年性阴道炎。

【加减】肝肾阴虚，加黄柏、知母、枸杞、女贞子；湿热下注，加鱼腥草，车前草，玄参。

老年性阴道炎方二

【组成】仙茅9克、淫羊藿9克、知母9克、巴戟天9克、黄柏9克、当归9克、牡丹皮9克、薏苡仁12克、茯苓12克。

【用法】水煎2次，药液混合早晚分服，每日1剂。

【主治】老年性阴道炎，症见带下量多，色呈淡红或赤白相兼，伴见头晕耳鸣，神疲乏力，心烦失眠，小腹空坠，便溏、苔薄、脉细。

【加减】纳差便溏，加白术9克、陈皮6克；赤带，黄柏改用黄柏炭，加栀子炭9克。

老年性阴道炎方三

【组成】生地黄12克、女贞子12克、墨旱莲12克、山药12克、鱼腥草12克、薏苡仁12克、椿皮12克、黄柏10克、牡丹皮10克、车前子10克、猪苓10克、地榆10克。

【用法】上药先用清水浸泡30分钟，煎煮2次，药液混合后分2次服，每日1剂。

【主治】老年性阴道炎，症见带下色黄，或赤白混杂，时呈脓带，质黏稠，有臭味，外阴瘙痒，阴道灼痛，伴见腰膝酸软，潮热心烦，口干、口苦、苔黄或厚腻，脉弦细数。

【加减】阴虚内热，加地骨皮9克、胡黄连9克。

老年性阴道炎方四

【组成】

方一：生地黄15克、熟地黄15克、枸杞15克、山药15克、地肤子15克、椿皮15克、山茱萸12克、白芍12克、苍术12克、白术12克、墨旱莲12克、大蓟12克、小蓟12克、栀子10克、黄柏10克、土茯苓30克、女贞子20克。

方二：蛇床子30克、白鲜皮30克、苦参20克、黄柏10克、败酱草10克、五味子15克。

【用法】方一：上药先用清水浸泡30分钟，煎煮2次，药液混合后分2

次服，每日1剂。方二：水煎取液，熏洗坐浴20分钟，2次/日。

【主治】老年性阴道炎。

老年性阴道炎方五

【组成】女贞子30克、墨旱莲30克、蒲公英30克、何首乌30克、枸杞30克、巴戟天20克、知母20克、黄柏10克、麦冬10克、当归10克、川牛膝10克、椿皮10克。

【用法】上药，加水煎煮2次，两煎相合，早晚分服，每日1剂。

【主治】老年性阴道炎

【加减】赤带，加栀子炭；便溏，加砂仁、白术；阴痒严重，加百部；下肢浮肿，加泽泻、薏苡仁。

老年性阴道炎方六

【组成】生地黄10克、山茱萸15克、泽泻10克、牡丹皮10克、知母10克、黄柏10克、苍术10克、山药30克、芡实15克、炒白扁豆10克、炒薏苡仁30克、地肤子10克、茯苓20克、甘草6克。

【用法】上药，加水煎煮2次，两煎相合，早晚分服，每日1剂。

【主治】老年性阴道炎。

老年性阴道炎方七

【组成】党参10克、白术10克、熟地黄10克、山茱萸10克、桑螵蛸10克、补骨脂10克、淫羊藿10克、黄柏10克、制附子（先煎）6克、乌梅肉30克。

【用法】水煎取液，分2次温服，每日1剂。

【主治】老年性阴道炎。

老年性阴道炎方八

【组成】黄柏10克、芡实10克、山药30克、车前子10克、山茱萸10克、金樱子15克、椿皮10克、野菊花15克、泽泻10克、白果10个。

【用法】水煎2次，药液混合后早晚分服，每日1剂。15日为1个疗程，一般治疗1个疗程，病程久者，需要2个疗程。

【主治】老年性阴道炎。

【加减】外阴瘙痒明显，加白鲜皮、丹参；血性带下，加牡丹皮、赤芍；腰酸痛明显，加桑寄生、杜仲；日久不愈，加鹿角霜；伴尿频、尿急者，加金钱草。

老年性阴道炎方九

【组成】菟丝子15克、山药15克、白术15克、炒柴胡15克、白芍15克、薏苡仁15克、仙茅12克、椿皮12克、党参25克、茯苓20克、莲须10克、甘草5克。

【用法】上药，加水800毫升，浸泡药材20分钟，文火煎煮30分钟，取汁200毫升，共煎3次，合取汁600毫升，分3次温服，每日1剂。连续服药12日为1个疗程。

【主治】老年性阴道炎

老年性阴道炎方十

【组成】黄芪15克、白术15克、茯苓15克、白芍15克、炙远志6克、炒酸枣仁5克、木香6克、山药10克、黄柏9克、薏苡仁15克、芡实10克、荆芥6克。

【用法】上药，加水煎煮2次，两煎相合，早晚分服，每日1剂。

【主治】老年性阴道炎，带下较多，色白，质黏腻，有臭气，阴痒、头昏心悸，神疲乏力，大便易溏，烦躁口苦，舌偏红，苔黄白腻，脉细濡。

【加减】心肝火旺，加炒栀子9克、炒牡丹皮9克；胃纳差者，加陈皮6克、炒谷芽9克、炒麦芽9克；大便溏泄，便次偏多，去黄柏，加神曲10克、炮姜5克。

【说明】同时应用外洗方，龙胆草10克、黄柏15克、鹿衔草15克、甘草6克、淫羊藿10克，水煎熏洗，2次/日。

老年性阴道炎方十一

【组成】蒲公英30克、椿皮15克、熟地黄12克、墨旱莲12克、山茱萸9克、山药9克、泽泻9克、牡丹皮9克、茯苓9克、黄柏9克、知母9克、枸杞9克。

【用法】上药，加水煎煮2次，两煎相合，早晚分服，每日1剂。

【主治】老年性阴道炎。

【加减】阴虚火旺者，熟地黄改生地黄，重用牡丹皮；尿频尿痛，加猪苓9克；带下秽臭，量多，加龙胆草9克、萆薢9克。

老年性阴道炎方十二

【组成】枸杞12克、甘菊6克、山药10克、熟地黄10克、山茱萸10克、牡丹皮10克、茯苓10克、泽泻10克、女贞子10克、芡实10克、金樱子10克。

【用法】上药，加水煎煮2次，两煎相合，早晚分服，每日1剂。

【主治】老年性阴道炎，色黄质稀或粘，或夹血性分泌物，阴道灼热，阴痒颇剧，头晕心悸，烦躁易怒，夜寐甚差，腰膝酸软，口干尿黄，舌偏红，脉细弦带数。

【加减】虚火偏旺者，加黄柏9克、知母6克；夹有血瘀，小腹作痛，带下紫黑者，加五灵脂10克、炒蒲黄6克、当归10克、赤芍10克、白芍10克；心火偏旺，心烦失眠者，加莲子心3克、黄连5克、炒酸枣仁9克。

4. 哈孝贤

验方

【组成】杭白芍、大生地、椿根皮、侧柏叶各15克，丹皮、阿胶珠各12克、香附、川柏、鸡冠花各9克，桑寄生18克。

5. 孟庆洪

白冰方：清热解毒，燥湿杀虫

【组成】白花蛇舌草60~90克，蛇床子50克，黄柏、苦参、土槿皮各15克，花椒9克（皮肤有破损者，不宜用），冰片3克。

【用法】水煎弃渣，后将冰片溶于药汁中，坐浴，2次/日。

【主治】老年性阴道炎。

【按】本方外用治疗93例，有效91例，总有效率为97.85%。

6. 沈丽君

椿蒲八味汤：滋阴益肾，清热止痒

【组成】蒲公英30克，椿根皮15克，熟地黄、墨旱莲各12克，山茱萸、怀山药、泽泻、粉丹皮、茯苓、知母、黄柏、枸杞各9克。

【用法】水煎服。

【主治】老年性阴道炎（肝肾阴虚，兼感湿热型）

【加减】阴虚火旺者，熟地改用生地，加重丹皮用量；尿频、尿痛者，加鹿衔草、煨苓、泽泻；带下秽臭量多，阴痒者，加龙胆草、芡实、萆薢。

7. 李竹蓝

老年性阴道炎洗剂

【组成】野菊花、银花、淫羊藿各30克、当归、黄柏、蛇床子、赤芍、丹皮各15克，紫草30克，冰片（冲服）3克，清水1500～2000克。

【用法】浸泡1～2小时，煎20～30分钟，先熏后洗，待水温适宜，坐浴15～20分钟，每日1～2次，每剂药可煎煮两次。

8. 武明钦

老年经脉不调方：补益肝肾，清热化痰，健脾燥湿

【组成】白芍30克、土茯苓25克、瓜蒌瓤、浙贝母、牛膝、炙甘草各15克，法半夏、地骨皮、炒枳壳各10克，沉香（后下）9克。

【用法】每日1剂，水煎2次，睡前次晨各服1次，连服2剂，休息1日。

【主治】经断复来，老妇阴道炎，泌尿系统感染，早期宫颈癌。症见赤白带下，黏物腥臭，小腹时痛，腰酸，便秘。

【加减】若脉弦滑，苔白腻者，加蚤休30克、墓头回25克；见红多者，加仙鹤草30克、茜草15克；腰酸痛者，加炒杜仲15克、续断20克。

【按】此方系祖传方，临床运用40余年，治疗百余例，疗效满意。

【说明】服药期间，禁食生冷、腥荤、辛辣。

第五节　宫颈炎

　　宫颈炎是妇产科常见疾病之一，包括宫颈阴道部炎症、宫颈管黏膜炎症。因宫颈阴道部鳞状上皮与阴道鳞状上皮相延续，阴道炎症均可引起宫颈阴道部炎症。临床多见的宫颈炎是宫颈管黏膜炎，由于宫颈管黏膜上皮的单层柱状上皮，抗感染能力较差，并且宫颈管黏膜皱襞多，一旦发生感染，很难将病原体完全清除，久而导致慢性宫颈炎。在临床上以慢性宫颈炎为多见，依据病理改变不同，可分为宫颈糜烂、宫颈息肉、宫颈黏膜炎、宫颈腺囊肿和宫颈肥大。其中宫颈糜烂是慢性宫颈炎最常见的一种病理改变，依据糜烂深浅程度分为单纯型、颗粒型、乳头型；根据糜烂面积大小又可分为轻度、中度、重度糜烂。由于宫颈的特定环境，治疗虽有一定疗效，但常易反复发作，有少数可发生恶变。

　　中医无宫颈炎病名，根据其临床表现，属带下病范畴。在中医古籍中亦可散见于阴痒、不孕等病证中。宫颈炎所致的带下量多，多由湿邪蕴腐，影响任带二脉，任脉不固，带脉失约而成。常以感受外湿为主，如经期产后，胞脉空虚，摄生不洁，湿毒邪气乘虚内侵胞宫，湿蕴生热，湿热郁蒸，以致任脉损伤，带脉失约，湿热蕴结，瘀阻胞脉，故见小腹坠胀，腰骶酸痛。总之，中医认为本病的病因以感受外湿为主，湿蕴生热，湿热郁腐是本病的核心机制。

　　治疗前作妇科检查，常规宫颈刮片、宫颈管吸片，必要时做阴道镜或活检以明确诊断。性传播高危妇女，做淋病奈瑟菌、衣原体检查。

一、西医治疗

1. 急性宫颈炎

急性宫颈炎的治疗主要为针对病原体选择抗生素药物。

单纯急性淋病奈瑟菌性宫颈炎，主张大剂量、单次治疗，常用药物有第三代头孢菌素。如头孢曲松250毫克，单次肌内注射，或头孢克肟400毫克，单次口服，氨基糖苷类的大观霉素4克，单次肌内注射。

沙眼衣原体感染所致宫颈炎，治疗药物主要有①四环素类：如多西环素100毫克，3次/天，连用7日。②红霉素类：主要要有阿奇霉素1克，单次顿服；红霉素500毫克，4次/天，连用7日。③喹诺酮类：主要有氧氟沙星300毫克，3次/天，连用7日；左氧氟沙星500毫克，1次/日，连用7日。淋病奈瑟菌类感染常伴有衣原体感染，因此淋菌性宫颈炎治疗时除选用抗淋病奈瑟菌药物外，应同时用抗衣原体感染药物。

2. 慢性宫颈炎

（1）呋喃西林粉喷雾或呋喃西林塞入阴道深部，1次/日，用10日。

（2）氯可片1片，置阴道深处，隔日1次，用10次。

（3）氯霉素500毫克、己烯雌酚20毫克、葡萄糖粉50克和可的松25毫克，混合粉剂2克，喷于宫颈，1次/日，用10次。

（4）庆大霉素4万～8万，分点注射于子宫颈管及宫旁组织内，每3日1次，用5次。

（5）重组人干扰素a-2a（奥平）1粒，塞入阴道深部，贴近宫颈部位，隔日一次，7次为1个疗程。

（6）其他方法，如物理疗法、电熨法、冷冻疗法、激光治疗；宫颈息肉行息肉摘除术；宫颈管黏膜炎则需全身治疗，根据宫颈管分泌物培养及药敏试验结果，选用相应抗感染药物。

二、中医治疗

1. 湿热证

带下量多，色黄或黄绿质如脓，或夹血色，或浑浊如米泔，小腹胀痛，腰骶酸楚，小便黄赤，或有阴部灼痛、瘙痒，宫颈重度糜烂或有息肉，触及出血，舌红，苔黄，脉滑数。

止带方合五味消毒饮加减：清热解毒，利湿止带

【组成】茯苓、猪苓、泽泻、赤芍、丹皮、茵陈、黄柏、栀子、牛膝、车前子各10克、野菊花、紫花地丁、天葵子、银花、蒲公英各20克。

【加减】带下秽臭者，加土茯苓、苦参、鸡冠花，以燥湿止带；带下夹血者，加清热凉血止血之生地、紫草、大蓟、小蓟、椿根皮等；外阴瘙痒者，加蛇床子、苦参、百部，以祛湿止痒；肝经湿热下注者，可用龙胆泻肝汤。

2. 脾虚症

白带增多，绵绵不断，色白或淡黄，质黏稠，无臭味，面色萎黄或淡白，神疲倦怠，纳少便溏，腹胀足肿，舌质淡胖，苔白腻，脉缓弱。

完带汤加减：健脾利湿

【组成】白术9克、苍术9克、陈皮6克、党参9克、白芍9克、柴胡6克、山药12克、荆芥穗6克、甘草3克。

【加减】纳差便溏，加茯苓、莲肉、薏苡仁；如带下日久不止，舌苔不腻者，可加金樱子、乌贼骨、白果，以固涩止带。

3. 肾虚症

白带清冷，质稀如水，久下不止，无臭味，面色苍白无华，腰膝酸楚，大便稀薄或五更泄泻，尿频清长或夜尿增多，舌苔薄白或无苔，脉沉迟。

内补丸加减：补肾固涩止带

【组成】鹿茸、菟丝子、刺蒺藜、紫菀、黄芪、肉桂、桑螵蛸、肉苁蓉、制附子、茯苓。

【加减】如为阴虚之证，而是咽干口燥，阴道灼热者，用知柏地黄丸。

三、中成药

1. 坤净散

【用法】阴道给药，1次/日，7日为1个疗程。

2. 珍珠粉

【用法】外用涂敷患处。

3. 治糜灵栓

【用法】1枚/次，隔日1次，10日为1个疗程。

4. 宫糜膏

【用法】外用涂于患处，隔日1次，6次为1个疗程。

5. 宫颈散

【组成】蛇床子3克、乳香5克、没药10克、赤石脂10克、冰片5克、硼砂5克、雄黄15克、钟乳石15克、章丹50克、儿茶10克、黄连50克、白矾60克。

【用法】上药研末，加香油调成膏状，每日涂药1次，10次为1个疗程。上药时先擦尽阴道和宫颈分泌物，用带线棉球醮上宫颈散，紧贴于宫颈膜面，注意勿碰到阴道壁，上药后宫颈糜烂组织呈片状脱落，长出新的上皮组织，有时伴少量出血或黄水。

6. 紫金锭

【用法】1次/日，每次2片，塞入阴道后穹窿，10日为1个疗程。

7. 1号宫糜粉

【组成】蛇床子30克、枯矾20克、蛤粉30克、五倍子15克、冰片30克、章丹15克、黄柏30克、儿茶20克。

【用法】上药制成散剂，将药粉上于清洁后的糜烂面，每周2次，10次为1个疗程。

【主治】单纯性宫颈糜烂。

8. 五妙水仙膏

【用法】月经干净后3～5日，将宫颈分泌物擦拭干净，涂五妙水仙膏于宫颈上，略大于糜烂面，药液干燥后，用生理盐水棉球拭去药液，反复涂擦4～6次，下次月经干净后3～5日复查，未愈者，重复治疗。

9. 四妙丸

【用法】每次6克，2次/日。

【主治】湿热型宫颈炎。

10. 知柏地黄丸

【用法】每次6克，2次/日。

【主治】阴虚火旺，湿热型宫颈炎。

11. 妇科千金片

【用法】每次4～6片，3次/日。

【主治】急慢性宫颈炎。

12. 龙胆泻肝丸

【用法】每次1丸，3次/日。

【主治】湿热型宫颈炎。

四、名医验方

1. 班秀文

清宫解毒饮：清热利湿，解毒化瘀

【组成】土茯苓30克、鸡血藤20克、忍冬藤20克、薏苡仁20克、丹参15克、车前草10克、益母草10克、甘草6克。

【用法】续服30剂，为1个疗程，疗效显著。

【主治】宫颈炎。

【加减】带下量多、色黄而质稠秽如脓，加马鞭草、鱼腥草、黄柏；发热口渴者，加野菊花、连翘；阴道肿胀辣痛者，加紫花地丁、败酱草；带下夹血丝者，加海螵蛸、茜草、大蓟；阴道瘙痒者，加白鲜皮、苍耳子、苦参；带下量多而无臭秽、阴痒者，加蛇床子、槟榔；带下色白、质稀如水者，减忍冬藤、车前草，加补骨脂、桑螵蛸、白术、扁豆；每次性交后则阴道胀痛，出血者，加赤芍、地骨皮、丹皮、田三七；腰背酸痛、小腹坠胀而痛者，加桑寄生、杜仲、川续断、骨碎补。

2.《当代妇科名方验方大全》

子宫颈炎方

【组成】蒲公英20克、金银花15克、野菊花15克、紫花地丁10克、天葵子10克、白花蛇舌草15克、椿皮10克、白术10克、皂角刺10克、制香附6克、甘草6克。

【用法】上药，加水煎煮2次，两煎相合，早晚分服，每日1剂。

【主治】急性子宫颈炎。症见宫颈充血，水肿严重，带下量多，色黄绿如脓，或夹血，臭秽，阴部灼痛，小腹坠胀，腰骶酸痛，烦热口干，大便干结，小便黄少，舌红，苔黄，脉数。

【加减】小腹坠胀者，加川楝子12克、枳壳12克；便秘者，加大黄6克。

子宫颈炎方

【组成】金银花15克、野菊花15克、蒲公英15克、紫花地丁15克、土茯苓15克、车前子10克、泽泻10克、赤芍15克、牡丹皮10克、黄柏10克、栀子10克、川牛膝10克、甘草10克。

【用法】上药，加水煎煮2次，将2煎药液混合均匀，分为2次服用，每日1剂。

【主治】急性子宫颈炎。症见带下量多，色黄如脓，或如米泔，或赤白相兼，秽臭难闻，外阴肿痛瘙痒，小便灼热涩痛，心烦口渴，或小腹疼痛，或发热，子宫颈充血水肿，舌红，苔黄腻，脉滑数。

【加减】外阴瘙痒明显，加白鲜皮15克、蛇床子15克、鹤虱15克；大便秘结，加大黄6克。

子宫颈炎方

【组成】白术15克、山药15克、党参9克、车前子9克、白芍9克、苍术6克、陈皮2克、柴胡5克、黑荆芥3克、甘草3克。

【用法】上药先用清水浸泡30克，煎煮2次，药液混合后分2次服，每日1剂。

【主治】子宫颈炎，宫颈糜烂冷冻术后水样白带。

【加减】小腹胀痛，加延胡索、川楝子；腰酸者，加续断、桑寄生；预防感染，加蒲公英、连翘；出血，加仙鹤草、紫珠草。

子宫颈炎方

【组成】党参10克、白术10克、茯苓15克、苍术10克、芡实10克、薏苡仁10克、山茱萸10克、车前子15克、黄芪15克、升麻6克、金樱子20克。

【用法】上药，加水煎煮2次，将2煎药液混合均匀，分为2次服用，每日1剂。

【主治】子宫颈炎。

【加减】腹痛，加艾叶10克、制香附10克；腰痛，加续断10克、菟丝子15克；分泌物腥臭色黄，加黄柏10克，败酱草20克。

子宫颈炎方

【组成】党参20克、补骨脂20克、黄芪25克、升麻10克、柴胡8克、当归10克、丹参20克、狗脊20克、续断15克、金樱子12克、海螵蛸15克、薏苡仁20克、女贞子20克、巴戟天10克、甘草5克。

【用法】每日1剂，水煎2次，药液混合，分2次服，于冷冻术后7日服用。

【主治】子宫颈炎

子宫颈炎方

【组成】红藤30克、生地黄30克、乌梅30克、石榴皮30克、蒲公英20克、忍冬藤20克、仙鹤草15克、赤芍15克、生地榆20克、黄柏10克。

【用法】上药煎取汁液200～300毫升，放盆中，徐徐浸入阴道，每次20～30分钟，5次为1个疗程，轻者，1次/日，重者，2次/日。

【主治】子宫颈炎。

【加减】阴道干涩者，去乌梅、石榴皮，加枸杞12克、菟丝子12克。

【说明】治疗期间禁止性交，经期停用。

子宫颈炎方

【组成】土茯苓30克、败酱草30克、鸡血藤25克、忍冬藤25克、薏苡仁25克、黄柏15克、苍术15克、丹参15克、益母草10克、车前草10克、甘草6克。

【用法】每日1剂，水煎2次，药液混合后分2～3次服。

【主治】子宫颈炎

【加减】带下量多，色黄质稠如脓，加马鞭草12克、鱼腥草12克；发热口渴，加野菊花15克、连翘10克；阴道肿胀辣痛，加紫花地丁15克；带下夹血丝，加海螵蛸10克、茜草10克、大蓟10克；阴道瘙痒者，加白鲜皮10克、苍耳子10克，苦参10克；带下量多无臭秽而阴道瘙痒，加蛇床子10克、槟榔10克；带下色白质稀如水，去忍冬藤、车前草，加补骨脂10克、桑螵蛸10克、白术10克、扁豆花6克；性交后阴道胀痛出血，加赤芍10克、牡丹皮10克、地骨皮10克、三七6克；腰膝酸痛，小腹坠胀而痛，加桑寄生15克、骨碎补15克、杜仲10克、续断10克。

子宫颈炎方

【组成】土茯苓30克、鸡血藤20克、薏苡仁20克、忍冬藤20克、丹参15克、车前草10克、益母草10克、甘草6克。

【用法】每日1剂，水煎2次，药液混合后分2～3次服。

【主治】子宫颈炎。

【加减】带下量多，色黄而稠秽如脓者，加马鞭草15克、鱼腥草10克、黄柏10克；发热口渴者，加野菊花15克、连翘15克；阴道肿胀辣痛者，加紫花地丁15克、败酱草20克；带下夹血丝者，加海螵蛸10克、茜草10克、大蓟10克；阴道瘙痒者，加白鲜皮12克、苍耳子10克、苦参10克；带下量多而无痒无臭者，加蛇床子15克、槟榔15克；带下白色，质稀如水者，去忍冬藤、车前草，加补骨脂10克、白术12克、桑螵蛸10克、扁豆花6克；每于性交则阴道胀痛出血者，加赤芍12克、牡丹皮10克、地骨皮10克、三七6克；腰脊酸痛，小腹坠胀而痛者，加桑寄生15克、杜仲10克、骨碎补15克。

子宫颈炎方

【组成】苍术30克、薏苡仁30克、猪苓15克、泽泻15克、丹参10克、牛膝10克。

【用法】每日1剂，水煎2次，药液混合分2次服。

【主治】子宫颈炎。

【加减】带下黄色腥臭，伴口苦，加茵陈15克、龙胆草15克；性交后血性白带，加益母草15克、赤芍10克、地榆10克；久病纳差，加山药15克、白术15克；耳鸣，腰酸，小腹坠胀，加菟丝子15克、桑螵蛸15克。

3. 哈荔田

经验方：解毒消炎，燥湿止痒

【组成】黄柏、枯矾、青黛各等分。

【用法】上药共研为细末，以消毒棉球蘸满药粉，用线系住，纳入阴道宫颈糜烂处。晚上用药，次晨取出，如能用喷撒患处，尤佳。

4. 何子淮

赤白分清饮：清热凉血，解毒

【组成】红藤、车前草各30克，苦参、川草薢、槐米炭各12克，贯众炭、金银花、牡丹皮各9克，黄柏5克，黄连2克，生甘草6克。

【用法】水煎服。

【主治】重度宫颈糜烂。糜烂范围广，有接触性出血，带下红白间杂者。

【加减】腹痛者，加延胡索9克、川楝子12克；腰酸明显者，加狗脊12克、川续断15克；胃纳差者，加陈皮5克、竹茹9克。

消糜汤：祛湿解毒，化腐生肌

【组成】红藤、土茯苓、鱼腥草、白英、蒲公英各30克，炒扁豆12克，白槿花、臭椿皮、牡丹皮、墓头回各9克，制大黄、生甘草各6克。

【主治】轻、中度糜烂，或重度糜烂经治疗后转为中、轻度。临床为带多色黄，气味臭秽。

5. 康良石

海冠汤：健脾固肾，收敛固涩

【组成】白扁豆根12克、白鸡冠花10克、海螵蛸10克、椿皮10克、银杏12克、菟丝子10克、芡实15克、莲须10克、黄柏5克、煅龙骨10克、煅牡蛎10克。

【主治】宫颈糜烂，附件及阴道等慢性炎症的带下病。

6.《吉林中医药》：敷贴法

【组成】儿茶、苦参、黄柏各25克，枯矾20克，冰片5克。

【用法】上药共研细末，用时香油调成糊状，以带线棉球敷贴患处，三日一次，10次为1个疗程。

7.《内病外治》

湿敷法

【组成】地榆、百部、黄连、桔梗各30克。

【用法】加水1000毫升，浓煎至200毫升左右，滤渣后，加95％乙醇溶液5毫升防腐备用，将浸用药液的消毒纱布或棉球塞入阴道深部，24小时后取出，10日为1疗程。

8. 裘笑梅

榆柏散：清热，解毒，祛湿

【组成】地榆、黄柏各120克。

【用法】上药共研细末，和匀，直接将药粉喷入宫颈表面，1次/日，10次为1个疗程。

【主治】子宫颈糜烂。

9. 王潮宗

万金锭：涩湿止痒止溃

【组成】山慈菇、枯矾各30克，樟脑、雄黄各20克，冰片4克，麝香、朱砂各2克，蛇床子、乳香、没药各5克，炙砒石15克、硼砂3克。

【用法】上药共为细粉，以将米糊制成药锭，每锭3～6克，入内宫口，再日一更。

【主治】宫颈炎久治不愈，宫颈糜烂。

10. 汪渭忠

官颈糜烂1号方

【组成】博落回30克、大黄15克、黄柏15克、生甘草10克、白芷10克、淡苦参30克、贯众15克、生苍术15克。

【用法】水取汁，外洗并冲洗阴道，2次/日。

官颈糜烂2号方：清热利湿，消肿排带，止痒杀虫，排毒生肌

【组成】博落回9克、松花粉4克、土大黄4克、黄连6克、青黛4克、梅片4克。

【用法】研成细末，将药粉用芝麻油调成糊状，用纱布包成棉球状，然后将药膏均匀涂在棉球纱布上，放入宫颈溃疡部位，每日换药2次。

【主治】宫颈糜烂。

11. 吴克潜

加味完带汤：健脾化湿，升提止带

【组成】焦白术5克、制苍术5克、炒山药5克、党参15克、酒炒白芍15克、酒炒车前子10克、炒黑荆芥穗10克、陈皮6克、柴胡8克、甘草5克，另加莲房炭180克、熟鸡蛋（去蛋黄，焙干，研成白粉末）90克。

【用法】上药共研成细末，炼油蜜为丸，如梧桐子大。如服煎剂，则将上药末及莲房炭药末用水浸泡30分钟，再煎煮30分钟，每剂煎2次，早晚各服1次。

【主治】赤白带下，以稀薄的白带为主。

12. 尹桔垣验方

冲洗剂：洗涤湿浊

【组成】苦参20克、大黄20克、忍冬藤20克、薄荷12克、荆芥10克、蛇床子15克、地肤子12克、芒硝12克、蒲公英15克。

【用法】布包煎，坐浴冲洗，2次/日。

13. 于载畿

黄蜈散：清热解毒，祛腐生肌

黄蜈散1号方：黄柏64%、轻粉13%、蜈蚣7%、冰片4%、麝香0.7%、雄黄12.3%。

黄蜈散2号方：黄柏64%、轻粉13%、蜈蚣7%、冰片4%、雄黄12.3%。

黄蜈散3号方：黄柏64%、蜈蚣7%、冰片4%、麝香0.7%、雄黄12.3%。

黄蜈散4号方：硼砂19.7%、硇砂6.58%、朱砂19.74%、炉甘石19.74%、冰片32.89%、麝香0.66%、珍珠粉0.66%。

【用法】用消毒干棉球拭净阴道和宫颈分泌物，在预先制成的带尾专用棉球上撒药粉1克左右，而后将棉球塞入阴道使药粉紧贴于子宫颈上，棉球线头留于阴道外，24小时后，患者自己将棉球拉出，轻者，1周上药1次，重者，1周上药2～3次，对重度糜烂及乳头型和颗粒型患者，在治愈后应继续上药3～5次，以巩固疗效。

【主治】宫颈糜烂。黄蜈散1号方，主治有核异质细胞的宫颈糜烂患者；2号方对一般宫颈糜烂患者，均适用；3号方主治对轻粉过敏者、对少数颗粒和乳头较大者以及糜烂面与周围境界清晰者，加用黄蜈散2号方，月经期及怀孕期停止用药，治疗期间尽可能地避免性生活。

14.《中西医结合杂志》

涂搽法

【用法】紫草200克、香油750克，取紫草筛除杂质入香油炸枯过滤，呈油浸剂，密封装瓶备用。冲洗外阴，阴道，将紫草油棉球涂擦宫颈及阴道上段，隔日一次，10次为1疗程。

扑撒法

【用法】黄柏7.5克、炒蒲黄3克、五倍子1.5克、冰片1.5克研细末备用，先用1%茵陈煎剂冲洗阴道，并拭干再将上药扑撒于子宫口糜烂处，以遮盖糜烂面为度，隔日上药一次，10次为1疗程，主治重度糜烂。

珍珠散

【用法】珍珠3克、青黛3克、雄黄3克、黄柏9克、儿茶6克、冰片0.03克，上药研末，消毒备用，用法：消毒外阴，阴道后将上药涂抹于宫颈表面，1次/日，5～7次为一疗程，适宫颈炎引起的带下量多，色白，质稀，有臭味，伴有腰酸腹痛等症。

散 剂

【组成】Ⅰ号散：冰片6克，珍珠4克，煅石膏20克，乳香、没药、硼砂各10克。Ⅱ号散：硇砂4克，乳香、没药各10克，冰片5克。Ⅲ号散：樟丹、冰片各4克，象皮、蛤粉、白及、炉甘石、血竭、紫草各10克。

【制法】三方药物分别碾细末、过筛混匀，装入大口瓶中，用紫外线灯照射45分钟，用1周后再照射1次。

【用法】用药前常规妇捡消毒，取上方对症，适量，洒于患处部位，隔日上药1次，炎症好转后3日上药1次，10次为1疗程。对Ⅰ度、Ⅱ度糜烂先用Ⅰ号散至炎症好转后再用Ⅲ号，对Ⅲ度乳头型糜烂，外用Ⅰ号散炎症好转后，加Ⅱ号散，再用Ⅲ号散。

15. 张琼林

红藤六妙饮：清热活血，燥湿止带

【组成】生薏苡仁40克，红藤、败酱草各30克，苍术、黄柏各15克，甘草8克。

【主治】急慢性宫颈炎、附件炎、子宫内膜炎、盆腔炎肿块者（带下黄白，质腐味秽）。

【加减】腰骶酸痛者，加川牛膝、防己各12克；少腹胀痛者，加白芍30克、台乌药10克；阴灼痛、下坠者，加土茯苓30克、萆薢15克；低热、大便干燥者，加知母、青蒿各20克；盆腔瘀血者，加茯苓30克、桂枝12克。

第六节　盆腔炎

盆腔炎是指女性内生殖器（包括子宫、输卵管、卵巢）及其周围的结缔组织、盆腔腹膜发生炎症。炎症可局限于一个部位，也可多个部位同时发病，按其发病过程，可分为急性盆腔炎和慢性盆腔炎。盆腔炎多发生于年轻的、性活动旺盛的阶段，以20～29岁为高发年龄组。盆腔炎主要是由于产褥期、流产后或宫腔、盆腔手术或经期卫生不良，机体的自然防御功效遭到破坏，病原体从外阴、阴道、宫颈、子宫体的创伤处经淋巴系统、血液循环系统蔓延，或沿生殖器黏膜上行蔓延，或经腹腔其他脏器感染后，直接蔓延侵入内生殖器官及其周围结缔组织、盆腔而致病。

盆腔炎分属于中医学的带下病、热入血室、妇人腹痛、癥瘕、不孕等。其主要病机可概括为湿、热、瘀、虚。多属于经期产后摄生不慎，邪毒乘虚侵袭，客于胞宫，滞于冲任而为病。若病情迁延，正邪交争，反复进退，可耗伤气血，虚实错杂，则缠绵难愈。现《中医妇科学》教材将盆腔炎作为中西医通用病名。

治疗前应做妇科检查如，血常规检查、阴道分泌物检查、妊娠试验、盆腔B超检查等，以明确诊断，指导临床。

一、西医治疗

1. 急性期

急性期主要应用抗生素药物治疗，必要时采取手术治疗。抗生素治疗多为：经验性、广谱性、及时及个体化。由于盆腔炎性疾病的病原体为淋病奈瑟菌、衣原体、需氧菌和厌氧菌的混合感染，需氧菌和厌氧菌又有革兰阴性和革兰阳性之分，故应选择广谱抗生素，联合用药，在盆腔性疾病诊断48小时内及时用药，将明显减少后遗症的发生。

（1）氧氟沙星400毫克，口服，2次/日；或左氧氟沙星500毫克，口服，1次/日。同时，加服甲消唑400毫克，每日2～3次，连服14日。

（2）头孢曲松250毫克，单次肌肉；或头孢西丁钠2克，单次肌内注射。同时，口服丙磺舒1克，然后改为多西环素100毫克，2次/日，连服14日，可同时服甲硝唑400毫克，2次/日，连用14日，或选用其他第三代头孢菌素与多西环素，甲硝唑合用。

（3）青霉素320万～960万单位，分3～4次静滴，可同时加用甲硝唑500毫克静滴，2～3次/日。

（4）林可霉素600毫克，每8～12小时一次，庆大霉素8万单位肌内注射或静滴，每8小时一次。

（5）环丙沙星200毫克静滴，每12小时一次，加甲硝唑500毫克静滴，每8小时一次。

（6）氨卡西林/舒巴坦3克静滴，每6小时一次，加服多西环素100毫克，2次/日，连用14日。

（7）头孢菌素族抗生素，如头孢西丁钠1～2克静滴，每6小时一次；或头孢替坦二钠1～2克静滴，每12小时一次。若考虑衣原体、支原体感染，可加服多西环素100毫克，2次/日，连用14日；或加服阿奇霉素500毫克，1次/日，连用3日。

2. 盆腔炎性疾病后遗症

（1）急性发作期或亚急性期及年轻需保护生育功能者，可用抗生素控制感染。

（2）慢性盆腔结缔组织炎单用抗生素疗效不明显，可加用短期小剂量肾上腺皮质激素，如泼尼松5毫克，每日1～2次，连服7～10日。

（3）盆腔粘连者，可用药物消除粘连，常用糜蛋白酶2.5～5毫克或用透明质酸酶1500单位，肌内注射，隔日1次，10次为1疗程。

二、中医治疗

1. 急性期

（1）热毒壅盛

高热腹痛，恶寒或寒战，下腹部疼痛拒按，咽干口苦，大便秘结，小便短赤，带下量多，色黄或赤白兼杂，质黏稠如脓血，味臭秽，月经量多或淋漓不尽，舌红，苔黄厚，脉滑数。

五味消毒饮合大黄牡丹皮汤：清热解毒，化瘀排脓

【组成】银花、野菊花、蒲公英、紫花地丁、紫背天葵各20克，大黄6克，丹皮、桃仁、冬瓜皮各10克，芒硝6克、薏苡仁15克、栀子10克、败酱草15克、玄胡12克。

【加减】腹痛，加川楝子；热不退，加柴胡、生甘草；若恶寒者，加荆芥、防风；带下量多色黄者，加黄柏、椿根皮、败酱草，以清热利湿止带；盆腔形成脓肿者，加红藤、皂角刺、白芷；若热毒传入营分，出现神昏谵语，高热汗出，口渴欲饮，烦躁不宁，舌红绛，苔黄燥，脉弦细而数等气营同病，治宜清营解毒、凉血养阴，方用清营汤玄参、生地、麦冬、银花、连翘、丹皮、丹参、川连、犀角（用代用品）、竹叶心；神昏谵语者，以本方送服安宫牛黄丸或紫雪丹以芳香开窍。

（2）湿热瘀结

下腹部疼痛拒按，或胀满，热势起伏，寒热往来，带下量多，色黄，质稠，味臭秽，经量增多，经期延长，淋漓不止，大便溏或燥结，小便短赤，舌红有瘀点，苔厚，脉弦滑。

仙方活命饮加减：清热利湿，活血止痛

【组成】银花30克、甘草6克、赤芍12克、当归12克，乳香、没药各6克、花粉20克、陈皮10克、防风10克、贝母12克、白芷6克、穿山甲12克、皂角刺15克、薏苡仁20克、冬瓜仁20克。

【加减】带下多者，加黄柏、椿根皮，以清热利湿止带；腹胀者，加柴胡、枳壳，疏肝理气；大便秘结者，加大黄、芒硝，以通腑泄热。

2. 盆腔炎性疾病后遗症

（1）湿热瘀结

少腹隐痛，或腹痛拒按，痛连腰骶，低热起伏，带下增多，色黄黏稠或臭秽，尿赤便秘口干欲饮，舌暗滞，苔黄腻，脉弦数或滑数。

银甲丸加减：清热利湿，化瘀散结

【组成】银花15克、鳖甲15克、连翘12克、蒲公英15克、红藤15克、升麻6克、茵陈15克、大青叶15克、生蒲黄9克、桔梗6克、椿根皮12克、琥珀（冲服）6克、紫花地丁15克。

【加减】若发热者，加柴胡、黄芩，以清热；大便干结者，加桃仁、大黄，泻热通腑。

（2）寒湿凝滞

小腹冷痛，或坠胀疼痛，经行腹痛，加重，喜热恶寒，得热痛缓，经行错后，经行量少色暗，带下淋漓，神疲乏力，腰骶冷痛，小便频数，婚久不孕，舌暗红，苔白腻，脉沉迟。

少腹逐瘀汤加减：温经散寒，活血化瘀

【组成】小茴香6克、干姜9克、玄胡12克、没药9克、当归15克、川芎10克、肉桂6克、赤芍12克、蒲黄9克、五灵脂9克。

【加减】腰骶疼痛，加桑寄生、川续断、牛膝；白带增多者，加党参、白术、薏苡仁、椿根皮，以益气除湿止带；炎性肿块者，加皂角刺、黄芪、三棱、莪术以化癥消瘀。

（3）气滞血瘀

下腹胀痛或刺痛，经行腰腹疼痛，加重，经量多有血块，块出痛减，带下量多，婚久不孕，经前心烦易怒，乳房胀痛，舌质紫暗，边有瘀点，苔薄白，脉弦涩。

隔下逐瘀汤：理气活血，化瘀，止痛

【组成】当归10克、川芎10克、白芍10克、桃仁10克、枳壳10克、红花10克、玄胡10克、五灵脂10克、丹皮10克、乌药10克、香附10克、甘草6克、赤芍10克。

【加减】有炎性结块者，加皂角刺、三棱、莪术；乳房胀痛甚者，加青皮、郁金、川楝子；疲乏无力，食少，加人参、白术、焦山楂、鸡内金；带下量多，加薏苡仁，白芷。

（4）气虚血瘀

下腹部疼痛结块，缠绵日久，痛连腰骶，经行加重，经血量多有块；带下量多，精神不振，疲乏无力，食少纳呆，舌体暗红有瘀点瘀斑，苔白，脉弦涩无力。

理冲汤加减：健脾益气，化瘀散结

【组成】生黄芪15克、党参12克、白术12克、山药15克、天花粉15克、知母9克、三棱9克、生鸡金12克、莪术9克。

【加减】若腹痛不减，加白芍、玄胡、蜈蚣；腹泻去知母，重用白术；虚热未清，加生地、天门冬。

（5）肝郁脾虚

少腹疼痛，隐隐而作缠绵不休，带下增多，大便时结时溏，时有低热，舌苔薄，脉虚弦。

逍遥散加减：疏肝理脾，化湿活血

【组成】柴胡9克、当归9克、白芍12克、白术12克、茯苓15克、薄荷6克、虎杖12克、郁金12克、白芷6克、皂角刺12克、甘草6克。

【加减】低热者，加青蒿、黄芩；腰酸者，加独活、桑寄生、牛膝；有痞块者，加穿山甲、三棱、莪术。

（6）肾虚瘀滞

少腹疼痛，绵绵不休，带下增多，腰脊酸楚，头晕目眩，神疲乏力，舌暗或有瘀点，苔薄，脉细软。

左归丸加减：补益肝肾，和营祛瘀

【组成】熟地15克、山药15克、山茱萸12克、枸杞15克、牛膝15克、菟丝子15克、鹿角胶（烊化）15克、龟甲胶（烊化）15克、丹皮15克、甘草15。

【加减】若瘀滞明显者，加丹参、当归、鸡血藤；兼气虚者，加党参、黄芪；白带多者，加芡实、莲子肉、薏苡仁、牡蛎。

（7）阴虚血热

少腹坠痛，午后潮热，盗汗，手足心热，月经量少，甚至闭经，或月经失调，舌红，苔少或薄黄，脉细数。

慢盆方：养阴清热，活血软坚

【组成】地黄12克、龟甲（先煎）15克、鳖甲（先煎）15克、丹皮10克、青蒿10克、丹参15克、百部9克、玄参9克、白芍12克、地骨皮12克、野菊花15克、甘草6克。

（8）脾虚，湿瘀互结

下腹隐痛，坠胀，腰骶酸痛，劳累后，加重，带下量稍多，色白质稀，无臭气，神疲乏力，纳呆便溏，舌质淡暗，有瘀点瘀斑，苔白或腻，脉缓弱。

完带汤加减：健脾祛湿，活血化瘀

【组成】丹参15克、赤芍12克、当归12克、茯苓20克、白术12克、党参15克、郁金15克、香附12克、车前子15克、苍术10克、炙甘草6克。

【加减】体虚明显者，加黄芪；下腹痛较甚，加玄胡、败酱草；湿盛，加薏苡仁、川萆薢。

（9）肾阳虚

带下量多，质稀如水，畏寒肢冷，头晕耳鸣，腰酸如折，小腹冷感，少腹坠痛，小便频数清长，夜尿多，大便溏薄，舌质淡，苔薄白，脉沉迟。

内补丸加减：温肾培元，固涩止带

【组成】熟附子9克、肉桂（后下）15克、补骨脂15克、淫羊藿12克、菟丝子15克、黄芪20克、白术15克、茯苓20克、当归15克、桑螵蛸9克。

【加减】夹瘀少腹痛甚，加赤芍、丹参、败酱草；兼脾虚，加党参、炒扁豆；夹湿，加薏苡仁、萆薢。

三、中成药

1. 复方丹参注射液

【用法】10～20毫升，加入5%～10%葡萄糖注射液500毫升，静脉滴注，1次/日。

【功效】活血化瘀、清热凉血。

2. 妇炎康

【用法】每次4～6片，2次/日。

3. 妇乐冲剂

【用法】每次2包，2次/日。

4. 妇科止带片

【用法】每次5片，3次/日。

5. 四妙丸

【用法】每次1丸3次/日。

6. 少腹逐瘀丸

【用法】每次1丸，2次/日。

7. 调经白带丸

【用法】每次9克，1次/日。

8. 桂枝茯苓丸

【用法】每次4～6克，2次/日。

9. 宫炎康颗粒

【用法】18克/次，2次/日，开水冲服。

10. 宫炎平片

【用法】3～4片/次，3次/日。

11. 止痛化瘀胶囊

【用法】4～6粒/次，2～3次/日。

12. 金鸡胶囊

【用法】4粒/次，3次/日。

13. 盆炎净颗粒

【用法】12克/次，3次/日，开水冲服。

14. 金刚藤胶囊

【用法】2粒/次，3次/日，2周为1个疗程。

15. 花红片

【用法】4~5片/次，3次/日，7日为1个疗程。

四、名医验方

1. 白安宁

消炎止带方

【组成】银花、败酱草各30克，连翘、蒲公英、冬瓜子、椿根皮、艾叶各15克，川续断30克，薏苡仁20克、桔梗12克、玄胡10克、羌活3克。

【主治】湿热带下，腰酸腹痛明显者。

2. 班秀文

清宫解毒饮：清热利湿，解毒化瘀

【组成】土茯苓30克、鸡血藤20克、忍冬藤20克、薏苡仁20克、丹参15克、车前草10克、益母草10克、甘草6克。

【用法】水煎服。

【主治】湿热带下及子宫颈炎，慢性盆腔炎，腹痛，腰骶酸痛，时有低热，或带下量多，并性状改变者，经妇科检查子宫压痛，活动受限，附件呈索条状，肥厚，压痛明显或有炎性包块。

【加减】带下量多，色黄而质稠秽如脓，可加马鞭草15克、鱼腥草10克、黄柏10克；发热口渴者，加野菊花15克、连翘10克；阴道肿胀辣痛者，加紫花地丁15克、败酱草20克；带下夹血丝者，加海螵蛸10克、茜草10克、大蓟10克；阴道瘙痒者，加白鲜皮12克、苍耳子10克、苦参10克；带下量多而无臭秽阴痒者，加蛇床子、槟榔各10克；带下色白，质稀如水者，减去忍冬藤、车前草，加补骨脂10克、桑螵蛸10克、白术10克、扁豆花10克；每性交后阴道胀疼出血，小腹胀坠而痛者，加桑寄生15克、川杜仲10克、川续断10克、骨碎补15克。

3. 蔡小荪

经验方一：养阴和营

【组成】功劳叶20克、山海螺15克、百部12克，当归、鳖甲、丹参、怀牛膝、生地黄、女贞子、鱼腥草各9克。

【用法】水煎服。

【主治】结核性盆腔炎。症见颧红咽燥，手足心热，午后潮热，夜寐盗汗，月经失调，量少色红，甚至闭经，舌质红，脉细数。

【加减】潮热较甚者，加地骨皮9克、银柴胡5克；盗汗者，加柏子仁丸12克吞服；内热便秘者，加知母、麻子仁各9克。

【按】经来期间，可用四物汤为主，养血调经，扶正补虚，随证加味。

经验方二：理气化瘀

【组成】败酱草、红藤、紫草根各20克，茯苓12克，桂枝3克，赤芍、牡丹皮、桃仁泥、金铃子、延胡索、制香附各9克。

【用法】水煎服。

【主治】慢性盆腔炎。症见少腹两侧隐痛，坠胀，喜暖喜按，经来前后较甚，时有低热，腰骶酸楚，带下色黄，月经失调，痛经、不孕。

【加减】黄带多者，加椿根皮，鸡冠花各12克；腰酸者，加川续断、狗脊各9克；气虚者，加党参、茯苓各12克，白术9克，生甘草3克，狗脊9克；血虚者，加当归、生地黄、白芍各9克，川芎6克；便秘者，加全瓜蒌12克、生甘草3克。

经验方三：清热泻火，化湿祛瘀

【组成】败酱草、红藤、生薏苡仁各30克，鸭拓草20克，赤芍、牡丹皮、延胡索各12克，金铃子、连翘、黑山栀仁各9克，柴胡梢、制乳香、制没药各6克。

【用法】水煎服。

【主治】急性盆腔炎。症见下腹剧痛拒按，发热恶寒，甚至满腹压痛，或反跳痛，带下色黄或呈脓性，大便或溏，伴有尿急尿频，舌质红，苔黄腻，脉弦滑数。

【加减】大便秘结者，加大黄、玄明粉各5克；便溏热臭者，加炙黄芩9克、川黄连3克；尿急者，加泽泻、淡竹叶各9克；带下色黄如脓者，加黄柏9克，椿根皮、木槿花各12克；腹胀气滞者，加香附、台乌药各9克；瘀滞者，加丹参12克、川牛膝9克。

【按】热退痛止后，还须清热化瘀，适当调治，以防转为慢性炎症。

清热化湿汤：活血化瘀，行气止痛，利湿消肿

【组成】赤芍10克、云茯苓12克、丹皮12克、川桂枝3克、败酱草30克、鸭拓草30克、红藤20克、川楝子10克、玄胡10克、柴胡5克、怀牛膝10克

【主治】急慢性盆腔炎、输卵管炎。

【加减】若兼有炎性肿块者，加桃仁泥、皂角刺、海藻；赤白带下者，加椿皮、鸡冠花等。

4. 丛春雨

健脾补肾汤：补脾肾，祛寒湿，固冲任

【组成】土炒白术、生山药各30克，酒浸巴戟天、大黄、熟地各15克，炒黑杜仲、肉苁蓉、酒炒白芍、炒五味子各9克，莲子10粒，水炒补骨脂3克。

【用法】每日1剂，水煎2次，早晚分服。

【主治】慢性盆腔炎（脾肾亏虚型，寒湿内阻型）。症见腰酸腹胀，白带量多而清稀，纳差、乏力。

5. 胡玉荃

通胞调经合剂：活血逐瘀，益气温肾，理气清热，调经止痛

【组成】黄芪15克、土鳖虫10克、桃仁12克、白花蛇舌草30克、益母草30克、牡丹皮10克、蚤休9克、巴戟天12克、白薇12克、乌药10克、甘草6克。

【用法】经前或经期应用。每次50毫升，1日2次，温服。

【主治】盆腔炎、子宫内膜炎、痛经、月经不调。

通胞消癥合剂：益气健脾补肾，清热利湿止带，理气消癥止痛

【组成】党参12克、黄芪15克、杜仲12克、巴戟天12克、金银花30克、连翘20克、败酱草30克、炒薏苡仁30克、白头翁30克、鳖甲12克、元胡10克、甘草6克。

【用法】经后应用，每次50毫升，1日2次，温服。

【主治】急慢性盆腔炎。症见小腹疼痛，腰骶酸痛，经期及劳累后，加

重，带下量多。

通胞化瘀灌肠合剂：清热解毒除湿，消癥散结止痛

【组成】蜀羊泉、山慈菇、昆布、海藻、黄连、槐米、肉桂。

【用法】非经期应用，一般于经净第5日开始，每晚睡前100毫升，保留灌肠，连用10～15日。要求灌肠时取侧卧位，药液温度37℃～40℃，一次性灌肠管插入直肠的深度10～15厘米，缓慢推注，保留至少2个小时以上。

【主治】慢性盆腔炎、盆腔炎性包块，陈旧性宫外孕包块、盆腔瘀血疼痛。

6. 金维新

妇科消炎方：补气益血，清热解毒，活血化瘀，理气止痛

【组成】党参18克、黄芪18克、银花15克、连翘15克、红藤15克、败酱草15克、公英15克、丹皮12克、赤芍12克、白芍15克、元胡12克、香附9克、丹参30克、当归15克、桃仁12克、薏苡仁30克、桂枝9克，

【用法】水煎剂：每日1剂，水煎服，连服30剂为1个疗程.根据病情连服1～2个疗程。丸剂：上方，加等量蜜为丸，9克/丸，每次2丸，3次/日；或水泛为丸，10克/次，3次/日，根据病情可连服1～3个月。

【主治】痛经，月经不调，带下症及不孕症。慢性盆腔炎、子宫内膜炎、附件炎。

7. 金 真

二英二藤汤：清热解毒，行气活血，利湿消肿

【组成】白英15克、蒲公英15克、红藤15克、忍冬藤15克、薏苡仁15克、元胡10克、败酱草15克、桃仁10克、生蒲黄（包煎）10克、川楝子10克、柴胡10克。

【用法】水煎服。

【主治】急慢性盆腔炎所致带下病及月经不调、痛经、不孕等。

8. 季衡友

橘核昆藻汤：调气活血，逐瘀软坚

【组成】白英15克，橘核、鳖甲（先煎）、茯苓、海蛤粉各12克，昆布、海藻、夏枯草、当归、赤芍、川楝子、延胡索各10克，香附6克。

【用法】水煎服。

【主治】盆腔炎性包块。症见下腹胀痛，腰骶坠痛，白带增多，舌质暗有紫斑点，脉沉或涩。

【加减】如素有胃痛者，去海藻、海蛤粉，加佛手片、鸡内金各9克；包块较大者，加莪术10克、龟板（先煎）12克，丹参15克。

【按】本方治疗盆腔炎包块有显著效果，且药性平和，可以久服，若配以"艾透药"外敷，则相得益彰。

"艾透药"组成为透骨草、艾叶各250克，桑寄生190克、续断、五加皮、赤芍、当归尾、防风各120克，千年健、白芷、羌活、独活、红花、乳香、没药、丹参各90克，追地风、川椒、桃仁各60克。

上药共研粉末，纱布袋装，每袋0.5千克，每日隔水蒸热，用干毛巾包好，热敷下腹部1次，每次敷半小时，药袋用后放在通风处晾干，次日再用，1袋可用10～15日，月经期不敷。

9. 骆安邦

骆氏认为妇人慢性盆腔炎、附件炎等症其病机主要为气血失调，经遂脉道不畅，故应重视大黄的应用，因为慢性盆腔炎、附件炎多有瘀血之症，基于"瘀血"之观点，取大黄活血通瘀通利血脉之作用，而湿热瘀结，热瘀交阻，湿瘀互结之证均能奏效。如瘀热交阻之盆腔炎、附件炎等。常用大黄配丹参为主应用，大黄逐瘀破结，丹参活血化瘀，一破一化，力专于行，精于通，两者，合用，相得益彰，其清瘀热，破瘀血之力倍增，可通调下焦之血行，荡涤血府之瘀血，从而使药物奏效神速。

10. 罗元恺

蒿蒲解毒汤

【组成】青蒿（后下）、丹皮、黄柏各12克，蒲公英30克，白薇、丹参、连翘各20克，赤芍、桃仁各15克，青皮、川楝子各10克。

【主治】急性盆腔炎，症见壮热恶寒、小腹灼热、腹痛拒按、尿黄便秘、带下增多、色黄质稠而臭秽。

盆炎清热汤：清热化湿，活血祛瘀，行气止痛

【组成】蒲公英、车前草、败酱草各30克、金银花、绵茵陈、丹参各25

克，台乌药、桃仁泥、延胡索各15克，牡丹皮、黄柏各12克、栀子10克。

【用法】水煎服。

【主治】急性盆腔炎，症见发热、恶寒或寒战，头重且痛，下腹胀痛拒按，按之有反跳痛，其压痛点多在耻骨联合上缘两侧，肠鸣音减弱或消失，腰胀坠痛，带下量增多，色黄，质稠，有臭秽气。

【加减】高热者，加青蒿（后下）12克、白薇30克；有寒战者，再加防风9克；月经量多者，加益母草30克、蒲黄9克；化脓者，加冬瓜仁、生薏苡仁各30克；腹胀严重者，加木香（后下）10克、大腹皮20克；尿痛者，加滑石25克、甘草梢6克。

11. 刘奉五

疏气定痛汤：行气活血，化瘀止痛

【组成】制香附、川楝子、延胡索、五灵脂、当归、台乌药各9克，枳壳、木香各5克，没药3克。

【用法】水煎服。

主治】慢性盆腔炎，腰腹痛，属气滞血瘀型者。

②清热利湿，行气活血，化瘀止痛

【组成】蒲公英、连翘各15克，瞿麦、萹蓄、滑石各12克，木通3克，车前子、延胡索各9克。

【用法】水煎服。

【主治】慢性盆腔炎（湿热下注型）。症见气血郁结，腰腹疼痛拒按，伴有低热，带下黄稠，时有尿频者。

解毒内消汤：清热解毒，活血化瘀，消肿止痛

【组成】金银花、连翘、蒲公英、败酱草、冬瓜子各30克，犀黄丸（分二次吞服），土贝母、赤小豆各9克，赤芍、牡丹皮、甘草节各6克，大黄3克。

【用法】水煎服。

【主治】盆腔脓肿属于热毒内聚者。

暖宫定痛汤：疏散寒湿，温暖胞宫，行气活血，化瘀止痛

【组成】橘核、荔枝核、小茴香、葫芦巴、五灵脂、川楝子、乌药、香附各9克。

【用法】水煎服。

【主治】慢性盆腔炎属于下焦寒湿，气血凝结者，或宫冷不孕。

清热解毒汤

【组成】连翘、蒲公英、紫花地丁各15克，黄芩，车前子、丹皮、地骨皮各9克，瞿麦、萹蓄各12克。冬瓜子30克、赤芍6克。

【用法】水煎服。

【主治】急慢性盆腔炎属于湿热毒盛者。

12. 刘云鹏

柴枳败酱汤：清热凉血，行瘀镇痛，理气消积

【组成】败酱草30克，赤芍、白芍、丹参、红藤各15克，三棱、莪术、香附各12克，柴胡、枳实、牛膝、大黄各9克，甘草6克。

【用法】水煎服。

【主治】盆腔炎之瘀热内结证，症见小腹疼痛，黄白带下等。

【加减】急性发作者，配伍五味消毒饮或选加大、小承气汤等；若系癥瘕不化者，配加土鳖虫9克、鳖甲15克；黄白带下有气味者，加黄柏9克，蒲公英、薏苡仁各30克；经行腹痛拒按者，加蒲黄9克、五灵脂12克；经期延长者，加蒲黄、茜草各9克，炒贯众15～30克；气虚者，加党参15克、白术9克。

13. 李文君

清热消瘀灌肠方

【组成】红藤15克、败酱草15克、鱼腥草15克、蒲公英15克、制乳末各6克、三棱5克、莪术5克、丹皮3克。

【用法】上药用水浓煎100毫升，保留灌肠，每天一次。

【主治】急慢性盆腔炎

14. 李祥云

消癥饮

【组成】当归12克、丹皮12克、海藻15克、茯苓6克、薏苡仁30克、甲片12克、川芎6克、银花9克、连翘10克、桔梗12克、青皮6克、玄胡9克。

【主治】慢性盆腔炎。

消癥饮：活血祛瘀，散结止痛，化痰软坚，清热解毒

薏苡仁30克，海藻15克，当归、丹参、炮山甲、橘核各12克，连翘10克，金银花9克，茯苓、川芎、青皮各6克。

【用法】水煎服。

【主治】慢性盆腔炎。

【加减】附件增厚，附件囊肿未消失者，加三棱、莪术、昆布、牡蛎；气虚者，加党参、黄芪；血虚者，加鸡血藤、紫河车；脾胃虚弱者，加白术、大枣、炙甘草；脾肾阳虚者，加枸杞、怀山药、熟地黄；寒凝气滞者，加小茴香、干姜。

15. 庞泮池

通管汤：活血化瘀，清障滞，通胞络

【组成】当归9克、熟地黄9克、赤芍9克、白芍9克、川芎9克、桃仁12克、红花9克、生茜草9克、海螵蛸12克、制香附12克、路路通9克、石菖蒲9克、生薏苡仁12克、皂角刺9克、败酱草15克、红藤15克

【主治】盆腔炎引起的输卵管阻塞性不孕症。

【加减】经前见下腹刺痛，烦躁易怒，舌苔薄边暗，脉弦，有肝经气郁者，上方去熟地，加柴胡、郁金；平素腰膝酸软，小腹隐痛，经行有块，脉细无力，舌质暗淡，肾元不足者，去红藤，加菟丝子、淫羊藿；口渴咽干，大便燥结，脉细数，舌质红，有阴虚内热者，去熟地，加生地、丹皮、黄芩；临经形寒肢冷，酸痛喜熨，脉细舌淡有寒者，去败酱草，红藤，加桂心、炮姜，小茴香。

16. 宋光济

清热导滞汤：理气活血，清热通络

【组成】忍冬藤、鸡苏散（包煎）、红藤各12克，当归、炒白芍、川楝子、延胡索各9克，柴胡6克。

【用法】水煎服。

【主治】慢性盆腔炎所伴发的月经不调，带下、痛经、癥瘕、不孕。

【加减】气滞者，加橘叶、乌药、青皮；乳房肿块者，加路路通、小金

片；月经量多者，加槐米、侧柏炭；夹瘀者，加茜草根、失笑散、益母草；带多色黄者，加椿根皮、墓头回；肿块者，加三棱、莪术。

17. 王渭川

银甲汤

【组成】银花、连翘、升麻各15克，红藤、蒲公英、生鳖甲各24克，紫花地丁30克，生蒲黄、椿根皮、大青叶、琥珀末、桔梗各12克，茵陈13克。

【主治】湿热蕴结下焦所致带下病，症见黄白带、赤白带（相当于现代医学的盆腔炎、子宫内膜炎、子宫颈炎等疾病）。

18. 王子瑜

盆腔炎合剂：疏郁解热，凉血解毒

【组成】柴胡10克、枳实15克、赤白芍各10克、川楝子10克、醋元胡10克、丹皮10克、白花蛇舌草15克、野菊花10克、红药子10克、生甘草6克、川大黄（后下）6克。

【用法】水煎服。

【主治】盆腔炎，发热恶寒，下腹部压痛，拒按，腰骶痛，带下量多，色黄如脓，质黏稠，气秽，泛恶呕吐。

急性盆腔炎经验方：清热解毒，化瘀止痛

【组成】连翘、银花、红藤、败酱草各15克，红药子、丹皮、柴胡、赤芍、桃仁各10克，枳实、野菊花各12克，川大黄（后下）、生甘草各6克。

【用法】水煎服，每日2剂，待症状减轻后，改为日服1剂，7～10日为1疗程，连服3个疗程，经期停服。

【主治】急性盆腔炎。

慢性盆腔炎方：行气活血，清热解毒

【组成】柴胡、枳实、赤芍、当归、桃仁、元胡、川楝子、没药各10克，丹参、败酱草各15克、木香、生甘草各6克。

【用法】日服1剂，7～10日为1个疗程，连服6个疗程，经期停服。

【主治】慢性盆腔炎属气滞血瘀型。

慢性盆腔炎经验方二：温经散寒，燥湿化痰，消癥

【组成】桂枝、炒小茴香、乌药、桃仁、丹皮、赤芍、五灵脂、当归、元胡各10克，葫芦巴、苍术、茯苓各15克，广木香6克。

【主治】慢性盆腔炎属寒湿阻滞，血瘀凝结者，多数兼有包块形成。

【加减】若腹冷痛甚者，方中桂枝易肉桂6克；胀甚者，加荔枝核12克；腹部有包块者，加三棱、莪术各10克，海藻15克，连服9个疗程。另外，对于慢性盆腔炎兼有气虚的或久治效果不佳的，常配用生黄芪30克，以益气扶正。

19. 徐志华

慢性盆腔炎方：理气行滞，逐瘀止痛

【组成】丹参12克、赤白芍、当归、丹皮、川楝子、甘草、元胡、三棱、莪术各10克、制乳没、小茴香各6克。

【用法】水煎服。

【主治】慢性盆腔炎。

20. 夏桂成

复方红藤败酱散

【组成】炒当归、赤白芍各10克，红藤、败酱草各15克，广木香6克、玄胡10克，炒柴胡、陈皮各5克，桑寄生、山楂各12克，薏苡仁15克。

【主治】急性盆腔炎后遗症　湿热夹血瘀证。

盆腔炎1号方

【组成】银花、蒲公英、红藤、败酱草各15～30克，赤芍、丹皮、玄胡、黄柏各10克，生薏苡仁20克，车前草10克，广木香5克，五灵脂10克。

【主治】盆腔炎性疾病急性期初期发热证。

盆腔炎2号方

【组成】丹参30克，赤白芍、桃仁各10克，红藤、败酱草各15克，生薏苡仁30克，三棱、莪术、甲片各9克，陈皮6克、山楂、玄胡各10克，炒枳实、桔梗各9克，皂角刺6克。

【主治】盆腔炎性疾病急性期中后期癥瘕证。

21. 姚寓晨

慢盆Ⅰ号：活血行水

【组成】益母草30克、凌霄花10克、石见穿20克、紫丹参15克、琥珀末（吞服）3克、生薏苡仁45～60克、茯苓12克、车前子（包煎）12克。

【用法】水煎服。

【主治】慢性盆腔炎湿热瘀阻型。症见有烘热时作，口干腰酸，腹痛阵阵，带下黄赤、月经提前，经色红而有小块，舌质暗红，脉弦数。妇检：盆腔充血明显，盆腔内一侧或两侧可摸到囊性肿块，子宫多粘连固定。

慢盆Ⅱ号：温阳消结

【组成】鹿角片10克、大熟地30克、白芥子6克、川桂枝10克、炮姜10克、生黄芪30克、麻黄5克、昆布15克、海藻15克、皂角刺6克。

【用法】水煎服。

【主治】慢性盆腔炎阳虚寒湿型。症见遇劳则发，面色晦暗，畏寒怯冷，腹痛喜按，白带清稀，月经稀发，量少色暗。舌淡苔薄，脉沉细。妇检：附件可触及条索状物，局部压痛不明显，偶可伴有轻度低热。

为提高疗效，常配外敷药：透骨草100克、京三棱12克、白芷10克、花椒10克、路路通15克，研成粗末，装入布袋内，水浸隔水蒸30分钟，敷于下腹两侧，每次20分钟，15日为一疗程，可连用3个疗程，经期及皮肤过敏者，勿用。

22. 于载畿

盆腔炎经验方：活血化瘀止痛

【组成】丹参15克、赤芍15克、桃仁9克、乳香6克、没药6克。

【用法】水煎服。

【主治】子宫颈炎，输卵管盆腔结缔组织炎及盆腔腹膜炎。

【加减】若触及盆腔一侧或两侧有片状或索条状增厚，或有输卵管水肿，输卵管卵巢囊肿等炎性包块，加三棱、莪术。若经期延长，经水量多，白带多，色黄秽臭，大便秘结，舌质红苔黄，脉弦数，可加清热解毒药如银花、连翘、败酱草、蒲公英等，若小腹胀痛，有冷感，得温则舒，月经后期，量少，有味，白带清稀，舌质清苔薄白，脉沉，可加肉桂。月经期停止服药。月经量多者，去桃仁，量仍多者，加鸡冠花；若恶心呕吐者，去乳香、没药。

结核性盆腔炎经验方：活血化瘀，养阴清热

【组成】丹参15克、赤芍12克、桃仁9克、生龟板9克、生鳖甲9克、生牡蛎9克、夏枯草9克。

【用法】水煎服。

【主治】结核性盆腔炎。月经紊乱，经量进行性减少，甚至闭经，下腹憋痛，食欲不振，体倦乏力，午后盗汗，手足心热，舌光无苔，脉细数。

【加减】若输卵管梗阻或可触及盆腔炎性包块者，加三棱、莪术各3克；月经量少者，加当归、川芎、熟地、白芍、鸡血藤、枸杞、覆盆子、菟丝子、肉苁蓉；有低热者，加银柴胡、地骨皮、秦艽；盗汗者，加浮小麦、五味子、山茱萸；脾虚食欲不振者，加党参、茯苓、山药、陈皮；偏寒者，加肉桂。

23.《中医妇科临床手册》

银翘红酱解毒汤：急性盆腔炎湿热交蕴初期

【组成】银花、连翘、红藤、败酱草各30克，丹皮9克，生山栀楂、赤芍、桃仁、薏苡仁、玄胡各12克，川楝子9克。

【加减】热毒盛者，酌加紫花地丁、蒲公英各30克，川连6克、鸭跖草、白花蛇舌草各30克，或加六神丸每次10粒，每日3～4次，或，加服犀黄醒消丸，每次1.5克，2次/日。

24.张琼林

红藤六妙饮：活血燥湿，清热止带

【组成】苍术15克、黄柏15克、红藤30克、败酱草30克、薏苡仁40克、甘草8克

【主治】急、慢性宫颈炎、附件炎、宫内膜炎、盆腔炎性肿块等，症见带下色黄白，质腐味秽者。

【加减】腰骶酸痛，加川牛膝、防己；少腹胀痛，加白芍、乌药；阴灼、尿坠，加土茯苓、萆薢；低热便燥，加知母、青蒿；盆腔瘀血症，加茯苓、桂枝。

化浊涤带汤：清热燥湿，活血浣带

【组成】大红藤30克、败酱草30克、土茯苓30克、生薏苡仁40克、川

黄柏12～15克、炒苍术12～15克、香白芷12克、甘草8克。

【用法】每剂用温水浸泡一夜（夏天3小时），大火煮开后再用小火慢煎20～30分钟，倒取头汁。药渣立即加冷水，煎法同上。头二汁混匀，计得药汁1200毫升，饭后1小时温服250～300毫升，2次/日，每天1剂，选用传统优质饮片，不用颗粒剂。

【主治】湿热带下（急、慢性盆腔炎，阴道炎、宫颈炎、输卵管炎、宫颈糜烂、子宫内膜炎、盆腔炎性包块等）

【加减】腰痛甚者，加川牛膝12克、粉防己12克；腹痛甚者，加炒白芍20克、柴胡12克；腹胀甚者，加制香附15克、台乌药12克；带下夹血减轻红藤剂量，加樗皮15克、红苍术12克；带下臭秽者，加菝葜25克、墓头回15克；尿频者，加石韦30克、冬葵子12克，盆腔囊性占位，加桂枝12克、茯苓30克；炎性包块，加莪术15克、瞿麦20克；早期癌变，加白英、白花蛇舌草各30克。霉菌和滴虫感染，当配合外用药；亦可用鲜羊蹄根全草捣碎或桃树叶切碎，煮水坐浴，外洗。

25. 张达黄

地蚤汤：疏肝理气，活血祛瘀，清热利湿

【组成】蚤休、紫花地丁、虎杖各15克，当归、川楝子、延胡索各10克，川芎5克。

【用法】水煎服。

【主治】盆腔炎。

【加减】热毒重者，加金银花、连翘、蒲公英；偏血热者，加牡丹皮；偏湿热者，加黄柏；湿重者，加车前子、粉草薢；瘀滞明显者，加山楂肉、桃仁、败酱草；触及包块者，选加鸡内金、昆布、枳实、三棱、莪术；剧痛胀痛者，加枳实、香附；刺痛者，加乳香、没药、失笑散；痛在少腹者，加橘核；痛在腰部者，加续断、桑寄生、杜仲。

26. 赵松泉

盆腔炎1号合剂：清热利湿，散结软坚，定痛

【组成】炒知母9克、炒黄柏9克、萹蓄9克、瞿麦9克、白芍9克、川楝子6克、蒲公英9克、黄芩9克、元胡6克、郁金5克、山慈菇9克、木通

5克、草河车20克、败酱草15克。

【用法】水煎服。

【主治】盆腔炎、症见头晕烦躁，身热重痛，胸脘痞闷，口干不欲饮，少腹疼痛或腹坚拒按，腰酸腹胀连及腿痛，或带下黄白腥秽，小便短赤，灼热尿痛，大便秘结，月经提前，色紫黑成块，脉滑数或濡数，舌苔黄腻。

盆腔炎2号方：温经散寒，化瘀软坚止痛

【组成】橘核9克、川楝子9克、元胡6克、广木香3克、荔枝核9克、香附5克、乌药5克、茴香5克、艾叶5克、吴茱萸6克、白术6克、制乳香5克、没药5克、丹参9克、桂枝6克（或肉桂心1.5克）。

【用法】水煎服。

【主治】寒湿凝滞之盆腔炎，症见面色㿠白，腰肋作痛，冷痛拘挛，腹坠痛或隐痛绵绵不休，喜热喜按，得热痛减，食欲不振，憎寒肢冷，口不渴，经水量少，色泽不鲜，有血块，色黑如豆汁，时有闭经或经行错后，带下清冷，脉象沉紧，或濡缓，舌苔白或白腻而滑。

27. 朱小南

养阴清热汤

【组成】鲜生地30克、椿根皮、大红藤各15克，川黄柏、知母、怀山药、粉丹皮、茯苓、山茱萸各9克，甘草5克。

【用法】每日1剂，水煎2次，早晚分服。

【主治】盆腔炎及其他附件炎（阴虚火盛型）。

第三章
妊娠剧吐

　　在妊娠早期孕妇常出现轻度恶心、头晕、择食等现象，称为早孕反应。恶心呕吐多在早晨空腹时明显，故又称为晨吐，一般不影响工作、学习，亦无需特殊治疗。若妊娠早期（6周左右），出现严重的恶心呕吐、头晕倦怠、厌食，食入即吐，称为妊娠剧吐。严重者，可发生体液失衡和新陈代谢障碍，甚至危及生命。发生妊娠剧吐的确切病因至今尚不明确。

　　本病中医学称为妊娠恶阻，亦称阻病、子病、病儿、病食等。其主要病机为妊娠后，气血下聚养胎，冲脉气盛，胃失于和降。临床常见证型有脾胃虚弱、肝胃不和、气阴两虚等。需做超声检查，以排除其他疾病，查血常规、尿常规、血电解质、二氧化碳结合力、肝肾功效等有助于了解病情程度。必要时进行眼底、神经系统检查。

一、西医治疗

1. 镇静止呕

　　维生素 B_6 100毫克，3次/日；维生素 B_1 10毫克，3次/日；维生素 C 100毫克，3次/日；苯巴比妥0.03克，3次/日；氯丙嗪25毫克，每12小时1次。

2. 纠正水电解质紊乱

每日静脉滴注10%葡萄糖1000毫升，5%葡萄糖1000毫升。

应用维生素C、B族维生素、电解质等，纠正脱水，代谢性酸中毒，禁日2～3日，同时，每日静脉滴注脂肪乳250毫升，复方氨基酸注射液250毫升，静脉滴注水溶性维生素（水乐维他）、脂溶性维生素注射液（维他利匹特）、多种微量元素注射剂（安达美）各1支。

二、中医治疗

1. 脾胃虚弱

孕后恶心呕吐不食，甚或食入即吐，口淡，呕吐清涎水或食物残渣，头晕，纳呆，厌闻食气，神疲嗜睡，舌淡，苔白润，脉缓无力。

香砂六君子汤：健脾和胃，降逆止呕

【组成】党参15克、白术10克、茯苓12克、甘草6克、半夏10克、陈皮10克、木香10克、砂仁3克、生姜10克、大枣6枚。

【加减】若脾虚夹痰湿，症见胸闷泛恶，呕吐痰湿，舌淡苔白腻，脉濡滑，原方，加全瓜蒌、苏叶、桔红易陈皮；若呕吐剧烈，加伏龙肝、柿蒂；血虚者，加枸杞、白芍；若时时流涎，可加益智仁、白豆蔻。若呕吐伤阴，症见口渴咽干，便秘，去木香、砂仁，茯苓，加玉竹、石斛、麦冬、麻子仁。

2. 肝胃不和

妊娠早期，恶心呕吐酸水或苦水，胸肋胀满，嗳气叹息，精神抑郁或心烦易怒，头晕头胀，咽干口苦，舌红，苔薄黄，脉弦滑。

芩连竹茹汤：清肝和胃，降逆止呕

【组成】黄芩10克、川连3克、陈皮6克、竹茹10克、大枣5枚、法半夏10克、白芍15克、党参15克、生姜3片、甘草6克、石斛10克、麦冬10克、乌梅10克、吴茱萸3克。

【加减】若乳房胀痛者，加郁金，便秘者，加麻子仁。若呕吐伤津、五心烦热、舌红口干者，加沙参、石斛、麦冬。

3. 气阴两虚

妊娠早期呕吐剧烈，甚至呕吐咖啡色或血性液体，精神萎靡，形体消瘦，肌肤不润，眼眶下陷，双目无神，发热口渴，唇舌干燥，尿少，便秘，舌红无津，苔薄黄而干或花剥，脉细数无力。

生脉散合增液汤：益气养阴，和胃止呕

【组成】党参10克、麦冬15克、五味子10克、生地15克、玄参15克、芦根30克、天花粉10克、竹茹10克、陈皮6克、生姜3片。

【加减】若呕吐血样物质，加藕节、乌贼骨、白及，养阴清热，凉血止血；若呕吐严重伤胎，出现腰骶酸痛，加桑寄生、川续断、杜仲，固肾安胎；少量阴道出血者，加苎麻根、阿胶，以止血安胎。

三、中成药

1. 香砂六君子丸

【用法】每次3～9克，2次/日或3次/日。

2. 二陈丸

【用法】每次6～9克，2次/日。

3. 生脉饮口服液

【用法】每次10毫升，2次/日或3次/日。

4. 左金丸

【用法】每次1.5克，3次/日。

四、名医验方

1. 班秀文

参苓和胃汤：健脾和胃，降逆止呕

【组成】党参、桑寄生各15克，茯苓、竹茹各9克，黄芩6克，陈皮、枳壳、紫苏叶各3克。

【用法】水煎服。

【主治】胎气上逆，胃失和降所致妊娠恶阻。症见妊娠初期，燥热心烦，肢倦乏力，泛恶欲呕，每饮水或饭后即呕吐，难眠，便干尿频，尿色淡黄，舌质淡红，苔薄白，脉细缓。

2. 蔡小荪

清养止呕方：养阴清热，和胃降逆

【组成】太子参9克、麦冬9克、川连2克、条芩4.5克、姜竹茹6克、陈皮4.5克、石斛9克、天花粉9克、乌梅肉3克。

【用法】水煎服。

【主治】妊娠剧吐，甚至呕吐苦水或带咖啡色黏液，水浆不入，低热烦躁，神疲倦怠，溲少便艰，尿检酸酮阳性。

平逆清胃方：顺气和胃，降逆止呕

【组成】炒白术4.5克、姜半夏4.5克、淡子芩4.5克、陈皮4.5克、姜竹茹6克、白芍6克、苏梗6克、旋覆花（包煎）6克、白茯苓9克。

【用法】水煎服。浓煎，分多次频服。

【主治】孕妇心中愦闷，食入即吐，眩晕神疲，口干口苦，脉弦滑，苔白腻等。

和中保孕方：健脾和中，止恶安胎

【组成】云茯苓10克、姜半夏5克、竹茹6克、桑寄生10克、炒白术10克、淡子芩10克、苏梗10克、陈皮5克、苎麻根10克。

【用法】水煎服。

【主治】妊娠恶阻。妊娠初期泛恶纳呆，或食入即吐，阻碍饮食，甚则口吐黄水，严重者，间有血液，择食厌食及恶闻异味，或形寒、口淡，头晕目眩，倦怠嗜卧，小便稍频，或食欲反常，或伴有胸闷。苔薄或略腻，脉弦滑或较数。

敷脐法

【组成】丁香15克、半夏20克。

【用法】共研细末，以生姜30克煎浓汁，入药末，调入糊状，取适量敷脐。

3. 程门雪

安胃止呕汤：养阴益气，安胃止呕

【组成】桑寄生12克，莲子肉去心、石斛、茯神、炒酸枣仁各9克，姜黄连、炙乌梅各1克，炒续断6克，炙远志、砂仁壳各3克。

【用法】水煎服。

【主治】妊娠恶阻。症见妊娠呕吐频作，久而不已，纳食不香，夜寐不安，头晕，神疲乏力，形肉消瘦。

4. 高仲山

沙参左金汤：和胃降逆

【组成】沙参20克，石斛15克，陈皮、酒炒黄连、吴茱萸各6克。

【用法】水煎服。

【主治】怀孕月余，烦热呕吐，左寸脉滑。

增液和中汤：益气，养阴，和中

【组成】沙参20克，麦门冬、石斛、浮小麦各15克，人参、陈皮、甘草各6克，大枣5枚。

【用法】水煎服。

【主治】妊娠6～7个月，胃气虚弱，呕吐不止者。

5. 顾兆农

培土止呕方

【组成】党参12克、白术9克、法半夏9克、广皮10克、藿香9克、茯苓6克、苏梗9克、枇杷叶6克、竹茹6克、黄芩4.5克、甘草6克、砂仁4.5克（后下）。

【加减】生姜汁20滴，加入已煎好的药液中，每剂两煎相混，不拘时少量频服，12小时尽剂。

【主治】脾胃虚弱所致恶阻。

6. 韩　冰

枇杷叶茶

【组成】生枇杷叶（去净毛）15克、伏龙肝30克

【加减】水煎后代茶频呷。

【主治】肝热所致恶阻。

7. 韩百灵

清热止呕汤：清肝和胃，降逆止呕

【组成】竹茹、陈皮、枳实、茯苓、麦冬、芦根、黄芩。

【用法】水煎服。

【主治】肝火犯胃所引起的呕吐酸苦，胸中烦闷，嗳气呃逆，头晕目眩，精神抑郁，口干饮冷，唇舌干红，便秘溲赤，苔黄而燥，脉弦滑数。

8. 何 任

养血安胎止呕方：养血，安胎，止呕

【组成】大枣30克，党参、白术各13克，桑寄生、杜仲各9克，苏梗、黄芩、川续断各6克，砂仁3克。

【用法】每日1剂，水煎2次，早晚分服。

【主治】妊娠恶阻。

9. 何子淮

定呕汤：疏肝和胃，降逆安胎

【组成】煅石决明18克，当归身、桑叶、炒白芍各9克，焦冬术6～9克，淡黄芩、绿萼梅、陈皮、苏梗、带壳蔻各6克。

【加减】腰酸，加炒杜仲12克，续断10克；夹痰，加枇杷叶9克；呕吐甚，加煅白螺蛳壳18克，姜半夏6克；便秘，加瓜蒌仁9克。

【用法】浓煎100毫升，分次顿服。早孕期妇女饮食宜清淡，忌高脂厚腻及辛辣刺激之品，有助于减轻恶阻症状。服药前，先以酱油数滴蘸舌，可减轻呕吐。

【主治】妊娠恶阻。属虚阳上越或胃火冲逆之妊娠呕吐

【按】定呕汤系先祖临床验方，屡用屡效，待吐定，胃纳转佳，即宜清补以养之，顾及根本，以固胎元。

10. 何少山

妊娠恶阻方：清肝和胃，降逆止呕

【组成】当归身10克、杭白菊10克、煅石决明18克、绿萼梅5克、桑叶10克、黄芩5克、茯苓10克、砂仁3克、姜竹茹9克、陈皮5克、苏梗5克。

【用法】水煎内服，每日1剂。

【主治】阴虚肝旺所致妊娠恶阻。

11. 哈荔田

疏肝和胃饮：降逆和中，扶脾益胃

【组成】姜半夏15克，茯苓、山药、杜仲、桑寄生、葛根各12克，大刀豆、白术各9克，竹茹、陈皮各6克，吴茱萸、黄连、甘草各3克。

【用法】水煎服。

【主治】肝胃不和，脾肾两虚，胎元失养所致妊娠恶阻。症见孕期脘痞恶食，食入即吐，泛恶吞酸，头晕口苦，体困神疲，大便溏泄，白带量多，腰酸乏力，腹坠尿频，舌质淡红，苔薄白，脉滑弦。

三豆汤：健脾和胃，降逆止呕

【组成】扁豆10～15克，大刀豆10～15克，绿豆10克。

【用法】煎汤，加大青盐一粒，姜汁二滴，少量频服。

【主治】妊娠恶阻。

12. 孔伯华

青竹茹汤：清热和胃，降逆止呕

【组成】生牡蛎、茯苓皮、知母、黄柏各9克，旋覆花、代赭石、莲子心、大腹皮各6克，清半夏、厚朴、炒枳壳、丝瓜络各3克，桑寄生15克、青竹茹24克、藕30克。

【用法】水煎服。

【主治】妊娠恶阻。症见妊娠2个月，食入即逆，两肋满闷，舌苔白腻，脉滑实数大。

13. 刘奉五

安胃饮：和胃止呕，降逆

【组成】广藿香9克、苏梗6克、川朴6克、砂仁6克、竹茹9克、半夏9克、陈皮9克、茯苓9克、生姜汁20滴。

【主治】妊娠恶阻。症见呕吐清水或清涎。

14. 刘惠民

健脾止呕汤：健脾豁痰，清解少阳，理气止呕，和血安胎

【组成】炒白术15克，陈皮、竹茹、砂仁、厚朴、麦门冬各9克，杜仲12克，黄芩、枳壳、川芎、当归各6克，柴胡、川贝母各3克。

【用法】每日1剂，水煎2次，早晚分服。

【主治】妊娠恶阻。

15. 卢国治

肝郁恶阻方：疏肝清热，和胃降逆

【组成】醋柴胡8克、全当归13克、生白芍13克、土炒白术8克、云茯苓10克、制香附10克、淡吴茱萸2克、川黄连5克、广陈皮7克、生甘草4克、广木香5克。

【主治】恶阻肝气郁结证型。症见呃逆，嗳气，呕吐清水或酸水，胸胁痞闷或胀痛，头昏目眩，精神抑郁，舌淡红，苔白腻或黄薄，脉弦数。

【加减】头昏耳鸣，小便黄、量少、肝郁热盛者，加牡丹皮、焦栀子；两肋痛甚者，去土炒白术，加炒青皮，宣木瓜；呃逆者，加代赭石；腹部胀满者，加大腹皮。

16. 李聪甫

扶正和胃汤：益气养血，和胃安胎

【组成】炙黄芪、党参、当归、茯神、姜竹茹、菟丝子各7克（酒拌蒸），白术、酒白芍、半夏、陈皮、续断各6克，炙甘草3克。

【用法】水煎服。

【主治】妊娠恶阻。症见月经2个月未行，头昏目眩，怔忡失眠，嘈杂腹胀，食入作呕，背恶寒，手足心热，两颧潮红，口多唾沫，体质消瘦，神疲乏力，少气不足以吸，舌淡红，脉滑数无力。

17. 施今墨

三花三壳汤：和胃清热

【组成】白扁豆30克、北沙参12克、酒黄芩12克、金石斛10克、香稻芽10克、炒枳壳5克、砂仁壳5克、川朴花5克、豆蔻壳5克、玫瑰花5克，旋覆花6克、炒半夏曲6克（2味同布包）。

【主治】郁热结滞，胃气不降之恶阻。

养阴清热汤：养阴清热，和胃止呕

【组成】白扁豆35克，旋覆花、半夏曲（2味同布包）、金石斛、酒黄芩各6克，砂仁壳、豆蔻壳、生甘草各3克，北沙参、姜竹茹各10克、炒吴茱萸1克、炒黄连3克、炒陈皮6克、紫苏叶3克。

【用法】水煎服。

【主治】恶阻。症见妊娠4个月，食后即吐，甚则呕出血液，倦怠，舌红少津，六脉滑数。

18. 宋世焱

调肝生津止呕汤：调肝和胃，生津止呕

【组成】苏梗10克、乌梅2枚、川连3克、竹茹6克、玄参18克、麦冬10克、炒黄芩5克。

【用法】先将上药用清水浸泡30分钟，再煎煮30分钟，每剂煎2次，上午、下午各服1剂，为避免饮入即吐，把每剂分5～6次服，每次先喝盐开水1口，后吃1口药汁，不管有否吐出，稍待仍用上法，直至服完。

【主治】肝热恶阻。

19. 王渭川

竹茹麦门冬汤：疏肝，和胃，止呕

【组成】怀山药、茯苓、扁豆、冬瓜仁各9克，竹茹、白芍、麦门冬、藿香各6克，公丁香1克，砂仁、丝瓜络、甘草各3克。

【主治】妊娠肝肾不和之妊娠恶阻。症见呕吐不能饮食，卧床不起，头眩体弱，舌底有红点，苔薄白，脉弦滑小数。伏龙肝60克煎水，用以煎药。

清肝和胃方：清热调肝，和胃止呕

【组成】沙参10克、生白芍10克、枸杞12克、女贞子24克、菊花10克、刺蒺藜10克、瓜蒌皮10克、竹茹12克、墨旱莲24克、旋覆花10克、广藿香6克、生牛蒡24克、麦冬10克。

【主治】肝火上冲致妊娠恶阻。

20. 吴光烈

【组成】生姜连皮切片60克、伏龙肝（煎汤取澄清液备用）60克、童子鸡1只。

【用法】将童子鸡宰杀去毛杂内脏，洗净，纳生姜于腹中，置瓷缸内，加入伏龙肝澄清液适量，食盐少许，盖密炖烂，取汤徐徐饮之，鸡肉可食，每日或隔日1剂。

21. 王渭川

保胎方：健脾补肾，和胃止呕

党参15克、云苓9克、焦白术9克、桑寄生15克、菟丝子15克、杜仲6克、续断9克、竹茹6克、藿香6克。

【用法】水煎服。

【主治】妊娠恶阻，胎动呕逆。

【加减】若腹胀，加厚朴6克；胃气上逆，加旋覆花9克；吐酸剧，用灶心土60克，泡开水搅匀，待澄清后用此水熬药。

22. 夏桂成

抑肝和胃饮：抑肝和胃，降逆止吐

【组成】紫苏叶3克、川连5克、制半夏6克、广皮6克、竹茹6克、钩藤15克、黄芪9克、生姜3片。

【主治】妊娠恶阻。症见妊娠早期，恶心呕吐，呕吐剧烈，不能进食，吐出黄、苦水或酸水，甚则吐作黄绿胆汁和血液，胸满胁胀，头晕目眩，烦躁口苦，尿黄且少，大便干结，脉弱。

【加减】呕吐甚剧者，加入炙乌梅、芦根、藕节炭、炙枇杷叶；头昏晕甚者，加甘菊、石决明；吐出痰涎颇多者，加入茯苓、川朴花。

23. 邢锡波

养血和胃止呕方：养血和胃，降逆止呕

【组成】枇杷叶30克，当归、生姜各15克，生地黄、白芍各12克，法半夏、旋覆花、枳壳各9克，川芎6克，沉香3克。

【用法】每日1剂，水煎2次，早晚分服。

【主治】妊娠恶阻。

24. 杨仲书

山茱萸乌梅汤：补肾安胎，滋阴养血，酸收止呕

【组成】山茱萸、乌梅肉、怀山药、麦门冬、天门冬、炒杜仲、炒阿胶各10克，菟丝子、炒砂仁各6克。

【用法】水煎服。

【主治】妊娠恶阻。症见孕后恶心，呕吐清水或酸苦水，不思饮食，腰腹胀痛，头晕，四肢乏力。

【加减】咳嗽，加五味子；咯血，加生地黄、藕汁；脾胃虚弱，加焦白术；有明显热象，加黄芩。

25. 朱小南

宽中汤：宽胸健脾，降逆止血

【组成】鲜地黄、伏龙肝（包煎）各12克，黄芩、姜竹茹、藕节炭各9克，焦白术、陈皮、砂仁（后下）、紫苏梗各6克，左金丸（包煎）3克。

【用法】水煎服。恶阻呕吐剧烈者，每服药亦呕，影响疗效，须注意两点，当能见效。第一，服药前，可先饮生姜汁数滴，或先饮用生姜和薄荷汤，再行服药；胃热者，少许冷饮，然后服药；第二，服药不宜一次服完，当分数次，若能下咽不吐，稍等片刻，再行服药。

【主治】妊娠恶阻，脾虚胃热，呕吐伤络。症见平时胃气素弱，食欲不振，怀孕70余日，头晕目眩，恶闻食气，胸闷气逆，恶心呕吐30余日，甚侧呕出鲜血，性情急躁，苔薄黄，脉滑数。

26. 章次公

乌龙汤：健胃止呕

【组成】伏龙肝30克（包煎）、乌梅肉6克。

【用法】煎汤代茶频饮。

【主治】妊娠恶阻，症见经停2个月，倦怠不堪，时作呕恶，胞脉正常。

杏龙汤：疏气，降逆，镇吐

【组成】杏仁泥24克，姜半夏、茯苓、佩兰、旋覆花（包煎）、沉香曲各9克，陈皮、佛手各6克，砂仁壳5克、伏龙肝30克。

【用法】以伏龙肝煎汤代水煎药。

【主治】妊娠恶阻。症见经停将及2个月，呕吐，水谷不下，10余日，脉平。

温胃汤：温胃止呕

【组成】姜半夏、薤白、沉香曲各9克，炮姜炭、砂仁（后下）、白蔻仁（掰、分3次服）各3克，荜茇、陈皮、佛手各6克。

【用法】水煎服。

【主治】妊娠恶阻。症见月经2个月不行，孕象，唾白沫清水，胸中闷窒。

27. 赵松泉

孕吐和胃饮：健脾和胃，和中增液，止呕

【组成】太子参、茯苓、当归、白芍、生熟地、佛手、麦冬、制半夏、竹茹各10克，白术6克，砂仁3克，苏子3克，藿苏梗各5克，白扁豆10克。

【主治】妊娠恶阻，恶心呕吐，饮食不进，喜酸吐涎，倦怠乏力，头晕脘闷，甚则呕吐苦水。

28. 祝谌予

祝氏保胎八味汤：清热，和胃，补肾，安胎

【组成】黄芩、白术、白扁豆、川续断、桑寄生、菟丝子各10克，苏叶、砂仁各3克。

【用法】水煎服。

【主治】妊娠恶阻，属胎气冲逆之证。

第四章

子宫肌瘤

子宫肌瘤是女性最常见的一种良性肿瘤。育龄期妇女子宫肌瘤的发病率为20%～30%。根据肌瘤发展过程中与子宫肌壁的关系分为浆膜下肌瘤、肌壁间肌瘤和黏膜下肌瘤三类。子宫肌瘤发生的确切原因尚不十分清楚。其发生的主要因素可能是：发生在肌瘤部位的组织选择性地保留较高浓度的雌激素，或肌瘤局部代谢能力不足，以致雌二醇浓度过高。此外，亦有学者认为，长期性生活失调而引起的盆腔慢性充血，也可能是诱发子宫肌瘤的原因。另外，机体免疫功能减退、代谢紊乱又往往是导致子宫肌瘤进一步生长的重要原因。

本病中医病名国家标准称石瘕，也属中医的癥瘕、崩漏范畴。中医学认为，本病的形成多与正气虚弱、血气失调有关。由经期或产后内伤生冷，或外受风寒，或郁怒伤肝，气逆而血留，或忧思伤脾，气虚而血滞，或积劳积弱，气弱而不行所致。常以气滞血瘀、痰湿内阻等因素结聚而成，且正气虚弱为形成本病的主要病机，一旦形成，邪气愈甚，正气愈伤，故后期形成正虚邪实，虚实错杂之痼疾。其病位在胞宫，与肝、脾有关，其病性有虚实两端，或虚实夹杂，实为寒、热、湿、气、瘀，虚为气虚、阴虚。

治疗前做妇科B超、诊断性刮宫、子宫输卵管碘造影及宫腔镜、腹腔镜等检查，以明确诊断，指导临床。

一、西医治疗

肌瘤是激素依赖性肿瘤，雌孕激素能促进肌瘤生长，基于此理论，通过应用具有抑制卵巢甾体激素分泌或抑制其作用，即可使肌瘤缩小，达到减轻症状的目的。但这种治疗作用是暂时的，不能根治子宫肌瘤，因此不能作为治疗子宫肌瘤的主要方法。

1. 雄激素制剂治疗

甲睾酮5毫克，舌下含服，3次/日，每个月用20日，连用3个月。或丙酸睾酮25毫克，肌内注射，每5日1次；月经来潮时，25毫克/日，肌内注射，共3次，连用3到6个月。

2. 抗雌孕激素治疗

他莫昔芬10毫克，2次/日，共3～6个月；或米非司酮10毫克/日，共3个月。

3. 孕激素制剂治疗

黄体酮10毫克，肌注，1次/日，共10日，从月经第12～14日起，可连续使用3～6个月。或安宫黄体酮5毫克，2次/日，共10日，从月经第16日起可连续使用3～6个月。

4. 促黄体生成激素释放激素类似物治疗

黄体生成激素释放激素激动剂300-500毫克，肌内注射，1次/日。或那法瑞林200微克，喷鼻，2次/日，月经第2～4日开始。或布舍瑞林100微克，滴鼻，3次/日，月经第2～4日开始。或布舍瑞林500微克，皮下注射，1次/日，月经第2～4日开始。或亮丙瑞林3.75微克，皮下埋植，每月1次，月经第5日。或戈舍瑞林3.6微克，皮下埋植，每月1次，月经第5日。

5. 辅助用药

适用于月经量过多、月经频发或经期延长者。

益母草浸膏5毫升，3次/日。麦角浸膏5毫升，3次/日。麦角新碱0.2毫克，肌内注射，立即。巴曲酶（立止血）1000个国际单位，肌内注射，立即。缩宫素（催产素）10个国际单位，肌内注射，立即。

二、中医治疗

活血化瘀，虽为本病的大法，但仍应辨证与辨病相结合。在月经中期、后期以益气活血化瘀，软坚散结为主；月经期视经量、色、质，结合其症状辨证论治，多为益气止血，祛瘀止血，清热止血等法。

1. 气滞血瘀

月经或前或后，经量或多或少，心烦易怒，经前乳房胀痛，胸胁胀闷，腹有癥瘕，小腹胀痛或有刺痛，舌苔薄。舌边有瘀点或瘀斑。

膈下逐瘀汤加减：疏肝行气，活血化瘀

【组成】当归20克、川芎10克、赤芍15克、桃仁15克、红花15克、玄胡15克、五灵脂15克、丹皮10克、乌药15克、香附15克、甘草10克、枳壳15克。

【加减】若小腹胀痛甚者，加郁金、柴胡、白芍；血瘀重者，加三棱、莪术、夏枯草、瓦楞子；结块坚牢者，加鳖甲、穿山甲；乳房胀痛者，加郁金、橘核络、八月札、路路通；气虚者，加黄芪；血虚者，加当归、熟地；病程长者，加僵蚕；经量多者，加茜草。

2. 寒湿凝滞

月经后期，量少色黯有块，或量多色黯，经期延长，下腹包块胀硬，冷感、得热痛减，四末不温，带多色白，清稀，大便不坚，色质淡紫，苔薄白而润，脉沉紧。

少腹逐瘀汤加减：温经散寒，活血消癥

【组成】肉桂15克、小茴香15克、干姜15克、当归20克、川芎10克、玄胡15克、制没药15克、蒲黄15克、五灵脂15克、赤芍12克、艾叶12克、刘寄奴15克、吴茱萸6克。

【加减】若带多如水，加苍术、薏苡仁；血瘀重者，加三棱、莪术、水蛭、桃仁。

3. 痰湿瘀阻

月经后期，经少不畅，或量多有块，色紫黯，或夹有黏稠白带，下腹胀满，呕恶痰多，体型肥胖，舌质胖紫，苔白腻，脉沉滑。

开郁二陈汤加减：**化痰理气，活血消癥**

【组成】半夏10克、陈皮10克、茯苓15克、青皮10克、香附10克、川芎10克、莪术10克、木香6克、槟榔10克、甘草6克、苍术10克、丹参15克、水蛭10克。

【加减】若食欲不振，加山楂、鸡内金；若大便溏薄，加炒薏苡仁、炒白术；月经后期或经闭者，加当归、鹿角片、仙灵脾、巴戟天；为加强化痰软坚散结功效，可加鳖甲、夏枯草。

4. 湿热夹瘀

经行量多色红，有血块，经期延长，下腹疼痛，腰骶酸痛下坠，时有发热，带下量多，色黄，秽臭，舌红，苔黄腻，脉滑数。

清宫消癥汤：**清热利湿，活血消瘀**

【组成】半枝莲15克、白花蛇舌草15克、皂角刺15克、夏枯草15克、败酱草15克、石见穿15克、紫草12克、莪术12克、三棱12克、桃仁15克、赤芍12克、丹参15克。

【加减】带下量多，加贯众、土茯苓；发热不退，加蒲公英、地丁、马齿苋；经量多、去莪术、三棱、桃仁、赤芍，加贯众炭、地榆、侧柏、马齿苋。

5. 阴虚内热

经行量不多，偶尔崩下，经色黯红，头晕心悸，腰酸口干咽燥，大便干结，舌红，苔薄，脉细数。

清海丸：**养阴清热，凉血止血**

【组成】熟地、山萸黄、山药、丹皮各10克，五味子6克，麦冬、白术、白芍各10克，龙骨30克，桑叶、地骨皮、玄参、沙参、石斛各10克。

【加减】若出血多者，加大小蓟、槐花、墨旱莲、荷叶炭；头晕腰酸者，加女贞子、枸杞、龟板。

三、中成药

1. 血府逐瘀口服液

【用法】口服10毫升/次，3次/日，非经期口服。

【主治】瘀血内阻之子宫肌瘤。

2. 少腹逐瘀丸

【用法】口服3粒/次，2次/日，非经期口服。

【主治】寒凝血瘀之子宫肌瘤。

3. 宫瘤清胶囊

【用法】3粒/次，3次/日。

【主治】血瘀之子宫肌瘤。

4. 大黄䗪虫丸

【用法】口服3克/次，2次/日

【主治】血瘀癥瘕体实之子宫肌瘤。

5. 九气拈痛丸

【用法】口服6克/次，2次/日。

【主治】寒凝气滞血瘀之子宫肌瘤。

6. 失笑散

【用法】口服9克/次，2次/日。

【主治】血瘀之子宫肌瘤。

7. 桔荔散结丸：行气散结，化瘀消癥

【用法】口服6克/次，3次/日，月经净3日后，开始服用，月经前3～5日停药，3个月为1个疗程。

8. 化瘤固经散

【用法】口服9克/次，2次/日。

【主治】子宫肌瘤。

9. 桂枝茯苓胶囊：活血化瘀，缓消癥块

【用法】饭后服，每次2粒，3次/日，三个月为1个疗程，经期停服。

【主治】兼有瘀血症状小型多发或者，单发的肌壁间肌瘤及其他类型肌瘤控制症状者。

10. 平消胶囊

【用法】每次5～6粒3次/日。

【主治】瘀血阻滞型及湿热型子宫肌瘤。

11. **瘤净片**

【用法】每次3～4粒3次/日。

【主治】体虚瘀滞型子宫肌瘤。

12. **人参鳖甲煎丸:**

【用法】每次6克，2次/日。

【主治】各种类型子宫肌瘤。

四、名医验方

1. 斑秀文

养血化癥汤：活血化瘀，软坚消癥，佐以扶正

【组成】鸡血藤、当归、赤芍、莪术、丹皮、益母草、夏枯草、海藻、水蛭、王不留行、鸡内金各适量。

【主治】子宫肌瘤。

【加减】经行量多色暗，夹块者，加刘寄奴、泽兰；出血期者，加山楂炭、大蓟、小蓟、三七，以化瘀止血。

2. 斑旭升

加味攻坚汤：软坚散结，祛瘀消肿

【组成】王不留行100克，夏枯草、生牡蛎、苏子各30克（以上4味系山西省名老中医刘绍武创拟的"攻坚汤"），生怀山药30克，海螵蛸20克，茜草10克，赤丹参18克，当归12克，三棱、莪术各6克。

【用法】水煎服，每日服3次。

【主治】子宫肌瘤。

【加减】脾肾气虚，腰膝酸软，白带多者，加白术18克、鹿角霜10克；气血两虚，月经淋漓不断，劳累加剧者，加黄芪30克、熟地黄24克、三七参6克；血瘀胞宫，下腹刺痛拒按者，加炒五灵脂、生蒲黄各10克，水蛭6克；寒凝瘀阻冲任，少腹冷痛者，加肉桂、炮姜各6克，小茴香、延胡索各10克；气滞胞脉，痛无定处者，加香附、川楝子、荔枝核各10克。

3. 陈惠琳

子宫肌瘤方：活血化瘀，软坚散结，理气止痛

【组成】三棱、莪术各9～15克，当归、丹参、青皮、陈皮、枳壳、乌药、玄胡、法半夏、海藻、昆布、浙贝母各9克。

【用法】水煎服，月经量多者，经前一周停用本方，改服固经摄血方（党参、黄芪、乌梅、菟丝子、仙鹤草、龙骨、牡蛎、地榆、十灰丸、墨旱莲、白及、阿胶珠）

【主治】血瘀气滞型子宫肌瘤。

【加减】寒凝血瘀者，加桂枝、细辛；热毒血瘀者，加黄芩、大黄；体虚血瘀者，加黄芪、白术、淫羊藿；气滞血瘀者，加重三棱、莪术剂量至30克。为加强消散肌瘤的作用，配合服用海藻晶、小金片、夏枯草膏等中成药，并用皮硝局部外敷。

4. 蔡小荪

消坚汤

【组成】桂枝5克、赤芍10克、丹皮10克、茯苓12克、桃仁10克、三棱10克、莪术10克、鬼箭羽20克、水蛭5克、夏枯草12克、海藻10克。

【主治】子宫肌瘤。

【加减】气血两虚者，加党参、黄芪、黄精；肝经郁热者，加苦参、寒水石、夏枯草，水煎两次，早晚分服，经尽后服。

5. 邓铁涛

宫肌瘤丸：活血化瘀，化痰散结

【组成】桂枝、茯苓、赤芍、桃仁、丹皮、蒲黄、五灵脂。

【用法】上药等份为末，炼蜜为丸，每丸6克，每晚服3丸。本丸为宫寒血瘀者而设，阴虚内热者非宜，一般3个月为1个疗程，月经期停服，可服2～3个疗程。

【主治】宫寒血瘀成结。症见少腹癥瘕，月经不调，或痛经，或崩漏，面白，畏寒肢冷，舌暗或见瘀斑，脉弦细或弦涩。

6. 冯曙光

归芪莪甲汤：养血活血，化瘀通络，软坚散结，健脾补肾，调经止血

【组成】 益母草90克，牡蛎60克，夏枯草50克，何首乌48克，炮甲珠、王不留行各45克，三棱、莪术、续断、炒杜仲各40克，当归、黄芪、桃仁、红花、川芎各30克，白术36克，浙贝母、白芥子各35克，三七参15克。

【用法】 上药共研细末，炼蜜为丸，每丸重9克，每次1丸，每日服3次。

【主治】 子宫肌瘤。

7. 何　任

附桂消癥汤

【组成】 丹参、鳖甲、藤梨根各15克，夏枯草、桃仁、红花各12克，桂枝、八月扎、川楝子、制香附各9克。理气活血、温经通脉、破瘀。

【主治】 寒凝气滞型子宫肌瘤。

【加减】 气虚者，加人参、黄芪各15克；血虚者，加阿胶珠9克，生地黄18克；月经量多者，加蒲黄、血余炭各9克，茜草根15克；腹痛者，加玄胡、五灵脂各9克；白带多者，加白术、淮山药各15～30克；腰痛者，加杜仲、川续断各9克；便秘者，加火麻子仁；不孕者，加枳实、娑罗子各9克，路路通12克。

8. 罗元恺

桔荔散结丸：行气散结，软坚敛涩，益气活血

【组成】 桔梗、荔枝核、川续断、小茴香、乌药、川楝子、海藻、岗念根、莪术、制首乌、党参、生牡蛎、粟壳、益母草。

【加减】 上方研面，水泛为丸6克，3次/日，3个月为1个疗程。

【主治】 气滞血瘀型子宫肌。

消癥方：疏肝理气，化瘀散结，理气活血，补肾益脾

一方：莪术、牡蛎、鳖甲（均先煎）、何首乌、荔枝核、菟丝子各30克，橘核、海藻、乌药各15克，五灵脂、小茴香各10克。

二方：党参、何首乌、岗稔根、牡蛎、益母草各30克，荔枝核、贯众各20克，续断、橘核、白术各15克，血余炭10克。

【用法】 水煎服，一方非经期服用，二方经期服用。

【主治】 子宫肌瘤。

9. 李光荣

活血软坚散结方：清热活血，行气化瘀

【组成】丹参、赤芍、五灵脂、生蒲黄、夏枯草、当归、穿山甲、莪术、生山楂、黄芪、香附各适量。

【用法】水煎服。

【主治】血瘀型子宫肌瘤。

【加减】气虚者，加党参、怀山药、炒白术；血虚者，加白芍、何首乌；阴津不足者，加石斛、麦门冬、生地黄；气滞者，加乌药、川楝子；瘀热者，加贯众、凌霄花；寒凝者，加桂枝、鸡血藤；肾虚者，加续断、桑寄生、菟丝子；痰凝者，加海藻、制南星、法半夏。

10. 李庆丰

消瘤汤：活血化瘀，止血定痛

【组成】益母草30克，白茅根20克，桃仁、花蒲黄、生茜草各15克，水蛭、乌药各12克，土鳖虫9克，三棱、莪术、炮山甲、三七各10克，生大黄5克。

【用法】水煎，每日1剂，每日服3次。

【主治】子宫肌瘤。

【加减】气血亏虚者，加黄芪18克，党参、熟地黄各10克；黄带有热者，加生薏苡仁、败酱草各15克，牡丹皮、黄柏各10克；宫寒腹痛者，加黑附片5克，肉桂3克。

11. 柳少逸

阳和解凝方：温宫祛寒，化瘀散结

【组成】熟地20克、肉桂6克、麻黄3克、鹿角胶（烊化）6克、赤芍12克、三棱6克、莪术6克、白芥子（炒打）6克、鸡内金10克、香附12克、当归10克、穿山甲6克、炙甘草10克。

【用法】每日1剂，煎取200毫升，每日分2次服。

【主治】妇科炎块，卵巢囊肿，子宫肌瘤，以肾元亏虚，冲任失调，寒凝胞宫见证者。

12. 刘云鹏

子宫肌瘤经期方

【组成】当归、地黄、白芍、茜草、刘寄奴、蒲黄炭、川芎各9克，丹参15克，阿胶12克（烊化），益母草12克，紫草12克。

【主治】子宫肌瘤，经期量多，少腹疼痛。

子宫肌瘤非经期方

【组成】当归、川芎、干地黄、赤芍、白芍、桃仁、红花、三棱、莪术各9克，昆布、海藻、丹参、刘寄奴、鳖甲各15克。

【主治】血瘀型子宫肌瘤。

13. 毛美蓉

枯仁消癥汤：化瘀消痰，软坚散结

【组成】鳖甲、生牡蛎（均先煎）各30克，薏苡仁24克，夏枯草、丹参、山楂肉各15克，当归12克，浙贝母10克。

【主治】痰瘀互结之子宫肌瘤。

【加减】瘀血较重者，加赤芍、桃仁、川芎；兼气滞者，加香附、柴胡；兼气虚者，加黄芪、太子参；肾虚者，加鹿角霜、桑寄生、续断；小腹胀者，加全瓜蒌、台乌药。

14. 秦方凯

海藻消癥汤：活血化瘀，散结消癥

【组成】丹参30克、黄芪30克、桂枝10克、牡丹皮10克、赤芍10克、当归10克、香附10克、夏枯草12克、海藻15克、浙贝12克、山慈菇12克、甘草3克。

【主治】子宫肌瘤。

15. 沈仲理

清瘤散结汤：养血化瘀，消瘤缩宫

【组成】生、熟地各10克，生白芍15克，甘草10克，丹皮6克、蒲公英15克、半枝莲30克、三棱20克、石见穿20克、蚤休30克、五灵脂20克。

【主治】子宫肌瘤，初起，肌瘤质硬。

16.《实用中西医结合妇产科证治》

加味生化汤

【组成】当归24克、川芎15克、益母草30克、桃仁9克、黑姜6克、炒荆芥穗6克、炙甘草3克。

【主治】瘀血型子宫肌瘤。

【加减】有结节者，加三棱、莪术各6克。

17. 何子淮

血竭化癥汤：破血消坚

【组成】血竭末（酒吞）5克，干漆（青烟）、制没药各12克，五灵脂、穿山甲各12克，桃仁9克，制大黄9克。

【主治】子宫肌瘤、败瘀聚结型包块。症见腹部触诊或阴道指诊可能触及坚硬肿块，固定不移，触痛明显，经来量多如崩，秒带阵下脓臭，或有寒热，日久面色憔悴，肌肤甲错，舌有暗紫，脉沉涩。

【加减】若经水量少，加虎杖、鸡血藤、番红花；若经水量多者，去五灵脂、穿山甲、桃仁，加制大黄炭、炒荠菜花、丹皮、失笑散、参三七、血余炭；经痛剧烈，加龙胆草、臭椿皮、车前草、凤尾草、七叶一枝花等1～2味，当包块消散后，应改拟养血温胞络之剂以善后。

18. 黄海龙

加味生化化瘤汤：活血化瘀，软坚散结

【组成】丹参15克、益母草10克、制香附10克、当归10克、炮姜10克、川芎10克、桃仁10克、甘草10克、三棱10克、莪术10克、制乳香5克、制没药5克。

【主治】子宫肌瘤，卵巢囊肿等。

【加减】如久病多虚，气血不足，加玉屏风和四物汤；若在服中药的同时，配合使用桂枝茯苓胶囊，可以增加疗效，缩短治疗时间。

19. 刘奉五

芩连四物汤：清热燥湿，养血活血，调理冲任

【组成】生地黄、白芍各9～15克，黄芩、马尾连（或黄连）各3克，当归9克，川芎5克。

【用法】水煎服。

【主治】血热湿蕴之子宫肌瘤。症见口干、尿黄、舌苔黄腻、舌红、脉滑数。

【加减】阴虚明显者，加麦门冬、玄参、墨旱莲；寒湿明显者，加柴胡、荆芥；肾虚明显者，加续断、菟丝子、熟地黄、石莲；血热较重，出血多或不规则出血者，去当归、川芎，加地骨皮、青蒿、椿根白皮、乌贼骨、生牡蛎；出血不止者，加侧柏叶、棕榈炭、贯众炭、阿胶；头晕头痛，肝旺明显者，加桑叶、菊花、女贞子、墨旱莲、生龙齿、珍珠母；脾虚明显者，加太子参、怀山药、莲子肉、白术；湿热下注者，加瞿麦、车前子、木通；气滞痛明显者，加香附、五灵脂、川楝子、延胡索。

20. 庞泮池

子宫肌瘤片：化痰破瘀，清热散结

【组成】白花蛇舌草30克、两面针18克、石打穿18克、铁刺苓18克、夏枯草15克、生牡蛎30克、三棱9克、莪术9克、党参9克、白术9克、木馒头30克。

【用法】上药为1剂量，14剂为1料，煎汁浓缩成浸膏，加赋形剂轧片成300片，为3周量，3次/日，每次5片，经行时停服。

【主治】子宫肌瘤。

21. 钱伯煊

加味三甲煎：养阴，清热，软坚

【组成】生牡蛎（先煎）30克，生鳖甲、生地黄、生龟板（二甲先煎）各15克，贯众12克，白芍、牡丹皮、麦门冬各9克，夏枯草6克。

【用法】水煎服。

【主治】阴虚血热型子宫肌瘤。

周期疗法经验方一：健脾补肾

【组成】党参、茯苓、怀山药、熟地黄、阿胶各12克，白术、白芍各9克，生牡蛎15克。

【用法】月经干净后服用，第一阶段治疗。

【主治】子宫肌瘤。症见月经先期，或量多。

【加减】若阴虚有热者，加墨旱莲、女贞子各12克；若偏于阳虚者，加鹿角霜、菟丝子各12克；若有赤白带下者，加贯众、椿根皮各15克；若腰痛剧烈者，加狗脊12克、桑寄生15克；若有腹痛、偏于寒者，加艾叶3克、姜炭6克；而偏于热者，加川楝子、木香各6克。

周期疗法经验方二：补气养血，固涩冲任

【组成】太子参、黄芪、熟地黄、阿胶、玉竹各12克，白芍9克，艾叶炭3克。

【用法】行经期间服用，第二阶段治疗。

【主治】子宫肌瘤在行经期间，如月经量多，下腹不痛或隐隐微痛。

【加减】可用三七末3克冲服，或三七根3克同煎。如有腹痛，可以改用云南白药2.4克分2次冲服；若月经量不多而淋漓不断，偏于热者，再加槐花炭、牡丹皮炭各9克；偏于寒者，则加百草霜9克、伏龙肝15克；若身体较弱，并无偏寒热现象者，改用血余炭、陈棕炭各9克；腹痛血色紫黑者，再加五灵脂12克、蒲黄炭6克。

周期疗法经验方三：育阴潜阳，清热凉血

【组成】大生地、生龙骨、生牡蛎各15克，北沙参、莲肉、地榆、侧柏叶各12克，麦门冬6克。

【用法】行经期间服用，第二阶段治疗。

【主治】子宫肌瘤见出血量多，血色紫红，兼有头晕耳鸣，目眩心悸，烦热自汗。

【加减】可以用三七末3克冲服，或三七根3克同煎。如有腹痛者，可改用云南白药2.4克分2次冲服；若月经量不多而淋漓不断，偏于热者，再加槐花炭、牡丹皮炭各9克；若偏寒者，则加百草霜9克、伏龙肝15克；若身体较弱，并无偏寒偏热现象，改用血余炭、棕榈炭各9克；若腹痛血紫黑者，再加蒲黄炭6克、五灵脂12克。

周期疗法经验方四：养阴软坚

【组成】生牡蛎、生鳖甲、生龟板、土贝母各15克，昆布、海藻、夏枯草、贯众各12克。

【用法】行经期日服用，第二阶段治疗。

【主治】缩小软化子宫肌瘤。

【加减】面浮肢肿者，加党参、茯苓各12克；大便清薄者，去昆布、海藻，加白术9克，淮山药12克；头晕目眩者，加制首乌、枸杞各12克；心慌心悸者，加麦门冬9克，五味子6克；心烦失眠者，加酸枣仁、莲肉各12克；自汗盗汗者，加生龙骨、浮小麦各15克；胸闷痰多者，加旋覆花、桔皮各6克；胃纳不佳者，加白扁豆9克、炒谷芽15克；若口渴思饮者，加北沙参、川石斛各12克；消化不良者，加木香6克，炙鸡内金9克；若下腹隐痛者，加制香附、苏梗各6克；白带量多者，加枳实12克、沙苑子9克；腰痛腿酸者，加桑寄生15克、续断12克；四肢抽搐或麻木者，加木瓜9克；血虚肠燥者，加柏子仁15克、瓜蒌仁12克；若肠热便秘者，加天花粉12克、知母9克；小便频数者，加覆盆子9克、淮山药12克；小便热少者，加车前子12克、泽泻9克。

22. 裘笑梅

理气逐瘀消脂汤：活血祛瘀，理气消脂

【组成】生山楂、牡蛎（先煎）各20克，白花蛇舌草、失笑散（包煎）各12克，炒当归、赤芍、制香附、玄参、浙贝母、炒川续断各9克，川芎、炙甘草各3克，炒枳壳、莪术、桔红、姜半夏各6克。

【用法】水煎服。

【主治】子宫肌瘤，子宫内膜异位合并不孕。

23. 宋光济

宋氏消瘰丸：祛痰化痰，消癥散结

【组成】玄参10克、土贝母10克、牡蛎12克、蓬莪术9克、海藻9克、昆布9克、橘核9克、青皮9克、威灵仙9克。

【用法】水煎服。

【主治】气血瘀阻之子宫肌瘤，卵巢囊肿，乳癖等。

【加减】腹剧痛，加川楝子、元胡；月经过多有块，加茜草炭、蒲黄炭、龙血竭。

逐瘀消癥汤：逐瘀消癥

【组成】玄参9克、浙贝母9克、牡蛎12克、海藻9克、昆布9克、莪术9克、青皮6克、白花蛇舌草12克。

【用法】水煎服。

【主治】气滞血结，痰瘀壅阻的子宫肌瘤，卵巢囊肿，子宫内膜异位症等病。

【加减】小腹胀痛，加川楝子9克、元胡9克、红糖12克，以清肝散结，理气止痛；外阴瘙痒，肝经湿热下注，加外洗方（蛇床子12克、苦参9克、黄柏9克、野菊花12克）；头晕乏力，加黄芪12克、党参9克。

24. 沈仲理

消瘀化癥汤：清热化瘀，破癥散结

【组成】生贯众、半枝莲、木馒头各30克，鬼箭羽、海藻各20克，制香附、天葵子、紫石英各15克，党参12克，甘草9克。

【用法】水煎服。

【主治】热瘀互结型的子宫肌瘤兼有月经过多者。

【加减】如气滞血瘀者，加丹参、三棱各12克，当归、金铃子、延胡索各9克；经血过多者，去天葵子、海藻、三棱，加花蕊石30克，鹿衔草12克，参三七、血竭（均研末吞服）各2克；阴虚火旺者，去党参、紫石英，加生地黄、熟地黄、白薇各9克，炙龟板、北沙参、夏枯草、桑寄生各12克；经血过多者，去海藻、天葵子、木馒头，加水牛角（先煎）30克，牡丹皮、紫草各9克，羊蹄根30克；脾气虚弱者，去天葵子，加黄芪、怀山药各12克，白术、白芍、炙升麻各9克，金毛狗脊12克；出血过多者，去木馒头、海藻，加煅龙骨、煅代赭石、景天三七、地锦草各15克；偏阳虚者，加炮姜炭6克，煅牛角腮12克，赤石脂、禹余粮各15克；经血多瘀块者，加鹿衔草、炒五灵脂各12克；小腹痛者，加川楝子、延胡索各9克；腰酸痛者，加桑寄生、金毛狗脊各12克；乳房胀痛者，加全瓜蒌12克，路路通9克；白带多者，加马鞭草12克、白芷炭9克；便秘者，加火麻子仁12克。

25. 施今墨

十炭温宫汤：升阳补中，固涩止血

【组成】山茱萸炭18克，生地炭、熟地炭各15克，米党参、蕲艾炭、川续断、川杜仲、赤石脂、鹿角胶、陈阿胶各10克，干姜炭、炙甘草各3克，苍术炭、白术炭各6克，黑升麻、黑荆芥穗、五味子、五倍子、紫厚朴各5克。

【主治】月经过多（子宫黏膜下肌瘤）。症见月经淋漓不断，时多时少，日无间断，血色紫黑有血块，已多年，腰腿酸楚，少腹坠痛，头晕气短，倦怠无力，舌淡有齿痕，六脉沉弱。证属脾肾两虚，气虚亏损，统摄无权。

【加减】以仙鹤草、红鸡冠花炭各60克，伏龙肝90克，荷叶30克，煮汤澄清代水煎药，每日1剂。

26. 王渭川

银甲丸：理气消湿，佐以化瘀

【组成】紫花地丁30克，大青叶、椿根皮、琥珀末、桔梗、西茵陈、生蒲黄各12克，金银花、连翘、升麻各15克。

【用法】共研细末，炼蜜成63丸，服1个月。

【主治】气虚夹湿积瘀型子宫肌瘤。

自制经验方：理气除湿，佐以化痰

王氏认为，气虚夹湿积瘀所形成的瘕，表现为小腹痞块，硬痛拒按，气虚乏力等证。湿邪停滞，久之带下，色黄，且有腥臭味，拟理气除湿，佐以化痰，以自制经验方治疗，效果颇佳。

【组成】潞党参30克、鸡血藤12克、生黄芪60克、桑寄生30克、补骨脂12克、䗪虫10克、水蛭6克、炒蒲黄10克、红藤24克、蒲公英28克、槟榔10克、鸡内金10克、琥珀6克、炒五灵脂12克、砂仁10克、生鳖甲24克。

【用法】连服数周，湿除癥消，疾病告愈。

27. 夏桂成

加味消癥汤：化瘀消癥

【组成】党参、花蕊石各15克，黄芪、炒当归、赤白芍、石见穿、五灵脂各10克，制香附9克，蒲黄（包煎）6克，血竭末、琥珀末各4克。

【用法】水煎服，每日1剂。

【主治】血瘀型子宫肌瘤。症见经行量多，周期失调，色紫红，有大小的血块，伴有腹痛或不规则阴道出血，经期延长，小腹作胀，腰部酸软，饮食不香，舌质暗，有瘀点，苔正常，脉沉涩。妇检：子宫增大质硬。

【加减】经行大便溏者，去当归，加炒白术、六神曲各10克；心烦失眠者，加太子参、紫贝齿各10克，炙远志6克；经净后，去蒲黄、花蕊石、琥珀末，加三棱、莪术各10克，土鳖虫9克。

28. 胥受天

化瘤汤：行气活血，化癥消溜

【组成】八月札、黄药子各12克，丹参15克，柴胡5克，赤芍、白芍、香附、当归、青皮、桃仁片、枳壳各10克，甘草3克。

【用法】水煎，早晚分服，经期停用。

【主治】因肝气郁结，气滞血瘀，郁结胞宫而致子宫肌瘤，症见月经不调，经行少腹胀痛，经行色暗量多夹血块或经行不畅，淋漓不净，口干心烦，急躁易怒，经前乳房作胀，舌红苔薄，舌边有瘀点，脉细涩。

29. 肖承棕

肌瘤内消丸：益气活血，化瘀消癥

【组成】党参15克、黄芪15克、丹参15克、丹皮9克、桑寄生15克、生首乌12克、牛膝15克、鬼箭羽15克、急性子12克、夏枯草15克、制鳖甲30克、瓦楞子30克、生牡蛎30克。

【用法】水煎服。非经期使用本方。

【主治】子宫肌瘤伴经血块多色暗，下腹疼痛拒按，舌质暗紫或有瘀点瘀斑，血瘀证者，或在月经近净或刚净时阴道排液，血水交融，平日带下量多，自觉疲倦，腰腿酸沉，不同程度的浮肿，舌见腻苔等痰湿证候。

缩宫汤：益气缩宫，祛瘀止血

【组成】党参15克、太子参30克、南沙参15克、枳壳15克、益母草15克、生贯众15克、花蕊石15克、茜草根15克、炒蒲黄（包煎）15克、三七粉（分冲）2克、煅龙牡各30克。

【用法】水煎服。经期使用本方。

【主治】子宫肌瘤之属气血瘀证者。月经周期缩短，月经量增多，经期延长，血块较多，头晕无力，小腹下坠，气短懒言，舌质淡暗，舌体胖大，舌边有齿痕，脉多沉细，或细弦，细滑。

30. 徐志华

化癥汤：理气消瘀，化癥散结

【组成】桂枝5克，云茯、赤芍、桃仁、丹皮、三棱、莪术、橘核、槟榔、鸡内金各10克，焦山楂15克。

【用法】水煎服。

【主治】癥瘕。

31. 尤家俊

温宫消瘤汤：补肾助阳，活血化瘀，除痰散结

【组成】夏枯草、石见穿各20克，生牡蛎40克，三棱、淫羊藿、莪术、大贝母各15克，鹿角片、八月札、白芥子、川牛膝、土鳖虫各10克。

【用法】非月经期，每日1剂，月经期停用。

【主治】子宫肌瘤。

【加减】腰膝酸软者，加杜仲、菟丝子各10克；月经量多者，加阿胶、陈棕炭各10克；肝郁不舒者，加香附、郁金、合欢皮各10克。

32. 于鹄忱

宫宝汤：软坚散结，活血化瘀，扶正祛邪

【组成】黄芪20克，海藻、白芍、茯苓、续断各15克，乌梅、甘草、桂枝各10克，三棱、莪术、炮姜各6克。

【用法】水煎服或蜜炼为丸，每日服2次，每次9克。

【主治】子宫肌瘤，卵巢囊肿。对经色暗红，夹有血块，经行腹痛，不论经量多少，均可使用。其舌质多暗或有瘀点，脉涩或弦滑。

【加减】出血过多者，加三七粉冲服5克；气虚明显者，加人参；血虚明显者，加阿胶；阴虚者，加墨旱莲；血热者，去桂枝，加马齿苋；湿热重者，加石见穿。

【按】本方是为癥瘕而设，只要是现代医学检查证实为子宫肌瘤或卵巢囊肿者，无论出血多少，均可应用，对于子宫肌瘤，卵巢囊肿确有良效，但消之亦需时日，难求速效，故应坚持服药30剂，囊肿消除较肌瘤为易。

33. 周鸣岐

胞络化瘀汤：行血化瘀，散结通络

【组成】王不留行15克、山甲片10克、路路通10克、皂角刺10克、僵蚕10克、当归15克、川芎5克、鸡血藤20克、丹参15克、莪术10克、橘核10克、生黄芪25克、仙茅10克。

【用法】水煎服。

【主治】癥瘕（输卵管肿块、卵巢囊肿、子宫肌瘤）。

【加减】若见癥瘕（卵巢囊肿、子宫肌瘤）血瘀重证者，可酌加化瘀软坚之水蛭、蟅虫、海藻；若气虚较甚，见倦乏腹满，纳呆便溏等症，加党参、炒白术、山药；若阴虚较甚，见口燥咽干，五心烦热，心悸失眠者，去仙茅，加白芍、知母、麦冬等药。散瘀结、通胞络之药多功散行窜，且多宜久服以求功，故应时刻以顾护正气为要，灵活加用益气护正之品，使之祛邪不伤正，即"若欲通之，必先充之"之法。

34. 郑绍先

消癥方：健脾补肾，软坚散结

【组成】生牡蛎20克，茯苓皮、生地黄、熟地黄、炙鳖甲各12克，炒白芍、炒白术、王不留行各10克，当归炭、巴戟天、葫芦把、炙甲片各6克，炮姜炭2克。

【用法】每日1剂，水煎2次，早晚分服。

【主治】子宫肌瘤。

第五章
子宫内膜异位症

当具有生长功效的子宫内膜组织在子宫腔被覆黏膜以外的身体其他部位出现生长、浸润、反复出血，或者引发疼痛、不育及结节包块等，称子宫内膜异位。近年来发病率在不断提高，已成为妇科的多发病和常见病，因而日益受到重视。

根据子宫内膜异位症主要临床表现，中医将其归属于痛经、癥瘕、月经不调、不孕等范畴，其主要病机为气滞血瘀，离经之血瘀滞胞宫、胞脉、瘀久成癥，久痛及肾，正虚邪实。其病位在冲任、胞宫，与肾、肝、脾有关，其病性有虚实之别，以瘀证、寒证较多见，热证较少，未见单纯虚证，病程较长者，可见虚实夹杂证。临床辨证有气滞血瘀、寒凝血瘀、痰瘀互结、肾虚血瘀、气虚血瘀、热郁瘀阻、阳虚血瘀等。

治疗前应做妇科检查，盆腔B超、CA125抗子宫内膜抗体、腹腔镜等检查，明确诊断，指导临床。

一、西医治疗

育龄期妇女有进行性痛经、不孕、月经失调，检查时扪及盆腔内有痛性结节或宫旁有不活动囊性包块为本病的特征性表现。

（一）治疗程序

系统观察，适用于病变极早期，临床症状不典型，盆腔检查未触及明显病灶者。

1. 内分泌治疗：适用于病变范围不大，而系统观察无效者。雌激素是最早应用于子宫内膜异位症的激素，但大量雌激素可造成严重的不良反应，而效果并非十分可靠，目前已很少应用。另外，雄激素疗法、孕激素疗法目前临床仍在使用。近年来，中西医结合治疗子宫内膜异位症越来越受到人们的重视，将两者有机结合应临床，发挥各自优势，取长补短，从而提高临床疗效。

2. 手术治疗：适药物治疗无效者。

（二）治疗方案

1. 雄激素疗法，适用于接近绝经的患者。甲睾酮5毫克，2次/日，持续3～6个月；或丙酸睾酮25毫克，肌内注射，每周2次，持续3～6个月。

2. 孕激素疗法：孕激素为当前最主要的治疗子宫内膜异位症的激素，一般配合应用少量雌激素，又称"假孕疗法"，下列制剂可选用一种。

（1）己酸孕酮250毫克肌内注射，每周1次，持续3～6个月；或安宫黄体酮100毫克，肌内注射，每周1次，持续3～6个月；戊酸雌二醇5毫克，肌内注射，每周1次持续3～6个月。

（2）甲地孕酮（妇宁片）4～8毫克/日，持续3～6个月或氯地孕酮2-4毫克/日，持续3～6个月；或炔诺酮（妇康宁2.5～5毫克/日，持续3～6个月；或醋酸炔诺酮4～8毫克/日，持续3～6个月；炔雌醇5毫克/日，持续3～6个月。

3. 达那唑疗法，又称"假绝经疗法"。达那唑200～400毫克，2次/日，持续6个月。

4. 内美通（孕三烯酮）2.5毫克，每周2次，持续6个月。

5. 促性腺激素释放激素激动剂的应用。戈舍瑞林（诺雷德）3.6毫克，皮下注射，每4周1次，共6次；或亮丙瑞林（抑那通）3.75毫克，皮下注射，每4周1次，共6次；或曲普瑞林（达必佳）3.75毫克，皮下注射，每4周1次，共6次。

6. 孕激素受体阻滞剂。米非司酮25～100毫克/日，持续3～6个月。

二、中医治疗

本病的病机是瘀血内停，故治疗原则以活血化瘀为主，因本病发生与月经周期有关，治疗时尚需结合月经周期的不同体质分别论治，一般经前期以调气祛瘀为主，经期以活血祛瘀、理气止痛为主，经后以益气补肾、活血化瘀为主。

1. 气滞血瘀

经前，经行下腹坠胀痛，拒按，甚或前后阴坠胀欲便，经血或多或少，紫黯有块，块去痛减，腹中积块，固定不移，伴胸闷乳胀，舌紫黯有瘀点，脉弦或涩。

膈下逐瘀汤：理气活血，化瘀止痛

【组成】当归20克、川芎10克、赤芍15克、桃仁15克、红花15克、枳壳15克、玄胡15克、五灵脂15克、丹皮10克、乌药15克、香附15克、甘草10克。

【加减】经量多夹块，加炒蒲黄、益母草，以化瘀止血；疼痛剧烈，加全虫、蜈蚣、三棱、莪术；夹热者，酌加栀子、连翘、黄柏；胀甚于痛者，加川楝子；血瘀为主，痛甚于胀者，加蒲黄，重用五灵脂；有癥瘕者，加血竭、穿山甲、皂角刺、三棱、莪术；月经量多者，加蒲黄、茜草、三七粉（冲服）；月经量多夹块者，加蒲黄、槐花、茜草。

2. 寒凝血瘀

经前或经行小腹绞痛，冷痛，坠胀，拒按，喜温畏寒，经量少，色紫黯，或经血淋漓不尽，或见月经后期，不孕，形寒肢冷，或大便不实，面色苍白，舌紫黯苔薄白，脉沉紧。

少腹逐瘀汤加减：温经散寒，活血祛瘀

【组成】小茴香15克、干姜15克、肉桂15克、当归20克、川芎10

克、赤芍15克、没药15克、蒲黄15克、五灵脂15克、玄胡15克、三棱12克、莪术12克。

【加减】若恶心呕吐,加吴茱萸、半夏,以温中止呕;腹泻,加肉豆蔻、藿香、白术;腹痛甚,肢冷汗出,加川椒、制川乌、制草乌,以温经活血;阳虚内寒,加入人参、附子、仙灵脾;兼有胸闷腹胀,舌苔白腻,加苍术、陈皮、泽兰、茯苓。

3. 湿热瘀结

下腹结块,平时小腹隐痛,经期,加重,灼痛难忍,拒按,得热痛增,月经量多,色红或深红,质粘,带下量多,色黄质粘味臭,口苦咽干,烦躁不宁,舌质紫黯,舌边尖有瘀斑、瘀点,苔黄腻,脉濡数或滑数。

清热调血汤加减:清热利湿,活血化瘀

【组成】丹皮12克、川连6克、当归12克、川芎6克、生地15克、赤芍15克、红花6克、桃仁12克、莪术9克、香附12克、玄胡15克、黄柏10克、红藤15克、败酱草15克、薏苡仁15克、三棱9克。

【加减】若月经量多者,经期去三棱、莪术破血之品,加茜草炭、生地榆,以凉血止血;疼痛,加炒蒲黄、五灵脂、玄胡;经来质稠量多夹块,加贯众、生蒲黄。

4. 痰瘀互结

下腹结块、婚久不孕,经前经期小腹掣痛,疼痛剧烈,拒按,平时形体肥胖,头晕沉重,胸闷纳呆,呕恶痰多,带下量多,色白质黏,无味,舌黯,或边尖有瘀斑、瘀点,苔白滑或白腻,脉细。

丹溪痰湿方合桃红四物汤:化痰散结,活血逐瘀

【组成】苍术10克、白术12克、半夏12克、茯苓15克、滑石10克、香附12克、桃仁15克、红花10克、熟地12克、白芍15克、当归20克、川芎12克、海藻10克、昆布10克、贝母10克、三棱18克、莪术18克、水蛭9克、荔枝核12克、夏枯草20克。

【加减】若婚久不孕,输卵管不通者,加路路通、穿山甲,以通络助孕。

5. 气虚血瘀

经前或经后腹痛,喜按喜温,经量或多,或少,色淡,质稀或夹血块，或婚久不孕，面色少华，神疲乏力，大便不实，舌淡黯，边有齿痕，苔薄白或白腻，脉细无力。

理冲汤：益气化瘀

【组成】黄芪9克、党参6克、白术6克、山药15克、花粉12克、知母12克、三棱9克、莪术9克、生鸡内金9克、甘草6克。

【加减】腹痛甚，加艾叶、小茴香、附片、干姜，以温经止痛；血虚，加鸡血藤，以养血活血。

6. 肾虚血瘀

经行或经后腹痛，痛引腰骶，月经先后不定期，经行量少，色淡黯质稀，或有血块，不孕或易流产，伴头晕耳鸣，腰膝酸软，舌黯滞，或有瘀点，苔薄白，脉沉细而涩。

归肾丸合桃红四物汤加减：益肾调经，活血祛瘀

【组成】熟地20克、山药20克、山茱萸15克、茯苓20克、当归20克、枸杞20克、杜仲15克、菟丝子25克、桃仁15克、红花15克、川芎10克、赤芍15克、玄胡15克、三七（冲服）3克。

【加减】若偏阳虚，加仙茅、补骨脂、艾叶、肉桂；偏肾阴虚，加地骨皮、鳖甲；腰背酸痛，加淫羊藿、桑寄生、狗脊；大便不实，加补骨脂、赤石脂。

三、中成药

1. 失笑散

【用法】6～9克，2次/日。

【主治】可各型。

2. 血府逐瘀口服液

【用法】10毫升，3次/日。

【主治】偏气滞血瘀者。

3. 少腹逐瘀胶囊

【用法】3粒，3次/日。

【主治】寒凝血瘀者。

4. 延胡止痛颗粒

【用法】5克，3次/日

【主治】偏于气滞者。

5. 七厘散

【用法】1～1.5克，3次/日。

【主治】各症型可用。

6. 大黄蟅虫丸

【用法】1～2丸，1次/日或2次/日。

【主治】血瘀者。

7. 丹参注射液

【用法】20～40毫升，加入5%葡萄糖注射液250～500毫升静脉滴注，每日1次，经前10日，连续3个月。

【主治】血瘀者。

8. 妇科回生丹蜜丸：益气养血，活血祛瘀，攻补兼施

【用法】9克/丸，口服1丸/次，2次/日，

【主治】气虚血瘀型。

9. 痛经灵颗粒：温经化瘀，理气止痛

【用法】口服，1袋/次，2次/日。

【主治】寒凝血瘀引起的痛经。

10. 妇痛宁消丸：解瘀止痛

【用法】口服，10～15粒/次，2次/日

【主治】痛经。

11. 肝郁调经膏：疏肝解郁，清肝泻火，养血调经

【用法】口服，20～40克/次，2次/日。

【主治】肝郁引起的月经失调、痛经、乳房胀痛、不孕等症。

12. 女金糖浆：调经养血，理气止痛

【用法】口服，10毫升/次，2次/日。

【主治】营血不足，气滞血瘀所致的痛经。

13. **舒肝保坤丸：疏肝调经、益气养血**

【用法】口服，1丸/次，2次/日。

【主治】血虚肝郁、寒湿凝滞引起的痛经。

14. **桂枝茯苓胶囊（丸）：活血化瘀，缓消癥块**

【用法】口服，胶囊3粒/次，3次/日；丸剂：1丸/次，1～2次/日。

【主治】妇人血瘀所致的下腹宿有癥块，月经量多或漏下不止，血色紫暗，多血块，小腹隐痛或腹痛拒按；舌暗有瘀斑，脉涩或细。

15. **化癥回生口服液：消癥化瘀**

【用法】口服，30毫升/次，2次/日。

【主治】妇人血瘀所致的下腹宿有癥块，小腹疼痛拒按。

三、名医验方

1. 蔡小荪

蔡氏用自拟系列方药治疗子宫内膜异位症。

（1）子宫内膜异位症痛经

自拟"内异"1号方：化瘀止痛

【组成】当归9克、丹参9克、牛膝12克、赤芍12克、香附9克、川芎6克、桂枝4克、没药6克、失笑散12克、血竭3克。

【用法】服药当于经前或痛前3～7日。

【按】蔡氏认为子宫内膜异位症的痛经和其他瘀血性痛经不同。瘀血性痛经多咎于各种原因而引起经血排出困难，但当瘀血畅行或块膜排出，腹痛即见减轻或消失。本症之痛经则因有功能性的子宫内膜异位于宫腔以外所致，即中医所谓"离经之血"，因而造成新血无以归经而瘀血不得排出之势。故本症痛经的特点是：经下愈多愈痛。治疗当于"通则不痛"之原则，法以化瘀治本为主，选方用药不能专事祛瘀通下，应采取促使其瘀血溶化内消之法。

（2）子宫内膜异位症血崩

自拟"内异"2号方：以通求固

【组成】当归9克、牛膝12克、赤芍12克、香附9克、大黄炭12克、生蒲黄9～60克、丹参12克、花蕊石15克、血竭3克、震灵丹（包煎）15克。

【用法】于经前3～5日开始服。其中蒲黄一味，常需据崩漏症情，超量用之，多则可达30～60克。

【按】临床治崩，多遵循古贤提出的塞流、澄源、复旧三大方法，若遇暴崩久漏之际，则宜急取治标止血原则。本症之崩漏乃因瘀血停滞，阻于经脉，新血不得循经所致，故治疗当谨守病机，仿"通因通用"之法，以化瘀澄清之法为主，选方用药不能纯用炭剂止血。蔡氏认为，蒲黄专入血分，以清香之气，兼行气血，故能导瘀结而专治气血凝滞之痛，且善化瘀止血，对本症经量多而兼痛经者尤为适宜，方中常佐山羊血、三七、茜草等，以加强化瘀止血之功，经净之后，重在益气生血之品调理，以固其本。

（3）子宫内膜异位症发热

自拟"内异"3号方：活血化瘀

【组成】云茯苓12克、桂枝4.5克、桃仁10克、赤芍10克、丹皮10克、皂角刺20克、鬼箭羽20克、石见穿15克。

【按】蔡氏在临床实践中观察到本症患者中经前发热占有相当比例，本症发热和经期发热有别，经期发热是由外感发热或内伤引起气血营卫失调所致。而本症发热则系瘀血留滞胞中，积瘀化热之故。

（4）子宫内膜异位症不孕

子宫内膜异位症患者不孕率为22%～66%，对此类患者治疗分为三期。

月经净后至排卵期治以育肾通络法，拟用"孕"1方合"内异"2、3号方。"孕"1方组成为：云茯苓12克、石楠叶10克、熟地15克、桂枝2.4克、仙茅10克、淫羊藿12克、路路通10克、公丁香2.4克、川牛膝10克。

排卵后至经前3～7日为第二期，治以育肾温煦法，拟用"孕"2方合"内异"3号方。"孕"2方组成为：生地黄、熟地黄各15克，云茯苓12克、石楠叶10克、鹿角霜10克、淫羊藿12克、巴戟天10克、肉苁蓉10克、墨旱莲12克、女贞子10克、怀牛膝12克。

经前数日至经净或痛止为第三期，治以化瘀调经止痛法，拟用"内异"1号方或"内异"2号方。对基础体温转为典型双相，并示相对高温者，则化瘀之品须在经来后使用，慎防堕胎。

（5）子宫内膜异位症

消癥治本，癥瘕是本病患者的共有症状，兼存于各类型之中，此为疾病根本。蔡氏按"血实宜决之"法则，于经净后以"内异"3号方消癥散结，疗程一般较长，往往3个月以上方能见其病灶有缩小现象，故需长期坚持服药。

内异Ⅰ号方

【组成】当归、川牛膝、制香附、玄胡、赤芍、莪术各9克，丹参12克、川芎4.5克、失笑散（包煎）15克、制没药6克。

【主治】子宫内膜异位症，经来不畅，而腹痛剧烈。

内异Ⅱ号方

【组成】当归、赤白芍、怀牛膝、制香附各9克，生蒲黄30克、花蕊石15克、震灵丹（包煎）12克、丹参6克、血竭3克。

化瘀定痛汤：活血化瘀，消癥止痛

【组成】失笑散15克，当归、丹参、川牛膝、赤芍、苏木、延胡索各10克，制没药6克、川芎5克、血竭3克。

【用法】每日1剂，水煎2次，早晚分服。对于子宫内膜异位症经来腹痛剧烈者，须在临经前3日即服，过晚则瘀积即成难收预期功效。

【主治】子宫内膜异位症。临床上一般表现以经期进行性腹痛加剧，月经量多等为主。

【按】蔡医师认为，子宫膜异位症腹痛是血瘀造成的，自拟化瘀定痛汤治疗此症，每应手而效。

2. 戴德英

痛经方：清热解毒，缓急止痛

【组成】红藤、败酱草、煅牡蛎（先煎）各15克，柴胡、赤芍、牡丹皮、丹参、延胡索、川楝子、制香附、木香、夏枯草、失笑散（包煎）各9克，炙甘草3克。

【用法】水煎，口服或灌肠。

【主治】瘀热夹杂型之痛经，子宫内膜异位症，慢性盆腔炎伴包块者。

3. 何子淮

内异崩漏解郁生新方：解郁清泻腑热，荡涤实邪，使胞宫平复

【组成】生黄芪20克、制大黄10克、龙胆9克、丹皮15克、半枝莲10克、黄连炭5克、黄柏炭5克、芥菜花12克、马齿苋12克、蒲公英15克、鱼腥草20克、生甘草6克、瓜蒌仁12克、地锦草15克、莲房炭10克。

【主治】子宫内膜异位症的出血阶段。

【加减】有血块者，加血余炭；痛者，加红藤。

血竭化瘀汤：化瘀调冲

经来腹痛，量时多时少，淋漓不断，色紫暗夹块，块下痛减；舌边紫暗，脉沉弦或弦涩。

【组成】失笑散、没药、当归、川芎、广木香、香附、赤白芍、血竭、五灵脂、艾叶等。

血竭化癥汤：化瘀调冲

【组成】失笑散、制没药、当归、川芎、广木香、制香附、赤芍、白芍、五灵脂、艾叶、血竭各适量。

【用法】水煎服。

【主治】痛经之有瘀阻者，如膜样月经痛，子宫内膜异位症痛经。

【按】临床应用血竭配合活血化瘀药治疗血热瘀阻型妇科疾病，对炎症的治疗疗效较好。可急慢性盆腔炎，附件炎，流产或人工流产后感染，子宫内膜炎所引起的腹痛及月经过多等。

4. 何少山

血竭化癥汤：子宫内膜异位病症

【组成】血竭、玄胡、生甘草各5克，当归、炒赤白芍、酒玄胡、炒川楝子、焦山楂各10克，制大黄9克、莪术12克、桃仁6克。

5. 韩 本

妇痛宁

【主治】子宫内膜异位，经来过多兼有腹痛者

【组成】血竭、三棱、莪术、穿山甲、鳖甲、皂角刺、海藻、昆布、生薏苡仁、贝母。

【加减】结合主症及月经周期进行加减；主症痛经：于经前酌加乌药、牛膝、路路通；主症月经过多：于经前或经期，加蒲黄、花蕊石、三七粉；主症月经不调及不孕，配合中药人工周期疗法。

6. 金季玲

加味桂枝茯苓汤：活血，化瘀，消癥

【组成】夏枯草15克，丹参、延胡索各12克，桂枝、茯苓、桃仁、牡丹皮、赤芍、三棱、莪术、川楝子各10克、山慈菇6克。

【用法】水煎服。

【主治】子宫膜异位症、痛经、异位结节、包块之属于瘀血凝滞型。

【加减】如在月经期，经量多者，宜去三棱、莪术、山慈菇、桃仁，加五灵脂、蒲黄炭、茜草各10克，乌贼骨20克，三七粉（吞服）6克。

7. 李祥云

补肾祛瘀汤：补肾祛瘀，活血止痛

【组成】熟地黄、怀山药各15克，淫羊藿、仙茅各12克，三棱、莪术、丹参、香附、鸡血藤各9克。

【主治】肾虚血瘀型子宫膜异位症。症见腰膝酸软，形寒肢冷，头晕耳鸣，口干颧红。

【加减】阳虚者，加熟附子、肉桂；阴虚者，加女贞子、地骨皮；气虚者，加黄芪、党参；血虚者，加当归、何首乌；经量多者，加仙鹤草、阿胶；腰酸痛者，加杜仲、桑寄生；痛剧者，加五灵脂、蒲黄、乳香、没药；赤白带者，加墨旱莲、茜草；包块者，加皂角刺、苏木。

8. 林君玉

失笑归竭汤：活血化瘀，消癥止痛

【组成】五灵脂12克、当归10克、炒蒲黄8克、血竭3克、田七粉1.5克（冲服）。

【用法】水煎服，于经前3日始服。

【主治】子宫内膜异位症。

【加减】经血过多者，加阿胶（烊化）10克；经血过少者，加益母草15克、青皮5克；盆腔炎有热象者，加金银花12克、牡丹皮10克；病程过久而有虚寒见症者，加党参15克，白术、巴戟天各10克。

9. 刘德傅

内异消散方：活血化瘀，软坚温肾

【组成】淫羊藿30克，土鳖虫、锁阳、茯苓、炙鳖甲各15克，赤芍、牡丹皮、昆布、三棱、莪术、王不留行、逍遥丸（包煎）各12克，桂枝、桃仁各9克。

【加减】随着经期变化，另设经前方和经期方。

经前方

【组成】刘寄奴15克，生蒲黄、五灵脂、丹参、川牛膝各12克，制乳香、制没药、三棱、莪术各9克，参三七片（吞服）2片。

【用法】水煎服，于月经前服5～7剂。

经期方

【组成】花蕊石30克，炙黄连15克，蒲黄炭（包煎）、五灵脂、炒黄柏各12克，香附炭、炒乌药各9克，炒川芎、大黄炭各6克，肉桂3克。

【用法】水煎服3～7剂。

【加减】气虚者，以上三方均可加黄芪、党参各15～30克；阴虚者，经期中方去肉桂，加侧柏叶、地榆各12克；主方中去桂枝、淫羊藿、锁阳，加玄参12克，麦门冬、桑枝各9克；便秘者，加生大黄（后下）3克，瓜蒌仁（打碎）15克；包块明显者，加花蕊石30克，或皂角刺15克。

【用法】刘氏治疗子宫膜异位症，分设经前、经期和经后三方。唯经后方（即内异消散方）软坚散瘀作用尤专，主治子宫内膜异位病灶，故单独首先列为主方。其用法为水煎服，经净后服5～7剂。

【主治】子宫内膜异位症引起的痛经，肛门坠痛，性交痛，不孕等症。

10. 罗元恺

罗氏认为痛经多因于瘀血壅阻胞脉，经血不能畅下所致，血瘀必兼气滞，故化瘀方中应兼行气，瘀化气行，其痛自止。辨证论治时要区别寒热虚实，寒者，须温经散寒而化瘀，热者，须清热凉血而化瘀。虚者，宜补气血以缓图，壮盛者，可急攻以祛瘀，并认为瘀容易结成肿块之癥瘕，这里需要在化瘀之中，兼用软坚散结之品，才能根治。临床常分三型论治。

（1）寒凝血瘀证：温经散寒，活血化瘀。

【组成】少腹逐瘀汤，加桃仁、三棱、莪术。

（2）瘀热壅阻证：清热凉血化瘀

【组成】血府逐瘀汤减当归及桔梗，加丹皮、蟅虫、三棱、莪术。

（3）气滞血瘀证：行气活血。

【组成】隔下逐瘀汤，已有包块者，加三棱、莪术、穿山甲。对于经后期的腹痛或月经过多的腹痛宜大补冲任，则不能概行活血祛瘀之治法。

（4）失笑散加味汤：活血化瘀，行气止痛

【组成】岗稔根30克、益母草25克、大蓟15克，五灵脂、茜草根、九香虫各10克，台乌药12克，广木香（后下）、蒲黄各6克。

【用法】水煎服。，每日1剂。

【主治】气滞血瘀，阻滞胞中，恶血久积，冲任失调之痛经属内膜异位症者。

11. 孙氏痛经方

【组成】桃仁12克、红花12克、丹参12克、葛根12克、玄胡12克、制香附12克、木香9克、山楂12克、五灵脂12克、穿山甲粉（包吞）6克、土鳖虫12克、水蛭9克、肉桂粉（吞服）6克。

【主治】血瘀癥瘕性疼痛

12. 宋光济

川乌温经汤：温经散寒，化瘀止痛

【组成】制川乌、炒党参、独活、威灵仙、炒当归、焦白芍、川芎、肉桂、吴茱萸、姜半夏各适量。

【用法】水煎服。

【主治】寒凝血瘀型痛经，痛势较剧者。如膜样痛经，内膜异位症，痛经亦多属此型。

【加减】血块多者，加失笑散（包煎）、炒丹参、泽兰、制没药、益母草；夹湿者，加苍术、茯苓；肾阳虚或妇检子宫发育不良者，加鹿角霜、紫石英、淫羊藿、巴戟天；瘀血甚者，加重当归、川芎之用量，或，加益母草、延胡索、生蒲黄、桃仁、红花；腹胀者，加小茴香、艾叶、香附。

13. 沙明荣

脱膜汤：活血化瘀，健脾益肾

【组成】当归、赤芍、白芍、香附、鳖甲各15克，郁金、山茱萸各12克，柴胡、牡丹皮、白芥子、胆南星、陈皮、九香虫、三棱、莪术、白术、甘草各10克。

【用法】每日1剂，水煎2次，早晚分服。

【主治】子宫内膜异位症。

【加减】若肝热炽盛者，加黄芩、山栀仁、夏枯草；气滞明显者，重用香附、郁金，酌加木香；气血虚弱者，加党参、黄芪、阿胶；气阴两亏者，可合生脉散；肝肾虚损，冲任失调者，加巴戟天、菟丝子，寒凝胞宫者，去牡丹皮，加艾叶、炮姜、肉桂等。

14. 司徒仪教授经验方

司徒氏认为本病经前用蒲田胶囊，用蒲黄、田七、鱼骨；经净至排卵期用活血理气，化瘀散结，以棱莪胶囊或三棱、莪术、穿破石、猫爪草等，合并排卵功效障碍者，在补肾基础上行血破血之法，方用补骨脂、菟丝子、川续断、合当归、川芎、红花、泽兰、皂角刺、王不留行。

15. 王法昌

温经汤：温经散寒，活血祛瘀

【组成】炒小茴香、台乌药、蒲黄、五灵脂、川芎、白芍、香附、清半夏各10克，肉桂3克。

【用法】水煎服。

【主治】子宫内膜异位症经期感受寒湿之邪，或嗜食生冷。致使经行少腹冷痛，得温则舒，伴有恶心呕吐，舌苔薄白，脉弦紧。

经前内异方：活血祛瘀，通络止痛

【组成】丹参30克，香附、牛膝、蒲黄、五灵脂、赤芍各10克，三棱、莪术各8克。

【主治】子宫膜异位症。血瘀于下焦致腹痛。

【加减】小腹剧痛者，加血竭、土鳖虫；经行少腹，胀重于痛者，加台乌药；月经量多夹血块者，加茜草。经前服用。

经后内异方：补肾祛瘀

【组成】桑寄生、茯苓各15克，淫羊藿、巴戟天、桂枝、桃仁、当归、赤芍各10克，丹参30克。

【主治】子宫膜异位症。肾气虚损，冲任胞脉空虚，气血瘀滞腹痛，月经后服用。

16. 王大增

复方大黄汤：化瘀通腑，软坚消癥

【组成】醋制大黄（后下）6克、鳖甲15克、桃仁9克、琥珀粉（吞服）1克。

【加减】偏寒者，加肉桂、吴茱萸、小茴香各3克；偏热者，加红藤、败酱草各15克，牡丹皮9克；偏痛者，加制乳香、制没药各3～5克，炒五灵脂9克，参三七片5片，2次/日吞服；气虚者，加黄芪15克，党参、白术各9克；气滞者，加延胡索、川楝子、枳壳各9克；肛门坠胀，里急后重者，加黄芪15克，升麻、木香各9克；有包块肿瘤者，加三棱、莪术、海藻、木馒头各9克，生牡蛎（先煎）30克，夏枯草15克。

【用法】水煎服。

【主治】子宫内膜异位症。

17. 夏桂成

补阳消癥汤

【组成】山药、川续断、菟丝子、白芥子、鹿角片、当归、赤白芍、丹皮、茯苓各10克，石见穿15克，五灵脂9克，生山楂10克。

【按】补阳药为主，目的在于通过提高阳气以维持基础体温高温相水平，消散内异。

内异止痛汤

【组成】钩藤15克，紫贝齿10克，当归、赤芍、五灵脂、玄胡、莪术各10克，肉桂3克，全虫粉、蜈蚣粉各1.5克，广木香5克，川续断10克。

【主治】血瘀痛经剧烈证。

【加减】若疼痛虽然剧烈但尚能忍受者，去全虫粉，蜈蚣粉，加琥珀粉1.5克，徐长卿9克，若出血量多者，加炒蒲黄9克，血竭粉1.5克，荆芥炭6克。

蜕膜散

【组成】肉桂5克，五灵脂、三棱、莪术、白芥子、川续断、杜仲各10克，玄胡15克，丹皮10克，益母草30克。

【用法】经前3日服至经期结束。

【加减】小腹胀痛明显者，加醋香附、沉香粉；小腹坠胀明显者，加黄芪、升麻；小腹刺痛，经前黄带多者，加败酱草、生薏苡仁、红藤；出血量多者，加血竭、蒲黄；痛甚者，加全虫粉、蜈蚣粉。

18. 徐志华

痛经汤：养血和血，活血消瘀，行气止痛

【组成】当归、白芍、牡丹皮、红花、香附、郁金、川楝子、莪术、台乌药、延胡索各10克，川芎5克。

【用法】水煎服。

【加减】剧痛者，加生蒲黄10克，乳香、没药各5克；经量多者，加棕榈炭、蚤休各10克；有热者，加黄芩、栀子各10克；有寒者，加白芥子10克、炮姜3克；盆腔有包块者，加三棱、橘核各10克。

19. 许润三

克痛汤：活血化瘀，扶正消结

【组成】川芎、赤芍各19克，党参15克，三七粉（吞服）9克。

【用法】水煎服。每日1剂，1个月后改隔日1剂，3个月为1个疗程。

【主治】子宫内膜异位症。

【加减】经前，加三棱、莪术各10克；经期，加琥珀（吞服）1克；经后，加黄精10克。

20. 异位粉：血瘀癥瘕性痛剧症

【组成】地龙、蜈蚣、水蛭、虻虫、蟅虫各等分。

【用法】上药研细末，吞服3克，2次/日，或包煎每次6克。

21. 尤福珍

克异除痛汤：活血祛瘀，生津养阴，理气止痛

【组成】天花粉、炮山甲、桃仁泥、台乌药各15克，柴胡10克，当归、酒大黄（后下）各9克，川红花5克，甘草3克，琥珀末（冲服）2克，黄精自加适量。

【主治】子宫内膜异位症，或子宫肌瘤病。

【加减】痛经剧烈，血中夹块者，加延胡索15克，九香虫12克，以理气化瘀止痛；癥块较大者，酌加丹参15克，三棱、山楂各12克，以破瘀消癥；高热，经色红质稠者，酌加忍冬藤，或大黄加量，或加黄芩12克，以凉血活血；低热者，加牡丹皮、毛冬青各15克，以清热凉血；月经过多，经期延长者，加黄芪15克，以补气摄血，配合当归，养血不留瘀；心烦口渴，舌上少苔者，酌加太子参、怀山药、麦门冬各15克，以养阴生津；里急不甚，大便无异常者，可以不用大黄。

22. 朱南孙

血竭汤：活血化瘀，软坚散结，行气止痛

【组成】血竭粉（吞服）2克，蒲黄（包煎）15克，三棱、莪术、延胡索、川楝子、青皮、柴胡、生山楂各9克。

【用法】水煎服。

【主治】肝郁气滞，血瘀癥瘕型子宫膜异位症。

【加减】经前乳胸胀痛，行经量少，腹痛剧烈者，蒲黄宜生用；若经量多者，原方服至行经期即停止；经量少者，加丹参、赤芍；腹痛甚者，加乳香、没药；经量多且有瘀块者，去三棱、莪术、川楝子、延胡索，蒲黄宜用炒用，并加五灵脂、仙鹤草、益母草、大黄炭、三七；经量多且伴有肛门坠胀，大便次数多者，蒲黄宜炒炭用，并加煨姜炭、山楂炭、大黄炭、牛角䚡；下元虚寒，少腹冷痛者，加葫芦巴、炒小茴香；脾虚纳呆者，加党参、土炒白术；伴有盆腔炎者，加刘寄奴、石见穿、红藤、牡丹皮、蒲公英。

疏肝理气，活血化瘀

【组成】蒲黄、刘寄奴、山楂肉各12克，五灵脂、赤芍各9克，青皮6克，血竭粉、三七粉各1.5克，大黄炭、炮姜炭各4.5克。经量过少，加当归、乳香、没药；经量多，加仙鹤草、益母草；有热象，加蒲公英、红藤；便溏者，加牛角腮。

【用法】水煎服。

23. 朱葆初

加味绀珠正气天香汤：调经，理气，止痛

【组成】当归尾、延胡索各18克，小茴香12克，生香附、泽兰叶、苏叶各10克，五灵脂9克，台乌药、青皮、陈皮、制乳香、川楝子、淡吴茱萸各6克。

【主治】子宫内膜异位症致痛经。

【加减】瘀甚者，加三棱、莪术各9克，丹参15克；寒甚者，加艾叶6克，干姜3克；营虚甚者，加熟地黄、桑椹各15克。

24. 赵树仪

子宫内膜异位症方：补肾填精，活血化瘀

【组成】丹参、桑寄生各15克，菟丝子12克，赤芍、白芍、淫羊藿、续断、补骨脂、水蛭、延胡索各10克。

【用法】水煎服。

【主治】肾虚血瘀型之子宫内膜异位症，盆腔瘀血症。

【加减】气虚者，加人参、黄芪；经量多者，去丹参、赤芍、水蛭，加炒蒲黄、大蓟、小蓟、茜草、仙鹤草、阿胶珠、生龙骨、生牡蛎；有热象者，加败酱草、蒲公英、黄芩；输卵管阻塞者，加三棱、莪术、冬葵子、土鳖虫、穿山甲、路路通、王不留行等。

25. 张志民

吴茱黄汤合抵当汤化裁：温阳散寒，活血化瘀

【组成】当归20克，水蛭、丹参、川芎各15克，川椒、小茴香、延胡索、桃仁泥、虻虫、续断、制附子、党参、干姜各10克，吴茱黄8克，制川乌、肉桂（后下）、生大黄各6克。

【用法】水煎服，每日1剂，一般每月经前服14~20剂，3个月为1个疗程。

【主治】子宫内膜异位症（阳虚寒凝型）。

第六章
产后病

第一节　产后缺乳

　　产妇于哺乳期内，乳汁甚少或全无，称为产后缺乳，亦称乳汁不行或乳汁不足。乳汁的分泌与乳腺的发育、精神因素、哺乳方式、全身营养状况均密切相关。产后营养不良，精神紧张或抑郁，均可影响丘脑下部，使垂体催乳素分泌减少，从而影响乳汁的分泌。哺乳次数过少或乳汁不能排空，经常造成乳汁淤积，也可影响乳汁的分泌。缺乳常发生在产后2～3日，或半个月内，也可发生在整个哺乳期。临床以新产后的缺乳最为常见。根据乳汁分泌的量以及是否足够喂养婴儿来判断是否缺乳。

　　本病的主要病因病机可归纳为虚、滞两方面。属虚者，因乳汁由气血所化生，气血虚弱则冲任空虚，不能生化乳汁，故乳汁缺少。属滞者，多因肝气郁结，乳汁不下，量少不畅；或素体痰湿偏盛，或产后进补太过，痰脂壅滞于乳络之间，故乳汁稀少，甚至点滴全无。

一、西药治疗

对产褥初期乳汁分泌不足的产妇，给予舒必利50毫克，2次/日，连服7日；产后1个月以上乳汁分泌减少者，给予舒必利50毫克，3次/日，促进乳汁分泌量增多。

维生素 B_1 20毫克，口服，3次/日；维生素 B_2 20毫克，口服，3次/日；维生素 E 100毫克，口服，1次/日。

二、中医治疗

1. 气血虚弱

产后乳少或全无，乳汁清稀，乳房柔软无胀感，面色无华，神疲乏力，气短懒言，心悸头晕，舌淡，少苔，脉虚细。

通乳丹加减：气血虚弱，补气养血，佐以通乳

【组成】人参10克、黄芪30克、当归15克、麦冬15克、通草6克、桔梗6克、猪蹄2个。

【加减】若食少便溏，腹胀者，加炒白术、陈皮、扁豆；头晕心悸者，加阿胶、白芍、首乌。

2. 肝郁气滞

产后乳汁甚少或全无，乳汁稠，乳房胀硬或疼痛，情志抑郁，食欲不振，或有微热，舌质正常或黯红，舌薄黄。

下乳涌泉散：疏肝解郁，通络下乳

【组成】当归15克、白芍10克、川芎10克、生地黄15克、柴胡10克、青皮10克、天花粉15克、漏芦15克、通草6克、桔梗10克、白芷10克、穿山甲10克、王不留行10克、甘草10克。

【加减】若乳房胀痛明显，加桔络、丝瓜络、路路通；乳房胀痛微热，心烦口苦者，加蒲公英、全瓜蒌、刺蒺藜、夏枯草。

三、中成药

1. 十全大补丸

【用法】每次6克，2次/日

【主治】产后气血虚弱型缺乳。

2. 增乳保育膏

【用法】每次25毫升，3次/日。

【主治】气血亏虚型缺乳。

3. 逍遥丸

【用法】每次9克，2次/日。

【主治】肝郁气滞型缺乳。

4. 补血生乳颗粒

【用法】每次4克，2次/日。

【主治】气血亏虚型缺乳。

5. 乳泉颗粒

【用法】每次4克，2次/日。

【主治】产后乳少，乳汁不畅。

6. 生乳糖浆

【用法】每次40毫升，3次/日。

【主治】肝郁气滞之产后乳汁不行，乳少不畅。

7. 催乳颗粒

【用法】口服，20克/次，3次/日。

【主治】产后气血虚弱所致缺乳。

8. 催乳丸

【用法】口服，1丸/次，2次/日。

【主治】产后气血亏损，乳汁不通。

9. 生乳片

【用法】口服，3～5片/次，3次/日。

【主治】产后气血亏损，乳少，乳汁不通。

10. 通乳颗粒

【用法】口服，30克/次，3次/日。

【主治】产后气血亏损，乳少，无乳，乳汁不通等症。

11. 母乳多颗粒

【用法】口服，30克/次，3次/日。

【主治】产后乳汁不下或稀少。

12. 乳泉颗粒

【用法】口服，15克/次，2次/日。

【主治】产后乳少乳汁不畅。

四、名医验方

1. 陈雨苍

通乳汤：通络下乳

【组成】炙黄芪30克，王不留行（包煎）15克，全当归、白通草各10克，七孔猪蹄1只。

【用法】水煎服。

【主治】产后缺乳。

【加减】血虚者，加四物汤；气虚者，加四君子汤；气郁者，加四逆散。

2. 陈树森

涌泉汤：益气补血，解郁通乳

【组成】黄芪20克，熟地黄15克，当归、漏芦、王不留行各12克，猪蹄1只。

【用法】猪蹄煎汤代水煎药，分早、中、晚3次喝汤及吃猪蹄。

【主治】产后乳汁分泌不足。

【加减】脾胃气虚，胃阳不振者，加党参、白术各10克。

3. 何子淮

益源涌泉饮：壮脾胃以益滋化源，补益气血，佐以通乳

【组成】党参30克、黄芪30克、当归25克、羊乳20克、熟地20克、焦白术15克、天花粉15克、通草10克、王不留行10克。

【主治】气血虚而乳汁稀少者。症见乳汁且少或不行，无乳胀感，以手揉之濡软，挤之仍无乳汁泌出，或仅见点滴，质多清稀而淡，面色㿠白无华，精神疲倦，头目眩晕或耳鸣、心悸或盗汗，食欲不振，脉虚细或细数者。

4. 胡玉荃

催乳方：养血益气，疏肝通乳

【组成】生熟地、阿胶珠、黄芪、党参（或太子参）、花粉、当归、柴胡、穿山甲、王不留行、路路通、漏芦、鹿角霜、通草、桔梗、甘草。

【用法】每日1剂，水煎，早晚各服1次。

【主治】产后乳汁不足。

5. 哈荔田

通乳饮：疏风活络通乳

【组成】防风、穿山甲、炒青皮各5克，海桐皮、续断、秦当归、刘寄奴、王不留行、漏芦各12克，豨莶草、白芍、白薇各9克，北细辛2克。

【用法】每日1剂，水煎2次，早晚分服。

【主治】感受风寒而致实证之乳汁不行。

补虚下乳汤：双补气血，舒郁通乳

【组成】炙黄芪、王不留行、钟乳石、党参、当归、天花粉各12克，麦门冬、漏芦、炒白术各9克，谷芽15克，穿山甲片6克，通草3克，猪蹄1对。

【用法】水煎服。

【主治】气血虚弱，兼有郁滞的产后缺乳，乳汁难下，质亦清稀，而乳无胀痛，面色苍白，头晕目眩，体倦乏力，肌肤不润，胃纳不佳，脘痞不畅，大便溏薄，舌淡苔白，脉弦细。

【按】服药后3小时左右，以湿热毛巾敷两乳，并轻轻按揉以助乳腺之通畅。

6. 郝丽莉、赵文静

益气通乳汤：益气，养血，通乳

【组成】黄芪、天花粉、王不留行各20克，人参、当归、川芎、炙穿山甲、路路通、牛蒡子各15克，白芍、远志、杏仁、甘草、通草各10克，大枣10枚。

【用法】水煎服。

【主治】产后气虚血滞，乳少或全无，面色不华，神疲食少，舌淡，脉细弱。

补血下乳汤：补血养血，疏肝解郁，通络下乳

【组成】黄芪30克，党参、丹参、王不留行各20克，当归、柴胡、郁金、香附、漏芦、炙穿山甲各15克，白芷、枳壳、通草、甘草各10克、木香5克。

【用法】以母猪前蹄1只，煮汤代水煎药。

【主治】产后乳汁稀少而清稀。

7. 何　任

生乳汤：补血通乳

【组成】猪蹄1只（以母猪前蹄为佳），王不留行、穿山甲片各9克，当归6克、通草5克。

【用法】以猪蹄汤冲药汁服。

【主治】产后缺乳。

8. 缪贵林

补气通乳饮

【组成】黄芪30克、当归6克、党参24克、麦冬12克、生地12克、白通草6克、桔梗10克、王不留行10克、生菜籽3克，猪蹄两个。

【用法】先以猪蹄煎汤，取此汤煎药。

【主治】气血两虚之缺乳。

9. 李历城

调肝通乳汤

【组成】柴胡6克、杭白芍9克、当归9克、王不留行9克、僵蚕6克、漏芦9克、鹿角霜9克、芝麻9克。

【用法】猪蹄汤煎服，外用鲜蒲公英捣烂敷乳上。

【主治】精神刺激，情志失调，肝郁气滞，导致的缺乳。症见乳房胀满而痛，乳汁不行而身热，胸肋胀满，口苦厌食。

10. 罗元恺

通乳丹：益气补血，佐以通乳

【组成】黄芪30克、当归12克、麦冬15克、木通10克、桔梗10克、猪蹄1~2只。

【主治】气血虚弱型乳汁甚少或全无，症见乳房发育不良，或乳头凹陷，乳房柔软无胀满感，或量少而清稀，面色无华，头晕目眩，短气，心悸怔忡，倦怠无力，饮食量少，大便溏或不畅，舌淡红，少苔或薄白苔，脉细弱者。

通肝生乳汤：疏肝解郁，通络下乳

【组成】熟地、白芍各20克，柴胡、白术各10克、当归12克、麦冬15克、藿香、通草各9克、远志6克。

【主治】产后或在哺乳期缺乳，症见乳房胀痛，乳汁黄稠稀少，精神忧郁，胸肋胀满，饮食减少，睡眠欠佳或多梦，或有微热，烦躁不宁，舌暗红或尖边红赤，苔薄黄，脉弱数。

【加减】乳房胀甚者，加青皮、香附、穿山甲；微发热者，加白薇、丹皮、王不留行；大便秘结者，去白术、藿香，加枳实、大黄、火麻子仁；口干渴者，去藿香、远志，加天花粉、丝瓜络。

11. 刘云鹏

发乳方：补气养血，通络下乳

【组成】党参30克、黄芪30克、当归15克、穿山甲珠9克、通草6克、王不留行9克、七孔猪蹄1只。

【主治】产后气血虚弱的缺乳症。症见乳少，质稀，乳房柔软无胀感，神疲食少，舌淡，脉虚弱。

11. 刘惠民

益气生津通乳汤：补气养血，生津增液，通络下乳

【组成】天花粉19克，黄芪、漏芦各12克，通草、炙穿山甲、酒炒王不留行、当归各9克，猪蹄2只。

【用法】每日1剂，水煎2次，早晚分服。

【主治】产后缺乳。

12. 裘笑梅

通乳方：肾虚瘀阻缺乳

【组成】当归12克、鹿角霜（先煎）9克、穿山甲（先煎）10克、王不留行9克、天花粉9克、通草1.5克。

13. 孙一民

通乳汁方：通络下乳，理气解郁

【组成】路路通9克、穿山甲9克、王不留行9克、通草6克、鹿角霜9克、赤小豆30克、当归身9克、漏芦9克、全瓜蒌15克、炒枳壳6克、桔梗6克、郁金9克、七孔猪蹄1只。

【主治】肝郁气滞型缺乳，症见产后乳汁少或乳汁不行，乳房胀痛或逆气叹息。

14. 王潮宗

乳涌汤：活络通乳

【组成】猪蹄2只（母猪前蹄为佳）、通草100克、王不留行50克、穿山甲珠10克。

【用法】水煎服，先煮猪蹄，令熟透入药煎汁，同时，以木梳顺向乳中循梳。

【主治】产妇气少血虚，脉涩不行，乳汁绝少。

15. 王耀廷

资生散：温补肾阳，益精养血

【组成】黄精200克，人参、熟地黄、淡菜、巴戟天、菟丝子、淫羊藿、石菖蒲各100克，山茱萸、鲍鱼、五味子各15克，鹿茸、熟附子、甘草各50克，胎盘1具。

【用法】以上诸药，共为细末，每次服5克，日服3次。

【主治】肾亏阳虚，精血不足之产后乳汁全无，伴见畏寒肢冷，毛发脱落，羸弱。

【加减】服药期间出现发热口干者，可用枸杞30克、麦门冬15克，开水浸泡代茶饮。

16. 王渭川

下乳方：滋补肝肾，疏肝解郁，活络通乳

【组成】夜交藤60克，王不留行24克，蚕蛹20只，沙参、细生地各12克，三七3克，鸡内金、胎盘粉、炒川楝子、生白芍、阿胶、川贝母、夏枯草、䗪虫、生蒲黄、茜草各10克。

【用法】每日1剂，水煎2次，早晚分服。

【主治】产后肝肾不足，气血郁滞所致乳汁涩少，乳房胀痛，头晕耳鸣，神倦懒言，口干心烦，心悸失眠，腰腿酸软。

17. 熊寥笙

漏芦通乳汤：利窍通乳，开结活络

【组成】漏芦9克、穿山甲12克、炒皂角刺6克、路路通9克、炒丝瓜络9克、当归12克、川芎9克、木通9克、瓜蒌15克。

【主治】产后缺乳，症见新产妇身体康健，气血两盛，而乳壅不通，点滴全无，膨胀难耐，若气血俱虚，无血生乳者，去皂角刺、穿山甲、木通，加黄芪、党参。

18. 杨毓书

通乳方：补气生血，通乳生乳

【组成】当归9克、黄芪30克、通草6克、炒王不留行15克、炮穿山甲9克、全瓜蒌30克、漏芦9克、老鹳草9克、炙甘草5克、葱白3寸。

【用法】水煎服。

【主治】乳汁不通，乳房胀痛，产后体虚无乳等。

19. 周鸣岐

通乳汤：脾胃虚弱，气血不足

【组成】党参15克、黄芪20克、当归15克、穿山甲10克、王不留行25克、通草7克、丝瓜络10克、路路通7克、知母10克。

【用法】用猪蹄汤代水浸泡10分钟，再煎30分钟，每剂煎两次，混合均分早、晚温服。

【加减】肝气郁滞者，可加柴胡、青皮各7克，白芍10克。

20. 朱小南

充乳汤：健脾益气，充养乳汁

【组成】黄芪、茯苓各9克，当归、焦白术、白芍、陈皮、郁金、路路通、通草各6克，川芎、炒枳壳各5克。

【用法】水煎服。

【主治】产后缺乳（气血虚亏，乳源不足）。症见产后乳水不足，面色萎黄，头晕目眩，神疲乏力，舌质淡，苔薄白，脉细软。

第二节　产后乳汁自出

产妇在哺乳期间，乳头不经婴儿吸吮，乳汁自然流出者，称乳汁自出，又称乳漏或乳汁自涌。若产妇身体壮实，气血充盛，乳房胀满而溢，或已到哺乳时间，而未授乳，出现乳汁自流，均为生理现象，不作病论。

乳汁自出为中医病名，西医无相应病名，中医认为其主要病机为气血虚弱或肝郁。乳汁由血化生，乳房属胃，先天脾胃虚弱，或分娩过程伤血耗气，或产后饮食不节，劳倦思虑伤脾，中气不足，胃气不固，则统纳无权，乳汁自出，甚至随化随出，产后情志抑郁，或恚怒伤肝，肝郁化热，热伤乳络，迫乳妄行。临床常见证型为气虚失摄、肝经郁热等。

一、中医治疗

1. 气虚失摄

乳汁自出，量少，质清稀，乳房柔软无胀感，神疲乏力，面色不华，饮食不香，舌质淡，苔薄，脉细弱。

补中益气汤加减：气虚失摄，益气固摄

【组成】党参15克、黄芪30克、甘草10克、当归10克、陈皮8克、升麻6克、柴胡6克、白术10克、芡实10克、五味子10克

【加减】脾虚便溏者，加神曲、炒扁豆、砂仁。

2. 肝经郁热

乳汁自出，量多质稠，乳房胀满，情志抑郁，胸肋胀痛，烦躁易怒，口苦咽干，小便短赤，大便秘结，舌红，苔薄黄，脉弦数。

丹栀逍遥散加减：**肝经郁热，疏肝解郁，清热敛乳**

【组成】丹皮10克、炒栀子10克、当归10克、白芍10克、柴胡10克、白术10克、茯苓10克、炙甘草6克、夏枯草15克、生牡蛎30克、生地10克。

【加减】乳房胀痛有块者，加瓜蒌、连翘；乳汁外溢多者，加煅龙骨、牡蛎。

二、中成药

1. 十全大补丸
2. 补中益气丸
3. 加味逍遥丸

三、名医验方

1.《百灵妇科》

十全大补汤加减

【组成】党参、白术、茯苓各10克，黄芪12克、甘草6克、当归9克、白芍9克、熟地9克、川芎6克、肉桂（后下）6克、五味子6克、牡蛎（先煎）12克。

2. 从春雨

经验方：滋补肾阴，清肝敛乳

【组成】炒山药15克、生地黄15克、山茱萸10克、粉丹皮12克、泽泻9克、茯苓9克、黄柏10克、五味子9克、女贞子9克、浮小麦30克（炒黄）、杭白菊10克、白蒺藜9克。

3. 哈荔田：**养心健脾补肾，益气敛乳**

【组成】黄芪20克、白莲须9克、白果9克、白术12克。

【用法】水煎服。

【主治】产后虚弱，乳汁自出。

4.《历代妇科名家名方验案》产后乳汁自出

归脾汤合补中益气汤

【组成】生黄芪、煅龙牡各30克，全当归、怀山药、红枣各15克，炒白术、炙升麻、淮小麦各12克，生晒参（另煎）9克，五味子6克，炙甘草3克。

【用法】水煎服。

【加减】乳汁清稀如水样，加黄精20克、首乌15克；头晕目糊，加枸杞12克、刺蒺藜12克；自汗不止，加淮小麦12克；便溏纳呆，加怀山药15克、炒扁豆12克；闭经或月经稀少，加益母草30克、丹参12克。

参附汤合生脉饮加减

【组成】红参5克、清炙芪15克、熟附子5克、当归身10克、酒白芍6克、麦冬10克、北五味子5克、炒酸枣仁10克、红枣5枚、党参15克、玄参10克、龙眼肉10粒、炙甘草5克。

【用法】水煎服。

圣愈汤加味

【组成】党参、炙黄芪、龙骨、牡蛎各12克，当归10克，川芎6克，熟地黄、白芍各9克。

5. 夏桂成

麦芽蝉蜕散

【组成】麦芽30～60克、蝉衣6克、山楂10克、神曲10克、全瓜蒌9克。

【用法】水煎服。

6.《医宗己任编》

滋水清肝饮

【组成】生地、山药、山茱萸、茯苓、泽泻、丹皮、当归、白芍、栀子、柴胡、大枣。

【用法】水煎服。

7. 赵永红

经验方：补益气血，固摄止流

【组成】白术、白芍、红参（另煎兑服）各15克，黄芪45克，当归25

克，醋炒香附、桑螵蛸、莲须各10克，牡蛎、麦芽（炒焦）各30克。若失眠，加炒酸枣仁、夜交藤、琥珀。

【用法】每日1剂，水煎，分2次服。

【主治】产后乳汁自出。

8.《中医妇科治疗学》

舒郁清肝汤

【组成】当归、白芍、白术、柴胡、香附、郁金、黄芩、山栀仁、丹皮、甘草

【用法】水煎服。

9. 卓雨农

归芍甘麦汤：舒肝解郁

【组成】当归6克、杭菊12克、白术9克、柴胡6克、茯神9克、甘草3克、小麦30克（或麦芽18克）、大枣3枚。

【用法】水煎服。

【主治】产后乳汁自出。面色苍黄，间有潮红，心烦易怒，头晕肋胀，舌苔黄，脉弦数。

10.《正体类要》

八珍汤：补气养血，固涩敛乳

【组成】黄芪、五味子、芡实、党参、茯苓、白术、甘草、当归、白芍、熟地。

【用法】水煎服。

【主治】产后乳汁自出，量少，质清稀，乳房柔软，无胀满感，伴神疲气短，面色少华，舌淡，苔薄，脉细弱。

第三节　产后急性乳腺炎

急性乳腺炎是乳腺的急性化脓性炎症，绝大多数发生于哺乳期的产妇，尤以初产妇多见，往往发生于产后3～4周，严重者，可发展成为乳腺蜂窝组织炎和乳腺脓肿。

本病属于中医学的乳痈。其主要病因病机为产后乳汁淤积，化热酿脓，或肝郁胃热，气滞血壅，而成乳房红肿热痛，易消易肿，易溃易敛。临床证型分为瘀乳期、成脓期、溃脓期。

治疗需做血常规检查、B超检查。乳腺红外线透光检查等。

一、西医治疗

1. 无并发症乳腺炎者

氨苄西林，500毫克/次，每6小时/次。头孢拉定，500毫克/次，每6小时/次。阿奇霉片，500毫克/次，1次/日。克林霉素，500毫克/次，每6小时/次。

2. 乳腺脓肿者

5%葡萄糖氯化钠，250毫升青霉素400万单位（皮试阴性），静脉滴注2次/日。替硝唑，800毫克静脉滴注，1次/日。阿奇霉素，0.5克、0.9%生理盐水250毫克，静脉滴注，1次/日。克林霉素0.9克，0.9%生理盐水250毫克，静脉滴注，1次/日。

3. 抑制泌乳，仅严重感染或脓肿切开引流者

苯甲酸雌二醇，4毫克，口服3～5日。维生素B_6，10毫克，口服3次/

日5～7日。溴隐亭，每次服2.5毫克，2次/日，14日。

二、中医治疗

1. 瘀乳期

乳房肿胀疼痛，皮肤微红或不红，排乳不畅，伴有恶寒、发热、口渴烦躁，厌食，便干，舌红，舌苔薄黄或黄腻，脉浮数或弦数。

瓜蒌牛蒡子汤：清热解毒，补气散瘀止痛

【组成】瓜蒌15克、牛蒡子10克、天花粉10克、黄芩10克，陈皮10克、生栀子10克、皂角刺10克、银花15克、青皮10克、丝瓜络10克、柴胡10克、连翘10克、甘草6克。

【加减】乳汁淤积者，加漏芦、王不留行、路路通；新产恶露较多者，加益母草、当归、川芎；热重者，加公英、石膏、夏枯草。

2. 成脓期

乳房胀痛剧烈，皮肤焮红，肿块逐渐增大，跳痛明显拒按，壮热不退，口渴喜饮，或烦躁汗出，舌质红，苔黄，脉弦数。

透脓散加减：清热解毒，通乳透脓

【组成】当归12克、生黄芪15克、穿山甲10克、川芎10克、皂角刺12克、牛蒡子12克、银花15克、连翘15克、白芷12克、紫花地丁15克、蒲公英15克、天花粉12克。

【加减】不需要哺乳者，加大剂量麦芽30克，生山楂、神曲各15克。高热不退，加生石膏15克、知母10克；大便秘结者，加生大黄6克、枳实9克。

3. 溃脓期

溃后乳房肿痛逐渐减轻，热势减退，但疮口脓水不断，收口迟缓，或乳汁从疮口流出，形成乳漏，伴有面色少华，易疲乏，饮食欠佳，低热不退等，舌质淡，苔薄，脉细。

四妙勇安汤加减：补气益阴，清除余毒

【组成】玄参12克、当归15克、银花15克、甘草10克、黄芪30克、党参15克、白术12克。

【加减】若溃后身热不退，余毒未尽，加蒲公英、连翘、皂角刺、天花粉；若脓腐难脱者，加路路通、王不留行、生薏苡仁；若口渴便秘者，加胖大海、沙参、肉苁蓉。

三、中成药

1. 清热化毒丸
【用法】1～2丸，3次/日。
2. 犀黄丸
【用法】每次3克，3次/日。
3. 十全大补丸
【用法】每次1丸，2次/日。

四、名医验方

1.《当代妇科名方验方大全》
产后急性乳腺炎方一
【组成】炙麻黄6克、炙甘草6克、熟地黄12克、白芥子12克、昆布12克、炮姜炭4克、鹿角片18克、路路通15克、王不留行15克、煅瓦楞15克、皂角刺30克、姜半夏9克。

【用法】上药，加水煎煮2次，两煎相合，早晚分服，每日1剂。同时外用清凉膏（当归、紫草、麻油按比例混合研末调匀）。

【主治】早期急性乳腺炎。

产后急性乳腺炎方二
【组成】煨鹿角10克、紫花地丁20克、黄芩8克、郁金8克、王不留行8克、甘草8克、忍冬藤9克、连翘9克、当归9克、赤芍9克、栀子9克、香附9克、漏芦9克。

【用法】上药，加水煎煮2次，两煎相合，早晚分服，每日1剂。

【主治】急性乳腺炎。

【加减】寒热交作，加荆芥6克，防风6克；局部红肿甚剧，加黄连3克；坚硬较剧，加柴胡6克，牛蒡子6克，皂角刺8克；乳汁过多过稠，加木通5克，橘叶10克。

产后急性乳腺炎方三

【组成】蒲公英30克、赤芍30克、王不留行10克、青皮10克、甘草6克。

【用法】水煎，每日1剂，分3次服，一般服药2～3剂即可痊愈。

【主治】早期急性乳腺炎。

产后急性乳腺炎方四

【组成】蒲公英30克、橘核30克、青皮10克、丝瓜络10克、柴胡10克、瓜蒌10克。

【用法】上药，加水煎煮2次，两煎相合，早晚分服，每日1剂。

【主治】急性乳腺炎，症见皮肤红肿，摸之有硬块，按之痛甚，红肿有时波及面积较大，恶寒发热，头痛，胸闷。

【加减】硬块大或化脓，加皂角刺10克；便干，加制大黄6～10克；乳汁不通，加通草6～10克、王不留行10～15克；恶寒发热，加连翘10～15克、金银花10～15克。

产后急性乳腺炎方五

【组成】①瓜蒌15克、青皮6克、陈皮6克、当归10克、赤芍12克、蒲公英15克、甘草6克、牛蒡子10克、柴胡6克、丝瓜络10克、王不留行12克、路路通10克、紫花地丁15克。②瓜蒌15克、青皮6克、陈皮6克、当归10克、赤芍12克、蒲公英15克、甘草6克、黄芪12克、金银花15克、野菊花15克、知母10克、黄芩10克、皂角刺10克。③瓜蒌15克、青皮6克、陈皮6克、当归10克、赤芍12克、蒲公英15克、甘草6克、党参12克、玄参10克、黄芪15克、白术12克、川芎10克、金银花15克。

【用法】三方均水煎，每日1剂，分3次服；病情严重者，昼夜2剂，分4次服用。

【主治】急性乳腺炎。①功效为疏肝清胃，通乳散结，适用于乳腺炎瘀乳期；②功效为清热解毒，通乳排脓，适用于乳腺炎成脓期；③功效为调气和血，清解热毒，适用于乳腺炎溃脓期。

产后急性乳腺炎方六

【组成】红藤60克、蒲公英30克、败酱草30克、大青叶10克、茵陈10克、萹蓄10克、淡豆豉10克、知母10克、王不留行20克、柴胡10克、三七粉3克、瓜蒌30克、川贝母10克、夏枯草20克、薤白12克、水蛭6克、土鳖虫10克、炒蒲黄10克。

【用法】上药，加水煎煮2次，两煎相合，早晚分服，每日1剂。

【主治】湿毒蕴结上焦型急性乳腺炎，症见乳房肿痛发红，乳汁闭塞。

产后急性乳腺炎方七

【组成】制附子（先煎）3克、麻黄5克、川芎5克、王不留行5克、炙香附5克、细辛3～5克、桂枝15克、生姜15克、通草6克、甘草6克。

【用法】每日1剂，水煎，分3次服用。

【主治】急性乳腺炎，症见发热恶寒，体温升高，头及全身疼痛，乳房红肿灼热而硬，乳汁不通，痛彻腋下。

产后急性乳腺炎方八

【组成】瓜蒌9克、连翘9克、金银花9克、皂角刺9克、王不留行9克、蒲公英9克、莲房9克、炒牛蒡子6克、漏芦4.5克、炒黄芩4.5克、炒青皮4.5克、路路通12克。

【用法】上药先用清水浸泡30分钟，煎煮2次，药液混合后分2次服，每日1剂。

【主治】化脓性急性乳腺炎。症见乳房木硬漫肿，红肿疼痛，发热恶寒，口渴欲饮。

产后急性乳腺炎方九

【组成】连翘9克、忍冬藤9克、土贝母9克、蒲公英9克、夏枯草9克、桔梗6克、青皮3克、白芷3克、甘草3克、木通4.5克。

【用法】上药，加水煎煮2次，两煎相合，早晚分服，每日1剂。

【主治】急性乳腺炎。症见产后恶露未净，乳房红肿胀痛，内有硬块，恶寒发热，体温升高。

产后急性乳腺炎方十

【组成】蒲公英30克、千里光30克、败酱草30克、红藤30克、重楼9克、赤芍9克、荆芥6克、黄芩12克。

【用法】上药，加水煎煮2次，两煎相合，早晚分服，每日1剂。

【主治】急性乳腺炎。症见产后乳房红肿疼痛，按之应指，脓已成熟，壮热不解，体温较高。

产后急性乳腺炎方十一

【组成】蒲公英15～30克，瓜蒌12克、连翘10克、当归10克、青皮6克、橘叶6克、柴胡3克、甘草3克。

【用法】水煎，每日1剂，分3次服。

【主治】急性乳腺炎。

【加减】寒热头痛，加荆芥6克，防风6克；胸痞呕恶，加法半夏10克、陈皮10克；排乳不畅或乳汁不通，加漏芦10克，王不留行10克，路路通10克；脓已成，加皂角刺10克。

产后急性乳腺炎方十二

【组成】王不留行30克、漏芦9克、通草9克、金银花15克、连翘15克、赤芍9克、牡丹皮9克、橘叶15克、蒲公英30克、鹿角粉（磨汁，黄酒冲服）9克。

【用法】上药，加水煎煮2次，两煎相合，早晚分服，每日1剂。同时配用外治，用蒲公英、芙蓉叶等外敷患处。

【主治】急性乳腺炎

产后急性乳腺炎方十三

【组成】露蜂房（研末冲服）3～6克，皂角刺（烧灰存性，研冲）3～6克，川楝子15克，浙贝母9～15克，泽兰9～15克，山慈菇9克，制香附15克，蒲公英15～30克，柴胡6克。

【用法】水煎，每日1剂，分3次服。如乳腺炎溃脓，腐烂，则配用外治之方。

【主治】急性乳腺炎。

【加减】伴头痛，发热恶寒，加荆芥9克、防风9克、薄荷6克；气滞偏甚，加青皮6克、延胡索15克、橘叶6克；血瘀偏重，加当归尾9克、赤芍9克；肿块坚硬，加炒葶苈子9克；肿块皮色不变，去蒲公英，加鹿角粉6克，制附子（先煎）6克，白芥子6克，麻黄6克；湿热偏甚，加黄柏9克，大黄5克；胃热炽盛，加石膏（先煎）15克，黄芩9克；红肿甚，加金银花15克，连翘9克，大青叶9克，栀子炭9克；大便秘结，加大黄6～9克；痰火内结，加夏枯草15克；乳汁壅滞不通，加王不留行9克，路路通9克；断乳后乳汁多，加麦芽15克，山楂9克；脓将成者，加党参15克，黄芪15克。

产后急性乳腺炎方十四

【组成】①蒲公英30克、赤芍30克、瓜蒌30克、金银花15克、柴胡9克、青皮9克、陈皮9克、漏芦9克、郁金9克、夏枯草9克、丝瓜络6克、甘草6克。②蒲公英30克、金银花30克、瓜蒌30克、赤芍15克、柴胡15克、黄芩15克、连翘15克、大青叶15克、苦参9克、陈皮9克、青皮9克、栀子9克、漏芦9克、甘草6克。③金银花30克、蒲公英30克、连翘15克、天花粉15克、败酱草15克、瓜蒌15克、柴胡12克、黄芩12克、白芷9克、赤芍9克、陈皮9克、甘草6克。④蒲公英30克、赤芍30克、黄芪15克、天花粉15克、当归12克、连翘12克、柴胡9克、黄芩9克、白芷9克、甘草6克。⑤党参30克、黄芪30克、熟地黄15克、当归15克、金银花15克、蒲公英15克、茯苓9克、白术9克、白芍9克、川芎6克、陈皮6克、甘草6克。

【用法】各方均先用冷水浸泡30分钟，煎煮2次，药液混合早晚分服，每日1剂。

【主治】哺乳期急性乳腺炎。①适用于瘀乳期；②适用于化热期；③适用于成脓期；④适用于溃脓期；⑤适用于恢复期。

【加减】均辅以外治法，瘀乳期用金黄膏；化热期用大青膏（大青叶60克、乳香30克、没药30克、黄柏30克、大黄30克、白矾30克、樟丹30克、黄连30克、铜绿30克、胆矾30克、芙蓉叶30克、五倍子30克，研细末，加50%～70%凡士林）外敷，也可用仙人掌90克，白矾10克，共捣烂外敷；脓成期行切开引流，溃后期多用大黄油纱条换药。

2. 哈荔田

散结汤：急性乳腺炎初期

【组成】蒲公英、紫花地丁各15克，野菊花、生大黄各9克。

3. 湖南中医杂志

消结汤：急性乳腺炎初期

【组成】生赤芍90克、生甘草60克，上药，加水500毫升，煎取150毫升，即刻服下，间隔3小时用同样的方法煎取第二道服下，一般2～4日治愈。

4. 何子淮

经验方一：行气通络，消炎活血

【组成】全瓜蒌12克，全当归15克，银花30克，小青皮5克，漏芦、浙贝母各9克，荆芥6克，路路通10枚。

【用法】水煎服。

【主治】乳腺炎初起无寒热，仅乳房胀痛，乳行不畅。

经验方二：扶正活血，化瘀消结

【组成】全当归、蒲公英各30克，鹿角霜15克，全瓜蒌、炙鳖甲各12克，赤芍、王不留行、制乳香各9克，通草、荆芥各5克，路路通10枚，桃仁6克。

【用法】水煎服。

【主治】产后恶露未净，突然乳肿、畏寒、高热疼痛。

【加减】若不能消散，而化脓溃破，加川黄连、苍术以清热燥湿。

5. 姜兆俊

急性乳腺炎瘀乳期：疏肝解郁，通乳和营

【组成】柴胡9克、青皮9克、郁金9克、漏芦9克、丝瓜络6克、银花30克、蒲公英30克、夏枯草9克、瓜蒌30克、赤芍9克、生甘草6克。

【加减】如有肿块者，加穿山甲珠6克、浙贝9克；发热者，柴胡改为15克，加生石膏30克；积乳者，加穿山甲珠、王不留行各9克；乳头肿胀痛者，加龙胆9克。

急性乳腺炎化热期：**清热解毒，通乳消肿**

【组成】银花30克、蒲公英30克、大青叶15克、连翘12克、黄芩15克、生栀子9克、苦参9克、漏芦9克、瓜蒌30克、柴胡9克、青皮9克、赤芍9克、甘草6克。

【加减】高热者，柴胡改为15克，加紫雪丹冲服，外治以大青膏。

脓成初期：**清热解毒，托脓消散**

【组成】银花30克、蒲公英30克、黄芩12克、败酱草15克、天花粉15克、白芷9克、桔梗10克、生小蓟10克、柴胡10克、瓜蒌15克、赤芍9克、生甘草6克。

成脓熟期：**清热解毒，托毒透脓**

【组成】银花30克、蒲公英30克、连翘15克、败酱草15克、黄芩15克、柴胡9克、陈皮9克、瓜蒌15克、天花粉15克、穿山甲珠6克、皂角刺9克、赤芍9克、生甘草6克。

溃脓期：**益气和营，清热托毒**

【组成】生黄芪15克、银花30克、蒲公英30克、黄芩9克、连翘12克、天花粉15克、白芷9克、当归12克、赤芍9克、生甘草6克。

6. 罗文杰

仙方活命饮化裁：**清热解毒，通络消结**

【组成】全瓜蒌30克，银花20克，赤芍12克，防风、白芷、炮山甲、浙贝母、乳香、没药、柴胡、王不留行各9克，当归10克，青皮、陈皮各6克。

【用法】每日1剂，水煎取汁400毫升，每次服200毫升，早晚各服1次。

【主治】急性乳腺炎初期，因情志不舒，肝气郁结，气滞血瘀，胃热壅滞，导致乳汁郁滞不畅，造成乳房一侧或双侧，胀痛，继之形成肿块，局部皮肤发红，常伴有全身不适，恶寒发热等。

经验方一：**气血双补，祛腐生肌**

【组成】黄芪、党参、炒白芍各15克，炒白术、生地黄、当归、墨旱莲各12克，茯苓、淫羊藿各10克，甘草3克，大枣3枚。

【用法】每日1剂，煎至400毫升，每次服200毫升，早晚各服1次。

【主治】乳腺炎后期，乳房肿胀已消退，脓液排出量减少，鲜红色的肉芽组织逐渐生长。

经验方二：解毒化瘀，提腐排脓

【组成】仙方活命饮去防风、白芷、天花粉，加银花20克，薏苡仁、蒲公英、紫花地丁各15克，当归12克，赤芍、浙贝母、没药、乳香、炮山甲各9克，皂刺5个，甘草3克

【用法】每日1剂，水煎取汁400毫升，每次服200毫升，早晚各服1次。

【主治】急性乳腺炎发展到中期（即成脓期）

7. 廖彩森

蒲公英合剂：清热解毒，化瘀通络

【组成】蒲公英15克，银花、连翘、橘核、薏苡仁各12克，丝瓜络、赤芍、全瓜蒌、当归各10克，青皮9克，乳香、生甘草各6克。

【用法】水煎服。

【主治】产后乳腺炎。

【加减】发热者，加黄芩6克；肿块明显者，加夏枯草10克、浙贝母6克；乳汁积块大者，加陈皮18克；化脓者，加冬瓜仁、败酱草各12克；恶露未净者，加益母草10克；痛甚者，加没药5克。

8. 王渭川

经验方一：滋肾养肝，生津通络

【组成】夜交藤60克，王不留行24克，蚕蛹20枚，夏枯草15克，沙参、生地黄各12克，炒川楝子、生白芍、阿胶珠、川贝母、土鳖虫、茜草、生蒲黄各10克，水蛭6克。

【用法】水煎，每周服6剂，连服2周。

【主治】产后乳腺炎初期，继发乳汁不通，乳汁从极少而至无（属肝肾阴虚津伤阻络）

经验方二：滋肾养肝，通络下乳

【组成】王不留行24克，蚕蛹20枚，阿胶珠、土鳖虫、茜草、胎盘粉各10克，三七粉2克（冲服）。

【用法】水煎，常服。

【主治】乳汁不足，乳腺炎。

经验方三：燥湿排毒，通瘀活络

【组成】红藤60克，蒲公英、败酱草、全瓜蒌各30克，王不留行、柴胡、夏枯草各20克，薤白12克，大青叶、茵陈、萹蓄、清豆豉、知母、川贝母、土鳖虫、炒蒲黄各10克，三七粉3克、水蛭6克。

【用法】水煎，服4剂后更方，并用金黄散合蜂蜜外敷。

【主治】湿热蕴结上焦，乳络瘀阻而导致的急性乳腺炎。

9. 杨淮叶

通乳汤：清热解毒，理气疏肝，散结止痛

【组成】生赤芍50克、生甘草30克、蒲公英30克，丹皮、当归、川楝子、全瓜蒌、路路通、王不留行各10克，川芎6克、牛蒡子10克、穿山甲10克、皂角刺10克。

10. 中医杂志

排毒汤

【组成】蒲公英、全瓜蒌、金银花、当归、香附、赤芍、穿山甲、青陈皮、桔梗、附子、生甘草。

【主治】急性乳腺炎破溃期。

11. 赵炳南

消痈汤：清热解毒，消痛散结

【组成】银花15～30克，连翘9～15克，蒲公英15～30克，赤芍9～15克，天花粉9～15克，白芷6～9克，川贝母9～15克，陈皮9～15克，重楼9～15克，龙葵9～15克，鲜生地黄15～30克。

11. 张富山

防风通圣散：疏风解表，清热通里，消肿透脓

【组成】防风、荆芥、当归、白芍、赤芍、栀子各10克，连翘15克，大黄（后下）、芒硝（冲服）、薄荷、川芎、白术、桔梗各9克，滑石、生石膏（先煎）各60克，麻黄5克，银花、蒲公英各30克，甘草6克，黄芩12克。

【主治】适急性乳腺炎。

【加减】初期若无恶寒发热者，去麻黄；乳汁不畅者，加王不留行，漏芦、穿山甲、皂角刺；大便稀、体质弱者，去大黄，芒硝减半。

第四节　产后关节痛

　　产妇在产褥期内，出现肢体或关节酸楚，疼痛、麻木、重着者，称为产后关节痛、产后身痛、产后遍身痛、产后痹证，主要病机为产后气血虚弱，风寒湿之邪乘虚而入，稽留关节、经络，使气血凝滞，不通则痛，或关节、经络失养，不荣而痛，临床常见证型为血虚、血瘀、外感、肾虚等。

　　治疗前作红细胞沉降率、抗链球菌溶血素"O"试验，类风湿因子检查，以明确诊断。

一、西医治疗

　　对症处理，可用阿司匹林、布洛芬等。

二、中医治疗

1. 血　虚

　　产后遍身关节疼痛，麻木，酸软无力，头晕心悸，伴有面色㿠白，瓜甲淡而不荣，舌质淡，苔薄白，脉细弱。

　　黄芪桂枝五物汤加减：养血益气，通络止痛

　　【组成】黄芪15克、桂枝10克、白芍15克、生姜3片、大枣5枚、当归12克、鸡血藤15克、秦艽15克、桑寄生15克。

　　【加减】若头晕眼花、心悸明显者，加熟地、枸杞、龙眼肉、制首乌、阿胶；若关节疼痛较重兼有外邪者，酌加穿山甲、威灵仙、羌活、独活；

若脾气虚者，加白术、山药、扁豆。

2. 血 瘀

产后关节肢体疼痛，按之痛增或掣痛，其痛固定不移，伴有恶露量少质稠，小腹疼痛拒按，舌质紫黯或有瘀斑瘀点，苔薄白，脉弦涩。

身痛逐瘀汤加减：养血活血，通络止痛

【组成】羌活、秦艽、红花、五灵脂、怀牛膝、香附各15克，全当归、地龙各12克，川芎、制乳香、制没药各10克。

【加减】痛甚者，加炮山甲、白花蛇、土鳖虫、蜈蚣；气虚者，加党参、黄芪；痰留关节皮下者，加制南星、白芥子。

3. 外 感

产后肢体关节疼痛，屈伸不利，伴有畏寒恶风，项背强痛，肢冷喜暖，舌质淡，苔薄白，脉浮紧。

独活桑寄生汤：养血祛风，散寒除湿

【组成】独活15克、桑寄生15克、秦艽15克、防风10克、细辛3克、当归15克、川芎12克、干地黄15克、杜仲15克、牛膝15克、党参15克、茯苓15克、甘草3克、桂心10克、白芍15克。

【加减】若风盛者，加羌活；寒盛者，加草乌；湿盛者，加生薏苡仁、苍术、木瓜；痛甚者，加海风藤、石楠藤、威灵仙。

4. 肾 虚

产后腰膝关节、足跟酸痛，艰于俯仰，头晕耳鸣，夜尿多，舌淡黯，苔薄白，脉沉细。

养荣壮骨汤：补肾强腰，壮筋骨

【组成】当归12克、川芎10克、独活10克、肉桂6克、川续断15克、杜仲15克、桑寄生15克、防风10克、生姜3片、秦艽10克、熟地15克。

【加减】脊柱疼痛明显者，加狗脊、羌活，畏寒肢冷者，加附片、补骨脂、巴戟天；眩晕耳鸣者，加熟地黄、枸杞；五心烦热，潮热盗汗，口干咽燥，舌红，脉细数者，去肉桂、熟地，加生地黄、沙参、麦冬、女贞子、墨旱莲。

三、中成药

1. 益母草冲剂

【用法】每次1～2包，2次/日。

【主治】产后血瘀身痛。

2. 金鸡虎丸

【用法】每次6克，2次/日。

【主治】产后气虚血亏身痛。

3. 安络解痛片

【用法】每次3～5片，3次/日。

【主治】血滞经脉产后身痛。

4. 黄芪注射液

【用法】每次4毫升，2次/日，肌内注射。

【主治】气血虚损产后身痛。

5. 人参再造丸

【用法】每次1丸3克，2次/日。

【主治】益气补血，舒筋活络，从而调治产后身痛。

四、名医验方

1. 段富津

益气除湿汤：益气除湿，祛风止痛

【组成】薏苡仁30克，黄芪25克，防己、木瓜、川牛膝、羌活、独活、防风、焦白术、甘草各15克，土鳖虫5克。

【用法】水煎服。

【主治】产后风湿，周身关节酸楚痛，遇冷加重，舌红苔白，脉沉缓无力。

2. 何子淮

振元饮：温补肾督

【组成】鹿角片、炙龟板、巴戟天、肉苁蓉、熟地黄、牛膝、千年健、狗脊、当归、钻地风、桂枝、附子、枸杞各适量。

【用法】水煎服。

【主治】流产后，腰脊酸痛。症见腰酸痛，下肢软弱无力，痛在腰之两侧或脊柱正中尾骶处，记忆力差，白带多，舌质淡白，苔薄白，脉虚细。

养血舒筋汤：养血舒筋，和络生新

【组成】黄芪、瓜蒌仁各12克，益母草、络石藤、伸筋草、牛膝、炒白芍、当归炭各9克，木瓜6克，炒川芎、炙甘草5克。

【用法】水煎服。

【主治】产后血虚风袭所致痹证。症见全身关节疼痛，下肢麻木，步履困难，苔薄白，脉细数。

3. 胡玉荃

产后身痛方：益气养血，温阳补肾，通络止痛

【组成】党参、黄芪、熟地、当归、川芎、阿胶珠、丹参、鸡血藤、丝瓜络、忍冬藤、络石藤、杜仲、桑寄生、防己、甘草。

【用法】每日1剂，水煎早晚各服1次。

【主治】足月产后、引产后、流产后头身疼痛，肩背、腰膝、四肢骨节，疼痛麻木，怕冷，遇寒加重，或伴恶露不畅，乳汁量少。

4. 哈荔田

黄芪温经汤：益气养血，温经散寒

【组成】黄芪15克，当归、白芍、鸡血藤、独活、狗脊、杜仲、桑寄生、怀牛膝各12克，威灵仙9克，桂枝6克，防风、炙甘草各5克。

【用法】水煎服。

【主治】产后血虚，筋脉失养，肝肾不足，复感外邪所致周身关节疼痛，酸楚，下肢尤甚，遇冷加重，按摩则舒，四肢末端凉麻，腰膝酸软，头晕无力，心悸眠差，面色少华，舌淡苔白，脉沉细。

5. 刘奉五

清热除痹汤：清热散湿，疏风活络

【组成】忍冬藤、桑枝各30克，青风藤、海风藤、络石藤各15克，威灵仙、防风、追地风各9克。

【用法】水煎服。

【主治】产后身痛，关节红肿灼痛。

解毒通脉汤：活血化瘀，清热解毒，通脉止痛

【组成】忍冬藤30克，生石膏24克，连翘15克，桃仁、栀子、黄芩各9克，大黄、水蛭、虻虫、牡丹皮、玄胡索、赤芍各6克。

【用法】水煎服。

【主治】产后急性血栓性静脉炎。因寒湿阻络，恶露不下，毒邪逆窜经脉，气血壅滞，堵塞血脉，郁久化热，致湿毒热邪瘀阻脉道，见发热肢肿，疼痛难忍。

6. 路志正

经验方：补肾强腰，祛风散寒

【组成】桑寄生15克，川续断、杜仲各12克，狗脊10克，当归、秦艽各9克，肉桂、独活、谷芽、麦芽各6克，甘草3克。

【用法】水煎服。

【主治】素体瘦弱，月经期腰腿痛楚酸困，产后腰脊冷痛更加明显，乏力，足跟痛甚，舌淡红，脉沉细。

产后逐瘀汤：养血活血

【组成】益母草15克，当归、鸡血藤各12克，川芎、桃仁、阿胶珠各6克，路路通9克，没药3克，炮姜10克。

【用法】水煎服。

【主治】产后身痛拒按，四肢关节屈伸不利，或小腹疼痛，恶露不下或下而不畅，舌质紫暗有瘀斑，脉沉细。

【加减】关节肿胀，加松节6克。

养血荣筋汤：益气养血，柔肝祛风

【组成】生黄芪15克，党参、丹参各12克，麦冬、炒白芍、夜交藤各9

克，炒白术、墨旱莲各6克，防风、地龙各3克。

【用法】水煎服。

【主治】素体禀赋不足，脾胃虚弱，产后因大量失血，血海空虚，血虚生风而致遍身疼痛，肢体酸楚麻木，头晕目眩，心悸失眠，面色苍白，舌淡少苔，脉细弱无力。

风寒湿痹汤：养血祛风，散寒除湿

【组成】当归12克，姜黄9克，防风、防己、川芎、附片、桂枝各6克，细辛、炙甘草各3克，鲜生姜3片。

【用法】水煎服。

7. 马宝璋

验方：血气虚弱兼夹外邪产后身痛

【组成】黄芪50克、桂枝15克、白芍20克、生牡蛎35克、穿山龙35克、地龙15克、川续断20克、牛膝20克、防己20克、玄胡20克、桑寄生25克、独活10克。

【用法】水煎服。

8. 庞泮池

乌头煎加减：寒湿性产后身痛

【组成】炙麻黄5克、桂枝6克、赤芍9克、白芍9克、当归9克、制川乌9克、独活6克、桑寄生12克、牛膝12克、黄芪12克、川续断9克、仙灵脾9克。

【用法】水煎服。

【加减】服上方5剂身痛减轻，舌苔腻化后，改用桂枝，加附子汤，合黄芪防己汤巩固疗效。

9. 宋世焱

行气舒筋汤：行气止痛，活血舒筋

【组成】路路通、川楝子、延胡索、全当归、制香附各10克，台乌药5克，砂仁粉3克。

【用法】水煎服。

【主治】闪挫扭伤所致的产后身痛。症见产褥期常感头晕心悸，神疲乏力，或腰膝酸软，项强板滞，肩胛，腰脊剧痛难忍，亦掣及背脊下肢，影响活动，甚则不能俯仰转侧，局部压痛明显，舌淡边有瘀点，苔薄白，脉细涩。

10. 王维昌

验方：**产后筋骨痛**

【组成】熟地40克、茯苓15克、山药20克、山茱萸20克、泽泻15克、丹皮15克、吴茱萸25克。

【用法】水煎服。

11. 吴葆卿

产后身痛汤：产后气血虚之身痛

【组成】当归10克、白芍10克、黄芪15克、牛膝10克、独活6克、肉桂6克、薤白10克、炙甘草6克。

【用法】水煎服。

12. 徐志华

舒筋散：舒筋活络，祛风散湿，通痹止痛

【组成】鸡血藤15克，络石藤、海风藤、夜交藤、寻骨风、伸筋草、鹿衔草、当归、赤白芍、狗脊、桑寄生各10克。

【用法】水煎服。

【主治】产后关节痛。

13. 章次公

归芍止痛汤：祛风养血

【组成】防己、原蚕砂（包煎）各12克，当归、白芍、秦艽、狗脊、桑寄生、稀莶草各9克，羌活、独活各5克，细辛3克。

【用法】水煎服。

【主治】产后身痛。症见遍体疼痛，肢端麻木。

后　记

　　中医世家，幼受庭训，矢志习医，继承祖业。自6岁开始，在祖父、父亲的督导下，逐字逐句学习中医经典著作。由于当时中医尚无一套系统完整的正规教材，我所读医书甚为杂乱，均是祖上传下来的手抄本，要抄一本读一本，甚是费时费力，在父亲的严格督导下，该背的背，该读的读。

　　1955年，余杭县卫生局招考中医学徒，我有幸被录取，拜当地名医吴青仙为师。由于我跟父亲学习有了坚实的功底，因此我优先跟老师抄方，写侍诊日记，日夜艰辛学习，5年满师，尽得老师之传，老师临别赠言：你们今天满师了，但这只是一个起点，今后的路还很长，老师领进门，今后靠自身。祖国医学博大精深，行医不能光凭我一家之言，要寻求古训，博采众方，学医要从一家之言取百家之长。我行医几十年来，也悟出一个道理，就是间接经验有时比直接经验还要重要。一名医生个人的智慧、阅历、生命毕竟有限，治病完全靠自己在临床中摸索总结，几十年也熬不出头，要有谦虚之心，好学之志，多读书，勤实践，善于将别人的间接经验转化成自己的直接经验，就能打破常规，很快成材，今后独立门诊时，要像写侍诊日记一样，写好临诊日记，注意收集古今名医名方，与自己的方药疗效进行比较，并参悟其中道理，必将成为中医的后起之秀，我将拭目以待。这一教导是我一生中的座右铭，也是我写这本书的原动力。

　　1960年以后的三年，是我满师后积累医学知识最丰厚的三年。刚出师，领导选拔我到钱塘联社卫校中医班和浙江医科大学中医学院深造与此同时，这年下半年，全国中医学院第一版统编教材（试用）出版发行，我如获至宝，如饥似渴系统学习了这15门课程，毕业后被分配到缺医少药的农村卫生院工作，条件非常艰苦，没有医疗设备治病全凭一个脑袋，三根手指，一支笔，所谓"113工程"，服务半径大，人口多，交通不便，还要担任大量的卫生防疫等工作，由于医务人员少，更本不分科，内科、外科、妇科、儿科、中医、西医你都得管，诊务十分繁忙，白天门诊、出诊、晚上查书做笔记。在农村摸爬滚打、风风雨雨五十余年的医疗生涯中，练就了一身"硬功夫"，还赢得了群众的信任。2000年退休后还在发挥余热。

中医的生命力在于其临床疗效，如果没有疗效就失去其存在的价值。作为一名医生，就应在临床上下功夫，努力探索，不断总结，提高疗效，减少差错，挖掘更好的治疗方法。中医师不断发展的科学技术，应在变化着的社会条件和自然环境中与时俱进，发扬光大。

读书多有感悟，临证常有记载，日积月累，聚沙成塔，集腋成裘，耄耋之年，始将200多本临诊笔记中的妇科部分摘取成之，编纂成册。由于临诊笔记中记录的各医名方跨度较长，当时没有记录出处，很感抱歉，好在我行医一生，虽然家庭清贫，别无长物，但收藏的中医书籍有数百册之多，这是我唯一的财富，这些名医名家的医案均有收藏，均可查考，如：《刘奉五妇科经验》《哈荔田妇科医案医话选》《蔡小荪妇科汇集》《朱小南妇科经验选》《韩百灵妇科》《何子淮女科经验集》《罗元恺医著选》《班秀文妇科医论医案选》，及夏桂成所著《实用中医医科学》等。